이야기로 풀어보는 감염학 네 번째 시리즈

내 곁의 적

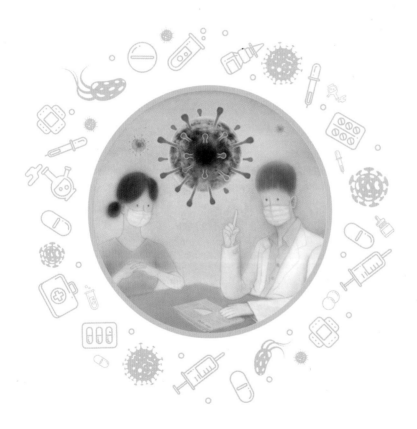

의료관련감염

유진홍 지음

내 곁의 적

첫째판 1쇄 인쇄 | 2020년 10월 21일
첫째판 1쇄 발행 | 2020년 10월 30일
첫째판 2쇄 발행 | 2022년 10월 25일

지 은 이 유진홍
발 행 인 장주연
출 판 기 획 김도성
책 임 편 집 안경희
편집디자인 군자편집부
표지디자인 김재욱
제 작 담 당 신상현
발 행 처 군자출판사(주)
　　　　　 등록 제4-139호(1991. 6. 24)
　　　　　 본사 (10881) **파주출판단지** 경기도 파주시 회동길 338(서패동 474-1)
　　　　　 전화 (031) 943-1888　　　 팩스 (031) 955-9545
　　　　　 홈페이지 | www.koonja.co.kr

ISBN 979-11-5955-611-1

정가 30,000원

이야기로 풀어보는 감염학 네 번째 시리즈

내 곁의 적

✦

내 곁의 적

추천사

기생충학에 서민 교수가 있다면, 감염학에는 유진홍 교수가 있다.

평소에 유진홍 교수를 만나면 항상 즐거워진다. 유 교수는 다른 사람을 행복하게 만드는 재능을 갖고 있다. 20년 전쯤 미국감염학회 학술대회가 끝난 후 유 교수와 함께 요세미티 국립공원을 1박2일로 다녀온 적이 있다. 그 때 거의 모든 분야에 걸쳐 주제를 바꾸어가며 입이 아프도록 계속해서 이야기해서 일행을 즐겁게 해주던 박학다식한 유 교수가 정말로 존경스러웠다. 그런데 2018년 "유진홍 교수의 이야기로 풀어보는 감염학"이란 서명으로 첫 저서를 출간하더니, "항생제 열전"과 "열, 패혈증, 염증"을 계속하여 집필한 바 있다. 이번에는 의료관련감염에 관한 저서 "내 곁의 적"을 발행한다고 하니 이전부터 유 교수의 재능을 알고 있던 나로서는 유 교수가 실력을 제대로 발휘한다고 생각하며, 네 번째 저서의 발간을 진심으로 축하드린다.

왜 계획대로 되질 않았을까?

2020년 3월 12일 유 교수가 코로나19에 관하여 동아일보에 게재한 시론은 힘들고 어려운 코로나시대를 대표할 수 있는 명문이라고 생각한다. 감염내과 의사로서 유 교수가 느꼈던 코로나19 바이러스가 국내로 유입되는 다급한 순간을 묘사하여 마치 시와 같은 부분을 본문에서 발췌한 것이다.

내 곁의 적

성문이 열렸고, 바이러스는

안시성을 함락시키기 직전의

당나라 군처럼 물밀 듯이 밀려온다.

기세에 밀리니 문을 닫지도 못한다.

한마디로 수성전은 끝났고

이제부터는 백병전이다.

감염 관리 용어를 쉽고 친근하게 만들었다.

의사들이 사용하는 전문용어는 대부분 라틴어 또는 그리스어에서 유래하였기 때문에 언어의 본래 뜻을 알 수 있으면 전문용어를 쉽게 이해할 수 있다. 유 교수는 이 책에서 감염 관리에 사용하는 의학 전문용어가 유래된 어원을 재미있게 설명하여 전문적인 의학용어의 뜻을 명확하게 알 수 있게 하였다. 또한 감염 관리 역사에서 빼놓을 수 없는 위대한 발명가 또는 의사들의 업적을 감염 관리 용어와 연관하여 설명함으로써 전문적인 의학용어가 우리에게 친근하게 다가오도록 돕고 있다.

각 파트마다 한 권의 책이다.

이 책은 모두 여덟 개의 파트로 나눠져 있다. 첫 번째 도입부에서는 감염관리의 원칙과 필요성 등을 설명하였다. 두 번째 파트는 세균과의 싸움인데, 아시네토박터, 반코마이신내성 장알균, 메티실린내성 황색포도알균, 다제 내성 클렙시엘라, 녹농균, 크로스트리디오이데스 등에 관한 감염 관리를 다루었다.

세 번째 파트는 벌레와의 싸움인데 주로 옴 진드기 감염증에 관하여 자세하게 설명하였다. 메릴린 몬로 주연영화 "7년만에 외출"을 빗대어 이야기 한 것은 유 교수의 진면목을 보는 것 같다. 네 번째 파트는 바이러스와의 싸움을 다루었는데 에볼라, 말버그, 라싸열, 크리미안콩고 출혈열 등을 역사 이야기를 곁들여서 재미있게 풀어나갔고, 최근 코로나19 바이러스에 관하여 꼭 알아야 할 상식들을 시원하게 설명하였다. 다섯 번째 파트는 곰팡이와의 싸움에 관하여 칸디다 감염증을 중심으로 최근 내성균으로 문제가 되고 있는 칸디다 오리스를 이야기하였다. 여섯 번째 파트는 소독과 멸균에 관하여 쉽게 설명하였다. 일곱 번째는 기구에 관한 파트로써 주사바늘, 주사기, 혈관 카테터, 도뇨관, 인공호흡기 등의 감염 관리에 관하여 설명하였다. 여덟 번째 파트에서는 감염내과 의사로서 제한항생제 사용에 있어서 철저한 관리가 필요한 이유를 설명하고 제한항생제관리가 필수적임을 강하게 주장하였다.

감염 관리는 과학이다,

유 교수는 본문에서 감염 관리는 과학이라고 설명하고 있다. 맞는 말이다. 의료관련 감염의 전파 경로와 항생제 내성에 대한 지식, 발생률을 비롯한 각종 감염 지표, 그리고 환경 위생 등 모든 것이 과학적으로 분석되고 과학적으로 결정되어야 한다. 과학적이 아닌 사회적 또는 정치적이거나 종교적인 부분이 감염 관리에 관여하게 되면 감염 관리는 실패하게 될 지 모른다.

서울대학교 의과대학 진단검사의학과 명예교수 **김 의 종**

추천사

유진홍 교수의 네 번째 저서, "내 곁의 적" 출간을 축하드립니다.

"내 곁의 적"이라니 호기심으로 주변을 돌아보게 하는 책입니다.

이 책은 의료관련 감염 관리의 이해를 위한 용어 설명, 기본 개념 및 원칙, 필요성 등과 의료관련 감염을 일으키는 각종 병원 미생물, 즉 다제 내성 세균, 바이러스, 곰팡이 등과 옴진드기, 항생제 관리에 이르는 임상 경험까지 감염 관리의 넓은 분야를 이해하기 쉬우면서도 자세히 다루었습니다.

특히 다제 내성균을 다룬 세균과의 싸움에서는 주요 내성균, 다제 내성 아시네토박터, 반코마이신내성 장알균, 메티실린내성 황색포도알균, 다제 내성 클렙시엘라, 녹농균, 크로스트리디오이데스에 대한 세균의 고유 특성, 세균명의 어원 및 발표자, 역사적 사실 등에 대해서도 흥미있게 다루었습니다.

또한 요즘 세계적으로 문제가 되고 있는 코로나19 바이러스에 대해서는 그 시작부터 현재 동향 및 꼭 알아야 할 내용들을 상세하게 설명하였습니다.

내 결의 적

의료관련 감염 및 관리는 의학에 대한 전문 지식이 많아야 하고, 실제 임상에서 완전히 해결하기 어려운 것도 많아서 이 분야를 설명하거나 강의하는 것은 쉽지 않습니다.

그러나 유진홍 교수는 해박한 지식을 바탕으로 전문적인 내용을 이해하기 쉽게 자세히 설명하여 비전문인은 물론, 의학 간호학 보건학을 전공하는 학생들, 전공의, 감염, 임상미생물 및 보건 전문가에게 큰 도움이 될 것이므로 적극 추천합니다.

연세대학교 의과대학 진단검사의학교실 명예교수 이 경 원

이야기 감염학 시리즈 4를 내며

이제 이야기 감염학 시리즈 제 4탄을 세상에 선 보인다.

한반도에 무려 111년만의 이상 고온이 덮쳤던 2018년 8월 말에 어쨌든 간신히 살아 남아서 '이야기로 풀어보는 감염학' 제 1권을 냈을 때 우리 학과원들이 내게 이렇게 물었다. 앞으로 몇 권이나 더 낼 생각이냐고.

그 때 나는 호기롭게 "세 권 더 내서 4부작을 완성할 것이여"라고 호언 장담을 하였다.

"아니, 열 권은 내셔야죠. ^.^;"

"아부는... -_-;"

이렇게 티키타카를 하였지만, 솔직히 그 당시엔 내가 책을 더 쓸 것이라고는 생각하지도 않았었다.

4부작?

뻥이었지, 뭐.

첫 저서이니 어련히 온갖 정성을 안 쏟아 부었을까.

당연히 진이 다 빠지고, 더 이상의 저술은 없을 것이라고 생각했었다.

그런데, 일단 책을 하나 쓰고 나니 일종의 모멘텀이 작용하는 게 느껴졌다.

그러다 보니 어어 하는 사이에 2탄 '항생제 열전'과 3탄 '열 패혈증 염증'까지 출간하였고

상복도 있었는지 2탄 '항생제 열전'과 3탄 '열 패혈증 염증'이 2년 연속 문

내 곁의 적

체부 선정 우수학술도서(세종도서)에 뽑히는 영광을 안았다.

어느덧 2년 전의 4부작 운운했던 뻥은 더 이상 뻥이 아닌 현실화가 되어버렸다.

2018년에 시작하여 2020년에 4부작 완성이라.

지난 저서들 중 2탄 '항생제 열전'의 저자 서문에서 내가 잠깐 언급했던 것이 생각난다.

사람이 저서를 낸다면 평생 몇 권이나 낼 수 있을까 하던 소박한 의문.

결국 내가 내면에 갖고 있는 지식의 용량만큼을 토해내게 될 것인데, 제4탄 의료관련 감염을 내게 되는 시점이 되고 보니 아마도 이게 내가 낼 수 있는 한계가 아닐까 하는 생각이 든다.

나라고 앞으로 열 권 이상 내고 싶은 욕망이 없을까.

하지만 욕망은 욕망일 뿐, 현실과 나 자신에게 솔직해야지.

그래도 당초 약간의 허풍을 가미해서 세웠던 목표인 4부작을 달성했으니 일단은 만족하려 한다.

물론 나의 욕망을 여기쯤에서 억누를 생각은 없다.

끊임 없이 충전하고 또 충전하며 다음 저서를 항상 지향하련다.

본 4탄의 기원은 사실 이야기 감염학 1탄의 90페이지 채 안 되는 section 4

에서 시작된다.

이 section 4 는 내성과 소독, 멸균에 대한 내용이었다.

한 마디로 의료관련 감염에 대하여 다루려고 했던 것인데,

첫 저서라 이것 저것 다 욕심 내서 넣다 보니 분량이 너무 많아져서 그 정도로 끊은 것이었다.

일종의 미완성 section 인 셈인데, 이게 항상 마음에 걸렸다.

그래서 이 분량을 기조로 하여 의료관련 감염의 개념 잡기를 위한 내용들을 집필하기 시작하였고, 내성 세균, 바이러스, 기구 감염 등등을 대폭 보강하여 이번 제4탄을 완성하였다.

본 저서는 감염 관리 지침서가 아니며, 감염 관리에 임할 때 기본적으로 갖추어야 할 개념들의 체계를 잡기 위함에 목적을 둔 것이다. 각종 지침서는 질병관리본부에서 고품질 pdf 로 제공하고 있으니 이를 실전에 사용하면 될 것이며, 본 저서는 이론적인 베이스와 '왜 그럴까?'에 대한 해답의 단서를 주는 책이라 할 수 있다.

이번 저서도 감염 일선 업무에 종사하는 분들에게 자그마하나마 도움이 되

기를 기원한다.

 이번 책 역시 내 글의 첫 번째 독자이자 사랑하는 내 평생의 반려자의 아 낌없는 비판을 받아서 일차로 완성되었다. 이 책이 출판되도록 적극 도와주 신 김도성, 안경희 그리고 관련된 군자 출판사 직원들 모두에게 감사 드리며, 사랑하는 가톨릭의대 감염내과 학과원들에게도 감사를 드린다.

2020년 소사로 327 에서

저자 유 진 홍

꙰

내 곁의 적

목차

PART 03

벌레와의 싸움

PART 04

바이러스와의 싸움

PART 05

곰팡이와의 싸움

PART 01

도입

Enemy Nearby

Enemy Nearby

병원은 영어로 다들 아시다시피 hospital이다. Hospital의 어원은 역시나 라틴어에서 왔다. 손님(guest) 혹은 낯선 이방인(stranger)을 뜻하는 hospes라는 단어다. 의학 드라마 낭만닥터 김사부의 주제곡으로도 쓰이는 Billy Joel의 노래 'The Stranger'도 이런 어원과 전혀 무관하지는 않은 듯 하다.

오랜만에 곡 감상 한 번 하시고...

 https://youtu.be/qdLPI6XhEN8

여기서 더 파생된 단어가 hospitium이다. 영어로 hospitality. 찾아 오신 분들을 따뜻하게 환대한다는 의미이다. 말기 암 환자들을 영적으로 돌보아서 평안한 임종을 맞게끔 하는 hospice, 나그네들이 쉬어가는 숙박 시설인 hotel 혹은 hostel, 모두 다 이 단어에서 나왔다.

수고하고 무거운 짐 진 자들아, 다 내게로 오라.
내가 너희를 쉬게 하리라.

— 마태복음 11:28 ~ 30.

병 든 자들아, 다 내게로 오라.

— 고물 장수 (이건 아재 개그다).

이렇듯 어원만으로 따져보면 병원이라는 곳은 어딘지 모르게 아늑하고 편안한 쉼터로 보인다. 물론 그런 목적으로 마련된 것이었겠지. 그러나 항상 그렇듯이 현실은 잔인한 법이다.

병자를 치료한다고는 하지만, 뭐 똑 부러지게 신통한 수단이나 방법이 있었겠는가? 자연 치유되는 질환들 이외에는 속수무책으로 바라만 보고 있거나, 좀 더 선량한 이들은 정성껏 신에게 기도하는 것 외에는 없었을 것이다. 결국 병원이라는 것은 안식처는 무슨... 중세까지는 사실상 '죽으러 가는 곳' 내지 더 심하게 말해서는 '일단 격리시키고, 죽을 때까지 방치하는 곳'이라는 게 현실이었을 것이다. 이러한 병원이라는 곳의 개념은 1720년대부터 영국과 미국에서 일대 혁신이 일어난다. 환자를 받아서 돌보는(방치하는...) 곳 만이 아니고 의료인들을 모아 모아 교육하고 수련시키는 장으로써 탈바꿈을 한다.

이러한 발상의 전환은 런던에서 시작하여 미국까지 건너가 뉴욕, 펜실배니

아, 그리고 보스턴에 대형 종합 병원이 차례로 건립되는 붐으로 이어진다. 병원이 교육의 장으로 변신했다는 것은 많은 의미를 내포하고 있다.

교육이 이루어지려면 교육자와 피교육자가 필수 요소이다. 교육자로써 누군가를 가르치려면 지식이 있어야 한다. 병원이라는 커다란 공간이 제공되면 지식을 가진 교육자들이 모여들고, 이는 곧 집단 지식이 되어 규모를 키운다.

단순히 커지기만 하는 것이 아니고, 그 안에서 질서가 잡히며, 다시금 지식들은 검증되어 그릇된 것은 도태되고 옳은 것들은 살아 남아 점차 체계화된다.

거기에다 병원 규모만큼이나 많은 환자들이 들어와서 임상 사례들로 인한 경험치도 대량 축적된다. 이 모든 것들이 화학 작용처럼 어우러져서 또 하나의 지식들이 된다.

지식이라는 것은 기하급수적인 속성이 있어서 과거 변변치 않은 양이었던 의료 지식들은 어느새 거대해지고 잘 짜여진 실체로 성장한다. 이 지식들을 배우는 피교육자들도 나중에는 교육자의 입장이 되고 이러한 선순환이 계속되면서 의학은 급격히 발달한다. 그렇게 병원은 승승장구를 한다. 그런데 의료계는 20세기 중후반에 가서야 중요한 뭔가를 잊고 있었다는 사실을 뒤늦게 깨닫는다.

다시 원점으로 돌아가서 병원이라는 곳에 대하여 돌이켜 보자.

병원이란 무엇인가? 의료진이 기다리고 있는 가운데 환자들이 모이는 곳이다. 환자들이 그냥 오는가? 각자 자기의 병을 가지고 온다. 그리고 병원체도 가지고 온다.

병원에서는 각종 항생제와 소독제를 사용하는 와중에 병원체들 중에서도 살아남는 놈들이 나온다. 그리고 그 놈들은 병원에 터전을 잡는다. 환자로부터 시작되었는지, 아니면 병원에서 시작되었는지, 어느 쪽이 먼저인지는 모르겠으나(닭이냐, 달걀이냐) 어쨌든 병원은 병원체들이 집합하는 장소가 된다. 다시 말해서 병원에는 '눈에 보이지 않지만 분명히 존재하는 적'이 있다. 병원에서 우리는 환자가 갖고 온 적과 싸우지만, 또 다른 적과도 싸워야 한다.

Enemy nearby.

적은 내 곁에도 있는 것이다. 미처 생각치 못한 적들의 역습. 그것이 병원 감염이다.

의료관련감염

병원 감염이란 단어는 오늘날 의료관련감염(healthcare-associated infection, HAI)이라는 확장된 범위의 용어로 진화하였다.

의료 행위와 관련된 감염은 병원이라는 공간을 넘어, 퇴원 이후 요양시설이나 기타 의료관련 기관, 그리고 지역사회까지 전파될 수 있기 때문에 보다 포괄적인 용어로 바뀌어야 했다. 그리하여 감염 관리의 대상은 병원뿐만 아니라 지역사회까지 고려하게 된다.

의료관련감염이란, 환자가 의료기관에 입원한 지 48시간 후, 혹은 퇴원 후 2주 이내, 또는 수술 후 30일 이내에 발생하는 감염으로 정의된다 (2일-2주-4주로 외우면 쉽다).

사실 이 정의는 종전의 병원 감염과 다르지 않다. 의료관련감염이라는 개념을 감안한다면 종전에는 원외 감염 혹은 지역사회 감염의 범주에 들어가던

감염 질환들의 일부들도 다음과 같은 조건들이 충족된다면 추가로 의료관련 감염에 확대 포함된다:

감염이 일어나기 30일 이내에 집에서 정맥 주사로 치료를 받았던 경력이 있거나 창상 치료, 그 밖의 전문적인 간호 관리(예를 들어 방문 간호)를 받은 경우; 30일 이내에 개인 병원을 방문하거나 혈액 투석을 받은 경우; 감염 발생 90일 이내에 급성 질환 치료를 받기 위해 이틀 이상 입원했던 경우(예를 들어 개인 소규모 종합병원 응급실 진료 경력); 요양병원 같은 만성 환자 진료 기관에 입원하고 있던 경우이다.

의료관련 감염 관리의 역사는 1840년대 오스트리아의 의사 Semmelweis가 손 위생 개념을 고안한 것을 기원으로 볼 수 있으나, 본격적으로 병원 감염이 중요한 주제로 떠오른 것은 1950년대부터라 할 수 있다.

당시 페니실린을 비롯한 항생제가 의료계에 도입되면서 감염 질환이 정복되는 듯 보였으나, 곧 구미 각국의 병원에서 황색 포도알균 감염 질환 사례가 늘어나면서 의료관련 감염 관리가 중요한 문제로 떠오르기 시작한 것이다.

이후 그람 음성균 감염, 의료기기 관련 감염의 증가, 각종 항생제 내성의 발현 등 다양한 문제들의 대두와 이에 대한 대처로 오늘날에 이른다.

21세기 이전까지 의료관련감염의 2/3 정도는 막을 수 없는 것으로 인식되었으나, 이제는 의료 환경에서 불가피하게 생기는 사례이기보다는 최대한 예방해야 하는 대상으로 개념이 바뀌고 있다.

이러한 인식의 변화는 의료관련감염 업무에 종사하는 전문 인력에 대한 호칭에도 변화를 주게 되어, 감염관리실무자(infection control practitioner)에서 감염예방전문가(infection preventionist)로 바뀌었다.

이 호칭이 시사하는 것은 감염 관리 업무는 실무(practice)에서 그치지 말고 반드시 막아내야(prevention) 한다는 은연 중의 압박이라 할 수도 있다.

오늘날 의료관련감염에 대한 관심은 감염 관리 전문가에만 국한되지 않고, 모든 의료진과 의료 관련 정부 공공기관, 그리고 시민단체 등에 이르기까지 범위가 확대되고 있다. 또한 감염 관리에 대한 의료기관의 책임과 역할이 크게 강조되고 있다.

의료관련감염을 예방하기 위한 제도의 확립을 위해 의료법이 개정되고, 의료기관 인증평가 또는 임상 질 지표 평가에서도 감염 관리가 차지하는 비중이 높아지고 있다. 이에 의료관련 감염 관리에 대한 전반적인 숙지가 필요한 시점이다.

의료관련 감염 관리:

내성과 싸우고, 이의 전파를 저지하며,
소독/멸균을 숙지한다

의료관련 감염 관리의 핵심은 내성균의 증식과 전파를 저지하는 데 있다. 저지는 크게 두 방향으로 나뉘는데, 하나는 수직 전파를 막는 것이고, 나머지 하나는 수평 전파를 막는 것이다. 수직 전파는 내성이 대대손손 대물림을 하는 것이며, 이를 방지하기 위해서는 항생제의 적절한 조절이 필수이며 이를 행하는 것이 antibiotic stewardship이다.

수평 전파는 내성균이 자기의 내성을 같은 세대 균들에게 복사해 주는 것이며, plasmid나 transposon 같은 mobile gene을 매개로 이루어진다. 최근 hot issue인 CPE가 대표적인 예이다. 이동할 수 있는 수단으로써 내성이 전파되기 때문에 매우 빠르고, 막아내기도 쉽지 않다. 그래서 이 수평 전파를 최대한 막아내는 것이 내성균의 감염 관리에 있어서 사실상의 핵심이다.

이에 대한 개념을 잡기 위해서는 내성이란 무엇인가에 대하여 원론적으로 숙지하고, 내성은 어떤 식으로 전염되는지에 대해서 파악함으로써 전파를 저지하는 데 있어서 기반을 닦도록 한다.

내성의 개념

내성(Resistance)이란 무엇인가

*내성(resistance) vs. 내성(tolerance)

내성이란 항생제의 작용에 저항하는 **resistance**를 번역한 용어이다. 한자로 따져보면 耐性, 견딜 내(耐) 자를 쓴다. 그런데, 조금 더 생각해 보면 이는 정확한 번역은 아니라는 걸 알 수 있다.

견딜 내(耐) 자를 쓰는 내성의 뜻을 곧이곧대로 풀이하면 반항하는 것이 아니라 참아낸다는 의미가 된다. 이를 다시 영어 단어로 직역해 보면 tolerance(똘레랑스?)가 된다. Resistance는 엄밀히 따지면 '내성'이라기보다 '저항성'이라고 번역하는 것이 맞다. 그러나 '내성'이라는 용어가 공식적으로 사용되는 현실이므로, 일단은 '저항성'보다는 '내성'이라는 용어를 쓰기로 하겠다.

말이 나온 김에 tolerance와 resistance의 차이점을 짚고 넘어가겠다. 굳이 이러는 이유는 resistance에 대한 개념을 보다 공고히 하기 위함이다.

항생제에 대한 tolerance란, 미생물이 항생제 폭격을 맞아도 죽지 않는 능력을 일컫는다. 왜 죽지 않냐 하면, 항생제가 아무리 공격을 해도 미생물이 응해주지 않기 때문이다. 항생제가 미생물에 작용하려면 그 미생물이 적어도 대사를 한다던가 분열, 증식을 한다던가 하는 식으로 어떤 활동을 하고 있어야 한다. 그런데 항생제가 쏟아지는 전시 상황일 때, 미생물들 중 일부가 잠정적이나마 하던 일을 모두 멈추고 '너는 떠들어라, 나는 논다' 하고 가만히 있으면서 무반응을 하는 것이다. 그 결과, 부지런한 자기 동족들이 죽어 나가는 와중에 무저항주의로 일관하던 집단들은 살아남는다. 그 후 항생제가 썰물처럼 다 물러나고 나면 비로소 슬그머니 다시 자라나기 시작하면서 훗날을 기약하는 것이다. 이렇게 항생제에게 죽지 않는 능력이라면, tolerance가 resistance와 도대체 뭐가 다르냐는 의문이 들 것이다.

Tolerance가 resistance와 다른 점은, 그 미생물이 항생제를 다시 만났을 때, 무저항 주의를 유지하지 않고 평소 하던 대로 무언가 행동을 한다면 꼼짝없이 죽는다는 데 있다. 즉, 원래는 항생제와 일대일로 만나면 죽게 되어있다는 것이다. 그리고 또 한 가지 결정적인 차이점이 있는데, 항생제에게 죽임을 당하지 않는 능력은 후대에 유전되지 않는다는 것이다! Tolerance는 미생물이 일시적으로 표현 형질을 조정해서 위기를 넘긴 것에 지나지 않는 반면에, resistance는 적어도 유전자 수준에서 항생제에 대항할 수 있는 표현형을 생산해 낸 결과이기 때문이다.

여기서 자연스럽게 resistance의 핵심 개념을 알 수 있다.

Resistance는 대대손손으로 유전이 된다!

그리고 또 한 가지 명심해야 할 것이 있다.

Resistance는 후손뿐 아니라 동시대 동지들에게도 전달이 된다.

대대손손으로 유전되는 것을 수직 전이(vertical gene transfer), 동지들에게 전달해 주는 것을 수평 전이(lateral gene transfer; LGT)라고 한다. 특히 LGT는 다제 내성이 걷잡을 수 없이 원내에서 좌악 퍼지는 데 있어서 핵심적인 기전이며, 따라서 의료관련 감염 관리에 있어서 최고의 타도대상 제1호이다.

*어떤 식으로 저항을 하는가?

항생제에 저항하는 방법으로는 크게 세 가지가 있다.

- 원천 봉쇄
- 정착 방해
- 적극 대응

원천 봉쇄부터 살펴 보자면, 한마디로 미생물이 출입문을 닫아 걸거나, 펌프로 퍼 내는 저항법이다. 아예 문을 걸어버리는 것이기 때문에 항생제의 종류를 막론하고 그 어느 것도 들어오지 못하는 쇄국 정책이 된다. 따라서 뒤에 다룰 다제 내성의 대표적인 기전들 중 하나다. 아울러 Fluoroquinolone이나

tetracycline, carbapenem 계통 등의 항생제에 특화된 펌프를 갖춰 놓고 있다가, 이 항생제들이 침투하면 적극적으로 퍼 내는 저항 수단도 발휘한다.

정착 방해란 항생제가 미생물 내부로 침투하는 데 성공하더라도 항생제가 작용하는 target을 변형시켜 놓음으로써 정착 후 작동을 하지 못하게 저지하는 식의 저항을 말한다. 대표적인 것이 methicillin 내성 포도알균(MRSA)의 내성 기전이다. 페니실린을 비롯한 beta-lactam 항생제들은 균 안에 들어와서 페니실린 결합 단백질(penicillin binding protein, PBP)과 붙어서 작동을 시작한다. 그러나 이 PBP가 변형되어 항생제와 결합을 잘 안하게 되면, 아무 일도 일어나지 않는다. MRSA의 경우는 평소에 beta-lactam과 결합하는 PBP2를 변형 시켜서, 잘 결합하지 않는 PBP2a 같은 걸로 대체하고 있음으로써 내성을 발현한다.

적극 대응이란 항생제를 직접 깨 버리는 물질(효소)로 맞서 싸우는 기전을 말한다. 대표적인 예가 aminoglycoside modifying enzyme과 beta-lactamase인데, 특히 후자의 경우는 의료관련 감염 관리에 있어서 가장 중요한 대상이다.

*태초에 내성이 있었다.

내성에 대해 강의를 할 때마다 항상 이런 돌발 퀴즈를 내곤 한다.

1) 내성은 태초부터 있었다.

2) 항생제가 공격해 올 때마다 이에 대항하여 세균들이 내성을 개발하여
   내곤 했다.
당신의 선택은?

수강자들 대부분은 2)로 답하곤 한다. 하지만 정답은 1)이다. 태초에 내성
이 있었다.

인류가 지구에 출현하기 훨씬 전부터 미생물은 이미 지구에 터를 잡고 살
아왔다. 미생물마다 각자의 영역을 차지하면서 다른 미생물들의 침해를 서로
견제해 왔음은 너무도 당연하다. 어떻게 견제했을까? 상대방을 무력화시키거
나 몰살시키는 그 무엇인가를 만들어서 사용했을 것이다. 그 '무엇인가'들 중
의 하나가 바로 항생제이다.

페니실린이 처음 나오던 경위를 상기해 보자. 우리 인류는 항생제를 '발명'
한 것이 아니다. 항생제를 '발견'한 것이다. 그렇다면 자연에서 수도 없이 많은
항생 물질에 노출된 미생물 군들은 이대로 당할 리가 없지 않은가? 그래서 이
에 대항하는 수단을 강구해 내었다. 그것이 바로 '내성'이다.

자연에 널려있는 항생 물질들은 현재 우리가 사용하고 있는 항생제들보다 훨씬 더 많은 종류들이 숨어 있을 것이다. 그러나 그만큼 많은 내성들 또한 자연 속에서 엄청나게 많이 암약하고 있음은 너무나 자명하다. 앞으로 어떤 새로운 항생제가 개발되더라도, 이들 '모두'에 대해 내성은 이미 태고적부터 준비되어 있다는 사실을 명심해야 한다. 내성은 미생물들이 오랜 시련 끝에 자체 개발했다기보다는, 그들 주위로 돌아다니는 유전자 쪼가리들, 즉 mobile gene (plasmid, transposon 등)이 미생물 내부로 들어와서 만들어주는 경우가 많았다. 날 때부터 내성인 미생물도 있지만, 평소에 아무런 내성을 지니고 있지 않았던 미생물에게

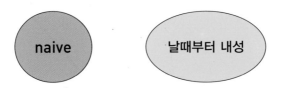

내성을 지닌 mobile gene이 들어오게 되면서 모든 것이 시작된다.

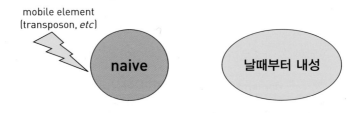

이렇게 해서 그 미생물은 내성을 지니게 된다. 그리고 다른 미생물군에서 발사된 항생 물질의 시련이 닥치면, 날 때부터 내성인 미생물과, mobile gene 에게 내성을 얻어서 체질 개선을 한 미생물들은 덕분에 꿋꿋하게 견뎌내며 살아남게 되지만, 그렇지 않은 미생물들은 모두 도태된다. 결국 내성을 가진 무리들만 남게 되는데, 이것이 바로 selection이며 적자 생존의 전형적인 사례가 된다.

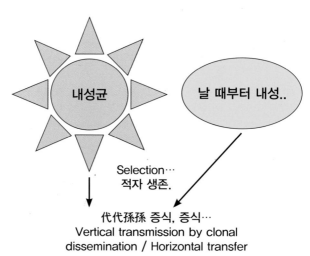

살아남은 무리들은 이후로 증식하면서 세력을 넓힌다. 이러한 과정은 태초부터 자연에서 수도 없이 일어난 일이지만, 현 시대의 병원 환경에서도 얼마든지 동일한 기전으로 일어날 수 있는 일이기도 하다. 결국 내성이라는 것은 그때그때 on-demand로 만들어진 것이 아니라 selection된 적자생존의 결과라는 것이다.

여기서 우리는 의료관련 감염 관리에 있어서 한 가지 중요한 주제를 자각할 수 있다. 내성의 발현이라는 것이 항생제의 사용으로 인한 selection의 결과라는 원리에서, 항생제를 남용하면 할수록 내성은 늘어날 수밖에 없다는 사실이다. 이를 뒤집어서 생각해 보면, 항생제 사용에 있어서 조절을 적절히 한다는 것은 쓸데없는 selection 현상을 최소화함으로써, 결과적으로 내성 출현의 확률을 유의하게 줄일 수 있음을 알 수 있다.

Think Big & One-health-내성의 발상지
*내성은 원내에서만 따질 문제일까?

병원같이 항생제가 가해지는 환경에서는 내성을 가진 균주들이 선택되어 살아남고 세력을 구축하게 된다. 그리하여 이런 설정에 있는 의료진과 환자, 그리고 환경 자체 사이에 내성은 주거니 받거니 하며 전파될 수 있으며, 시선을 조금만 바깥으로 돌리면 외부 유입과 더불어 내원객들과도 주거니 받거니가 가능할 것이다. 그렇게 내성은 원내에서뿐 아니라 원외 지역사회로도 퍼져나갈 수 있다.

그런데 과연 이것뿐일까? 내성에 대한 우리의 시야를 좀 더 멀리 넓히는게 어떨까? 좀 더 크게 보자. Think big!

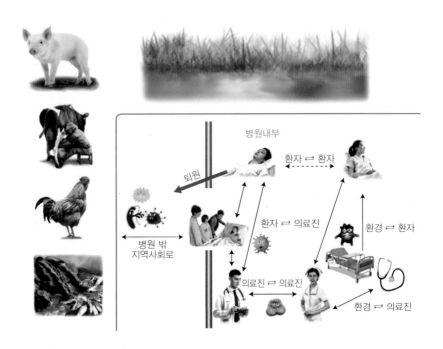

앞에서 언급했듯이, 항생 물질과 내성은 태고적부터 자연에 존재해 왔다. 그러므로 병원 밖의 세계에는 미생물뿐 아니라, 항생 물질과 내성들이 다양하게 널려 있다. 문제는 자연스럽게 존재하는 것들뿐만이 아니라 우리 인간들 또한 이 내성의 창궐에 기여한다는 사실이다. 오늘날 세상은 다양한 약제들이 소비되고 있다. 각자 약제를 소비하면 그 약제들은 소멸되는 것이 아니라 각자의 체내에서 대사된 후 외부로 배설된다. 이렇게 배설된 것들은 일단은 하수로 나가지만, 궁극적으로는 하천이며 강물 등의 주위 환경으로 나가게 된다. 실제로 세계 주요 도시의 강에서 조사한 바에 의하면 독일의 의료기관 주위 하천에서는 조영제가 가장 많았고, 미국이나 캐나다는 항 우울제, 호주는 항생제가 가장 많았다고 한다. 이 밖에 세계 각국의 도심 거주지역 병원이나 하수 처리장에서 fluoroquinolones나 tetracycline 내성 유전자들이 다수 검출되었다는 보고들도 속출하고 있다.

이러한 이치로 각종 부산물들이 우리가 의식하지 못하는 사각지대에서 쌓이고 있으며, 이들 중 상당 비중을 항생제가 차지하고 있다. 그리고 당연히 내성들도 따라서 공존하고 있다. 다시 말해서, 이러한 내성들이 우리들에게 얼마든지 되돌아 올 수 있는 것이다.

또 한 가지 중요한 요소가 있는데, 다름아닌 가축 사료이다. 중국을 예로 들자면, 년간 21만 톤의 항생제를 생산하는데, 이 중에서 무려 절반이 축산업에 소비된다고 한다. 따라서 각종 내성이 발흥할 소지가 매우 높은데, 실제로 최근 양자강에서 채취한 검체들을 조사한 결과 다양한 tetracycline과 sulfon-amide 내성 유전자들을 검출했다는 보고가 대표적인 사례이다. 이보다 더 극단적인 사례도 발생했는데, 다제 내성균의 최종 수단이라 할 수 있는 플라즈미드 매개성 colistin 내성이 가축에서 발견되기도 하였다. Colistin은 그동안 중국에서 가축 사료로 애용되고 있었기 때문이었다. 결국, 오늘날 내성의 대처문제는 원내에만 국한되지 않고 보다 넓은 범주라는 개념에 기반을 두고 접근해야 한다.

항생제를 가축 사료에 넣게 된 연유

결핵 환자분을 처음 만나보면 대부분 피골이 상접해 있다. 그런데, 결핵약을 처방하기 시작해서 두어달 쯤 되면 증상이 좋아짐과 동시에 살이 많이 쪄서 온다. 내 입장에서야 "이젠 보기 좋으시네요"라고 덕담을 하지만, 환자 입장, 특히 젊은 아가씨의 경우 상당히 속상해 하며 "왜 살이 찌지요?"하고 물어본다. 그러면 나는 이렇게 설명해 주곤 했다. "그동안 균이 뺏아 먹던걸 되찾기 때문에 자연스럽게 찌는 겁니다. 무리하게 다이어트 할 생각일랑 꿈도 꾸지 마세요." 지금도 이 설명에 대해 한치의 의심도 갖고 있지 않다.

같은 이치로, 가축 사료에 항생제를 넣어서 덩치를 키우게 하는 이유도 잡균들을 미리 솎아 내어서 도중에 영양을 가로챔 당하는 일 없이 무럭무럭 자라게 함에 있는 줄 알았다. 그런데 그게 아니었다. 항생제 자체가 성장 촉진 인자였다!

도대체 언제부터 항생제를 성장 촉진제로 쓰기 시작했는지 찾아보니, 정확히 1950년부터다. 그리고 미국에서 처음 시작했다. 그러나, 이의 기원은 훨씬 전인 1914년으로 더 거슬러 올라가야 한다. 다름아닌 제1차 세계대전으로 인해 전 세계적으로 식량 부족에 시달리던 해, 그나마 식량 부족분은 아직 전쟁에 휘말리지 않은 미국에서 충당하고 있었다. 그러다 보니 미국도 내수 부족에 시달리고, 특히 고기 가격은 걷잡을 수 없이 치솟았다. 결국, 너무나 비싼 고기 가격에 미국 국민들이 전국적인 고기 보이콧 운동을 벌이게 된다. 1917

년에 정점을 이뤄서 정육점이 테러를 당하는 일들이 자주 일어나기도 한다. 이로 인해 정부는 축산업계의 생산량을 늘리기 위한 대책과 연구를 본격적으로 강구하게 된다. 다시 말해서, 한정된 공간에서 가축의 생산량을 늘리는 방안, 즉, 몸집을 두 배, 세 배로 불리는 방도를 모색하게 되었다.

그리하여, 결국 해결책을 찾아내었다. 동물이 동물을 먹는 법이었다. 대표적인 게 fish meal과 cod liver oil이었다. 전자는 일본에서, 후자는 노르웨이에서 수입하게 된다. 그런데… 비쌌다. 설상가상으로 유럽을 나찌가 지배하게 되고, 일본은 진주만 폭격을 감행한다. 그래서 이래저래 이 방법도 막힌다.

수도 없이 시행착오를 하던 미 당국과 축산계의 전환점은 엉뚱한 데서 온다. 1948년 제약회사 Merck에서 vitamin B_{12}를 분리하여 의학계에 많은 공헌을 한다. 그런데 그로부터 2년 뒤, 1950년에 American Cynamid 소속 Lederle연구소에서 다음과 같은 연구를 한다. 발효를 하는 세균들이 가득 찬 사료를 먹은 닭들이 안 그런 닭들보다 알도 더 많이 낳고 잔병치레도 하지 않는 이유를 집중 조사했다.

그런데 그 사료에 있는 세균들을 조사하다가 어느 균이 vitamin B_{12} 유사한 물질을 내는 걸 발견한다. 그래서 다음 단계로 세균유래 B_{12} 넣은 군과 다른 B_{12} 넣은 군으로 나눠서 닭들의 영양개선 효과를 비교한다. 이 지점이 중요한데 실험 과정에서 실수를 하게 된다. 세균 유래 B_{12}를 넣되 그 세균을 완전히 제거하지 못하면서 B_{12} 플러스 알파가 들어가게 된 것이다. 그 알파가 바로 aureomycin (chlortetracycline)이었던 것이다.

그 세균의 이름은 *Streptomyces aureofaciens*. 이 균이 aureomycin을 만들면서 부산물로 vitamin B_{12}도 만들었던 것. 연구진은 닭을 살찌운 것이 vitamin B_{12}가 아니라 aureomycin임을 밝혀 낸다. Serendipity!!!

그리고 축산계에 혁명이 시작된다.

"만세, 만쉐이~~!" 모두가 환호성을 지르며 너도나도 사료에 항생제를 넣기 시작했고, 엄청난 성과를 거두게 된다. 그리고 이 방침은 정착된다. 누구나 다 아시다시피, 다제 내성 기원의 커다란 한 축을 이룩하게 된다. 사실 이것만 아니었으면 Lederle 연구소 당사자들은 분명히 노벨상을 탔을 것이다. 여기서 더 놀라운 사실은, 너도 나도 사료에 항생제를 넣던 초기에 이미 내성 위험에 대해 경고하는 이들이 있었다는 것. 특히 1963년 New England Journal of Medicine에서 정식으로 경고한 논문이 유명하다. 그 당시에 이미 어두운 미래를 예측했었다니 놀라울 뿐이다.

왜 항생제를 먹은 가축들이 살이 찌는지, 그 기전은 확실하게 규명되어 있진 않다. 아마도 가축의 *gut flora* 변동으로 인하여 살이 찌는 경향으로 변화된 탓이 아닐까 추정하고 있지만 확립된 설명은 아니다. 단지 경험적 실험에서 인과관계가 증명되었을 뿐.

최근 중국에서 드디어 colistin 내성까지 나오게 된 이상, 사료에 항생제 넣는 방식은 점차 설 자리가 없어질 것이다. 그렇다면, 또 다시 고기 부족 시대가 올지도……

역사는 되풀이된다.

CPE가 CRE보다 더 대우(?)받는 이유

*Lateral gene transfer (LGT)

균이 항생제 내성으로 무장하는 것은 자체 유전자 내에 마련되어 있는 것도 있지만, 더 중요한 과정은 다른 동지들로부터 내성을 제공받는 것이다. 그리고 사실 자체적으로 내성 유전자를 갖고 있는 경우도, 먼 태고적으로 거슬러 올라가 보면 이 또한 외부로부터 제공 받아 자신의 유전자 속으로 동화되었던 것이다. 이렇게 같은 세대로부터 내성 유전자를 제공 받는 것을 lateral gene transfer (LGT)라고 한다. LGT는 기동성 있는 탈 것, 예컨대 plasmid나 transposon에 의해 매개된다.

자연에서 다른 배타적인 미생물이 자기들에게 뿜어내는 항생 물질에 대항하기 위해 마련된 대처방안이기도 하지만, 오늘날 인간이 뿜어내는 항생제에 대처하느라 더 증폭되기도 한다. 특히 항생제 사용량에 비례하여 인간이 배출하는 하수가 내성 증폭의 장소가 된다. 하수에는 항생제뿐 아니라 각종 미생물들, plasmid 패거리들, transposon, integrin 떼들이 내성 유전자들을 품고 우글우글 모여 있다. 이러한 환경에서 이들 유전자들이 교류되기도 하고, recombination이 일어나기도 하면서 내성의 다양성은 확립되어 간다. 이것이 언젠가는 우리에게 되돌아오는 것이다.

*항생제 사용이 균의 LGT와 내성 증가에 미치는 영향

사실 균 입장에서 LGT가 꼭 달가운 것은 아니다. 그냥 평화롭게 살고 싶은데 온갖 plasmid나 transposon이 들락날락한다. 그래서 균은 이런 면에서 크

게 두 부류로 나뉜다. 외부 유전자를 잘 받아들이는 개화파와 그걸 싫어하는 쇄국파.

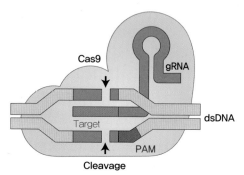

특히 쇄국파는 clustered regularly interspaces short palindromic repeat, 즉 CRISPR라는 유전자 가위를 짤칵짤칵하면서, 외부에서 들어온 이방인 유전자들을 잘라내고 쫓아낸다. 이렇게 개화파와 쇄국파의 활동이 어느 선까지 평형을 이루면서 균들은 살아가는 것이다.

그런데, 그런 상황에서 항생제 폭격이 시작된다면? 상대적으로 쇄국파들의 개체가 줄어들 것이며, CRISPR 활동도 위축된다. 그 결과 LGT가 상대적으로 더 늘어나고, 그렇게 한 개체들이 선택되어 생존한다. 결국 개화파들이 득세하고, 좌악 퍼지게 된다.

※다제 내성

항생제 압력이 높은 환경이라면 지금까지 기술한 과정들이 합쳐져서 결국 내성균들이 살아남는다.

특히 다제 내성균일수록 훨씬 유리할 것이다. 다제 내성이란 적어도 3가지 종류 이상의 항생제에 저항하는 것을 일컫는다. 대표적인 예로 carbapenem resistant-Enterobacteriaceae (CRE), carbapenem resistant Pseudomonas aeruginosa (CPA), carbapenem resistant Acinetobacter baumannii (CRAB; 혹은 multidrug-resistant A. baumannii, MRAB) 등이 있다. 특히 CRE의 경우는 현재 의료관련 감염 관리에 있어서 가장 핫 이슈이다. 그런데 CRE의 범주 내에 CPE (carbapenemase producing Enterobactericeae)가 있으며, 감염 관리에 있어서 우선 순위로 대우(?)받고 있다. 왜일까?

*CPE가 CRE보다 대우받는 이유

CPE는 carbapenemase를 부수는 효소를 낸다. Carbapenemase는 Ambler의 beta-lactamase 분류 상에서 Class A, B, D에 해당한다.

Class A에는 KPC가 있으며, Class B는 metallo-beta-lactamase (MBL)로서 IMP, VIM (Verona integron-encoded MBL), 그리고 최근 인도에서 비롯되어 영연방을 거쳐 전세계를 강타했던 NDM-1이 있다. 대한민국에서 보고된 SIM (Seoul IM)도 있다. Class D에는 OXA-에 해당하는 효소들로 특히 *Acinetobacter*에 자주 출현한다.

Class C는 AmpC beta-lactamase로, plasmid 등이 개입하지 않은 자체 생산 효소라서 해당되지 않는다. 즉, carbapenemase는 plasmid, transposon 등의 mobile element가 매개하는 기전을 기반으로 하고 있다. 이것이 의미하는 것은?

움직이는 매개체들이 작동하는 것이므로, 전파가 훨씬 빠르고, 단속하기가 매우 까다롭다는 뜻이다.

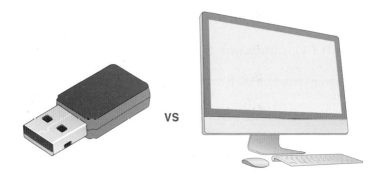

비유를 하자면, 내성을 담은 중요한 file을 CRE는 자기의 desktop PC에 보관해 놓고 있는 반면에, CPE는 USB에 담아서 자기 동지들에게 복사하여 준다고 할 수 있다. 무거워서 움직이기 힘든 desktop PC가 내성 전파에 쉽겠는가, 아니면 USB만 쏙쏙 빼다가 복제해서 전염시키는 게 내성 전파에 더 능률적이겠는가? 정답은 너무나 뻔하다. 그러므로 CPE는 CRE보다 더 대접 받는 것이다.

의료관련 감염의
전파 경로

격리, Precaution, 비말-, 공기-, 접촉-전파

*'Pre'caution이란?

접촉주의니 비말 주의니 하는 용어에서 '주의'는 'precaution'을 번역한 용어다. Precaution은 사전적 의미로 '주의'라는 뜻이지만, 이 단어에서 pre-를 떼어내도 역시 '주의'로 번역된다. 우리 말로 똑같이 '주의'로 번역되는 caution과 precaution의 차이는 무엇일까?

결정적인 차이를 간략히 말하자면, precaution은 caution보다 훨씬 동적인 의미를 가지고 있다. 영영 사전으로 precaution을 검색해 보면 다음과 같이 나온다(네이버 영영사전) – 'an ACTION that intended to prevent something dangerous or unpleasant from happening.' 즉, 어떤 위해 대상을 그냥 바라

보면서 마음 속으로 '주의'만 하는 데 그치는 것이 아니고, 피해가 생기기 전에 '선제 조치'를 취한다는 뜻이다. 그러므로 전염성이 있는 질환이 여러 사람을 덮치기 전에 미리 행하는 적절한 조치들 모두를 통틀어 precaution이라고 하는 것이다, caution이 아니고.

*지침 개발사 - 시행착오의 역사

오늘날 precaution은 다양한 종류로 공인된 지침들이 정립되어 있고, 향후로도 더 개선될 것이다.

그런데, precaution 지침들이 나오기 시작한 역사는 의외로 길지 않다. 미국 CDC에서 맨 처음 precaution 지침이 나온 것은 1970년도부터였다. 첫 지침들은 총 일곱 가지로 나왔는데, strict, respiratory, enteric, wound & skin, discharge, 그리고 blood precaution이었다. 나열된 지침 명칭들을 봐도 알 수 있듯이 처음 나온 것들이라 분류 면에서 어딘지 모르게 중구난방이고 완전히 체계적으로 정리되지 못한 느낌을 줄 것이다. 그래서 당연히 보다 합리적으로 분류하려는 노력을 경주하던 끝에 1983년에는 category 별 지침과 질환별 대처 지침으로 다시 개정되어 나온다. Category specific precaution으로는 strict, contact, respiratory, acid fast bacilli, enteric, discharge & secrection, 그리고 blood & body fluids로 대별되었다. 그러나 여전히 보완해야 할 여지를 보이고 있었다. 그리고 1985년에 문제의 universal precaution이 나온다.

이는 당시에 새로이 대두되던 HIV/AIDS에 대한 경계심(솔직히 말해서는 공포심)의 발로와 반영이었다. 기존의 혈액/체액 precaution을 '모든' 감염 질환에 강박적일 정도로 모조리 적용한 것이었다. 그래서 손 위생, 가운, 장갑, 마스크 등을 경증의 감염 질환이건 중증의 질환이건 상관없이 무조건 다 적용하게 하고, 주삿바늘 등의 관리, 혹은 안전 주사바늘 사용의 의무화 등등이 추가되었다. 물론 지나치더라도 철저하게 하면 방어는 확실히 된다는 장점이 있었겠지만, 문제는 비용이었다. 이를 모든 병원에 적용하기엔 한계가 있었고, 그만큼 실용성 면에서 많은 한계가 있었기에 대다수의 의료기관들이 이 지침을 힘겨워 했던 것도 사실이다. 그나마 이 지침에서의 성과 하나는, 장갑을 벗고 난 이후에도 즉시 손을 씻어야 한다는 원칙을 처음 천명했다는 것이다.

지금도 장갑을 끼고 진료 행위를 하고 나면 손 씻을 필요가 없다고 오해하시는 분들이 꽤 있는데, 그건 위험천만한 생각이다. Universal precaution과 거의 동시대인 1987년엔 body substance isolation 지침이 나온다. 이 지침도 universal precaution 못지 않게 매우 강박적인데, 요약하자면 '모든 젖어 있는 것은 절대 접촉하지 말아야 한다'는 것을 원칙으로 하고 있다.

이런 시행착오들을 뒤로 하고 이후 지침들은 점차 체계적으로 정리되어가기 시작하는데, 마침내 1996년에 standard precaution과 transmission-based precautions로 분류하면서 지침 안의 분수령을 이룬다.

*표준 주의(standard precaution)

Standard precaution은 기존 universal precaution의 항목들 중에서 '이 정도는 기본적으로 하셔야죠'라는 기본 틀로 이루어져 있다. 제1 원칙은 모든 혈액, 체액, 분비물 및 배설물(땀은 제외), 균열된 피부와 점막은 전염성 있는 병원체를 안고 있다는 데에서 출발한다. 구성 요소들은 우선 손 위생을 필두로 하여 장갑, 가운, 마스크, 고글 혹은 안면 보호구를 기본으로 하고, 호흡기 위생 및 기침 예절, 주사 등의 작업에서의 안전 추구, 그리고 척수 천자 등의 시술에서 마스크를 착용해야 하는 등의 원칙들이 추가되어 있다.

그리고 이 standard precaution만으로 감염 전파를 완전히 차단하지 못할 경우, transmission-based precautions로 보완을 한다.

Transmission-based precautions는 크게 3가지가 있다.

*접촉주의

먼저 contact precaution이 있다. Contact로 전염되는 경로는 직접적인 것과 간접적인 것으로 나눈다. 직접적인 접촉 전파는 감염원에서 매개체를 거치지 않고 직접 전염되는 기전이다. 감염된 혈액이나 체액이 직접 점막으로 튄다거나, 옴의 전염 등이 대표적인 예이다. 간접적인 접촉 전파는 매개체에 의해서 전염되는 기전이며 대표적인 것이 의료진의 손에 의한 전파이다.

뒤에 다룰 비말 혹은 공기 주의와 비교해서 접촉주의는 standard precaution과 구별이 쉽지는 않다. 사실 좀 유사하긴 하다. 이는 접촉주의에 해당하는 질환인지부터 파악한 후 [미국 CDC 격리지침(appendix A)]나 국내 질병관리본부 지침을 찾아보면 리스트가 다 나와 있다), 접촉 행위를 세분화하고 '손 위생, 가운, 장갑의 착용여부'라는 틀을 적용함으로써 standard precaution과 구분하고 보완해야 한다.

참고로 접촉주의를 해야 하는 경우들은 다음과 같다.

- Abscess Draining, major

- Bronchiolitis

- *C. difficile*

- congenital rubella

- conjunctivitis, acute viral

- diphtheria, cutaneous

- furunculosis, *staphylococcal*, infants & young children

- Rotavirus

- Hepatitis A, diapered or incontinent patients

- Herpes simplex, mucocutaneous, disseminated or primary, severe

- Herpes simplex, neonatal

- Herpes zoster, disseminated

- Human metapneumovirus

- Monkeypox

- parainfluenza, respiratry in infants and young children

- pediculosis (lice)

- B. cepacia in patients with CF, including respiratory tract colonization

- Poliomyelitis

- Pressure ulcer, infected, major

- RSV, infants, young children and immunocompromised adults.

- Staphyococcal scalded skin syndroms

- Scabies

- Salmonellosis − if diapered or incontinent patients

- Skin, wound, or burn, major

- Vaccinia

- 그리고 다제 내성균(MDRO)

내용을 살펴보면 '이런 질환도 접촉주의를 해야 해?'하고 의아함을 자아내는 것들이 꽤 있을 것이다. 예를 들어 포도알균에 의한 뾰루지라든가 깊게 패인 욕창 같은 질환들 말이다. 언뜻 보기에 쉽사리 전염이 될 것 같지 않은 질환이라 하더라도, 여기 저기 신나게 돌아다녀서 통제가 어렵고 전염의 위험소지가 다분한 어린이들, 혹은 병변이 너무 크고 분비물이 많아서 묻거나 튀기 십상인 경우들은 모두 접촉주의에 해당된다는 사실을 유념해야 한다.

진료 행위에서의 접촉 종류는 다음과 같다.

- Sterile contact: 이름 그대로 한치의 병원체도 있으면 안되는 그런 시술이다. 당연히 이 경우는 standard precaution이나 contact precaution 구분 없이 동일한 방침을 적용해서 시술 전후 손 위생 실시, 가운, 장갑 착용은 모두 다 해야 한다.

- Contaminated contact: 이는 분비물, 배설물과 접촉을 하거나 이에 의

해 오염된 점막이나 균열된 피부와 접촉할 수 있는 경우에 해당한다. Standard precaution에서는 접촉 전후 손 위생과 장갑 착용을 시행하지만 가운 입는 것은 의무가 아니다. 그러나 Contact precaution에 해당하는 질환이라면 모두 다 해야 한다.

- Blood or body fluid contact: 위와 동일한 원칙이다.
- Invasive device contact: 체내의 무균 부위에 찔러넣는 기구들을 접촉하는 경우이다. Standard precaution은 전후 손 위생을 하되, 가운과 장갑 착용은 의무가 아닌 반면, contact precaution에 해당한다면 모두 다 해야 한다.
- Environment-only contact: 환자와 밀접 접촉 범위에 있는 환경을 접촉하는 경우로, standard precaution은 만진 직후 손 위생만 해도 되는 반면에 contact precaution 해당 질환이라면 접촉 직전의 손 위생만 면제되고 나머지는 다 이행해야 한다.

＊비말 주의

비말 주의의 핵심은 비말의 크기와 유효 위험거리이다. 비말 주의는 직경 5 ㎛ 이상의 침방울이 해당사항이다. 5 ㎛ 미만짜리 침방울이라면 공기 주의에 해당한다. 직경 5 ㎛ 이상인 경우는 통상적으로 3 ft 이내가 한계다. 물론 이는 절대적인 것은 아니며 천연두나 SARS의 경우는 6 ft 정도로 추정하기도 한다. 그래서 밀접 접촉의 기준을 평균 3 ft로 간주하기는 하되, 미지의 신종 질환이나 병독성이 강한 병원체의 경우에는 6~10 ft 정도까지는 의식하는 것이 좋다. 호흡기를 통해 전염되는 것이므로 독방에 격리해야 하며, 여의치 않은 경우엔 cohort로라도 해결해야 한다(대량 집단 발생 시, 실제로는 후자의 경우가 더 빈번할 것이다). 물론 서로 3 ft씩 간격을 두어야 하며 커튼은 필수일 것이다. 환자와 의료진은 마스크를 써야 한다.

*공기 주의

공기 주의는 5 ㎛ 미만의 침방울이라 가벼워서 체공 시간이 더 길고 3 ft라는 한계선 없이 더 멀리 전파될 수 있다. 공식적으로는 결핵, 홍역, 수두, 전신에 퍼진 대상포진이 해당되는 질환이다.

격리 방법은 비말 주의와 유사하나, 격리하는 방의 설정에서 공기의 환기와 음압 설정을 해야 한다는 점에서 더 철저하다. 의료진이 착용할 마스크도 일반 외과용 마스크가 아닌 N95 마스크(정확히 말하자면 이런 경우엔 mask가 아니라 respirator라는 명칭을 사용해야 한다)를 착용한다. N95 respirator란 어느 특정 회사의 상품이 아니고 에어로졸을 95% 걸러낼 수 있다는 뜻이다. 우리나라 산업안전공단 기준으로 따진다면 방진 1급 마스크가 N95 기준과 동일하다. 분진이 많이 발생하는 공사장에 가 보면 밸브가 달린 마스크를 쓰고 일하시는 분들을 흔히 볼 수 있는데, 그것이 바로 산업안전공단 방진 1급 마스크=N95 respirator이다.

비말 전파와 공기 전파는 무우 자르듯이 딱 경계가 나눠지는 개념이 아니다. 비말 전파라 하더라도 5 ㎛ 미만의 침방울로 이루어진 에어로졸이 만들어질 수 있는 상황이 된다면 공기 전파로 전염 기전이 바뀔 수 있다. 이에 대해서는 다음에 이어지는 '에어로졸'에 대한 강의에서 다뤄보기로 하자.

에어로졸(aerosol)이란 무엇인가?

격리니, 공기전염이니, 비말 전파니 하고 따질 때 항상 거론되는 용어가 에어로졸(aerosol)이다.

Aerosol, 흔히 에어로졸이라고 표기하지만, 본토 발음은 에러써얼(미국) 혹은 에어러쏘얼(영국)에 가깝다. 국내 용어로 번역하면 연무질(煙霧質), 즉 연기와 안개로 이루어진 일단의 혼합물질로 정하고 있다. Aerosol을 이해하기 위한 가장 기본적인 명제는 다음과 같다: Aerosol은 Colloid다. 그래서 일단 colloid에 대한 이해가 기본적으로 필요하다.

*Colloid

교질(膠質)이라고 번역된다. 이 용어만으로도 어느 정도 개념이 설명되기는 한다. 교(膠)란 아교같이 끈끈한 성질, 혹은 적어도 2개 이상의 이질적인 물질들이 섞여서 초래된 혼란스러운 상황 등을 표현하는 용어다. 다시 말해서, 어느 물질이 다른 물질에 혼재되어 있기는 하되, 녹아들지는 않고 팽팽하게 공존하는 양상의 혼합 물질을 말한다.

조금 더 자세히 말하자면 액체, 기체, 고체 중 어느 한 가지 성질을 가진 물질이 다른 물질을 만나서 섞이되, 본연의 성질을 잃지 않고 유지하면서 공존하는 것이다. 만약 녹아버리면 상대방 물질이 갖고 있는 성질로 통일되어 버리는 것이기에 더 이상 colloid가 아니며, 이때는 녹을 溶자, 액체 液자, 용액(溶液; solution)이라 한다.

*Aerosol

에어로졸은 액체 혹은 고체가 기체에 뛰어들어서 만남으로써 조성된 것이다. 여기서 혼동하면 안 되는 것이 있는데, 기체가 액체에 뛰어들어 만들어진 것은 에어로졸이 아니다. 그런 경우는 '거품'이라고 한다. 예를 들어 우리가 매일 아침 세수할 때를 떠올려 보면 쉽게 알 수 있다. 세숫물을 양 손바닥에 담아 얼굴에 철퍽하고 뿌리면서 무엇을 하는가? 대부분은 숨을 내쉬면서 '어푸푸'할 것이다. 다시 말해서 액체 물질을 향해 기체를 쏘는 행위이다. 그 결과 무엇이 생긴다?

거품이 생긴다. 에어로졸은 그 반대로 공기를 향해 액체나 고체가 가해지고 난 산물이다. 대표적인 게 무엇이겠는가?

기침이나 재채기다. 이 상황에서 튀어나온 갖가지 크기의 침방울(비말)들이 공기 속에 둥둥 떠 있으면서 보이지 않는 뭉게구름 혹은 안개 같은 걸 조성한 것이 바로 에어로졸이다. 그럼 비말은 어떻게 만들어질까?

*비말이 만들어지는 경위

비말은 호흡기계에서 생기는데, 전반적으로 보면 구강, 성대(후두), 그리고 폐기관지에서 발원한다. 먼저, 구강에서는 기침하는 순간 우리가 흔히 말하는 큼직한 침방울들이 튀어나온다. 최소 20 ㎛가 넘어가는 크기이며 전반적으로 100 ㎛ 넘는 것들이 주종을 이룬다.

성대 혹은 후두는 기침이나 재채기에 있어서 가장 주된 역할을 한다. 따라서 비말 생성에서도 주도적인 셈이고, 구강에서 생성되는 비말보다는 직경이 작은데 보통 1 ㎛ 넘는 정도의 크기를 가진 것들이다.

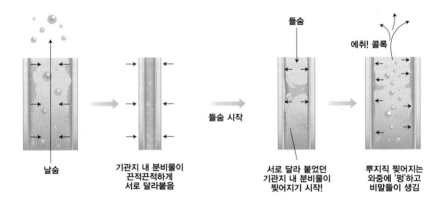

그리고 폐기관지에서 생성되는 비말은 해부학적인 크기 면에서 구강이나 후두보다 훨씬 작고 좁으므로, 거기서 생성되는 비말은 당연히 크기가 작아서 직경 1 ㎛ 이하짜리들이 주를 이룬다. 염증으로 형성된 점액성의 액체들이 기관지를 차지하고 있는 상황에서, 이 액체들에는 자연스럽게 응축되려는 힘과 기관지로부터 찢어져 나가려는 힘들이 팽팽히 작용하며 맞서고 있다(shearing stress). 여기에 갑자기 초당 200 m에 달하는 폭풍이 '휭'하고 지나간다면 (쉽게 말해서, 기침이나 재채기를 하게 되면), 이 끈적이 액체들을 기관지벽으로부터 찢어 발기는 힘이 최고조에 달한다. 조금 더 자세히 살펴보자면, 첫 기침을 하고 나서 말단 기관지가 일시적으로 짜부러들었다가 곧장 숨을 들이마시면서 다시 열리는 순간 '톡!'하고 액체 끈끈이 필름들이 찢어짐과 동시에 일제히 응축하게 된다. 그 결과 1 ㎛ 이하짜리의 자잘한 비말들이 순간적으로 뭉게뭉게 생김과 동시에 기침 혹은 재채기에 의한 추진력을 받고 외부로 '에 취!' 혹은 '콜록!'하면서 한꺼번에 튀어 나가는 것이다.

*추락하는 것은 날개가… 침방울들의 운명

보통 기침이나 재채기 한 번에 3천 내지 4천 개의 침방울들이 튀어나온다고 한다(그걸 일일이 센 연구자분들, 참 존경스럽다). 이는 대략 5분 정도 수다를 떨면 나오는 규모이다. 이렇게 한 번 튀어나온 침방울들은 덩치가 커서(대략 직경 50~100 ㎛ 이상) 무거운 것들은 곧바로 떨어지며, 이보다 작은 것들은 공기에 노출되는 즉시 물기가 말라버리면서 크기가 줄어든다. 그래도 만유인력은 어디에서나 작용하므로 시간이 지나면 결국 떨어지게 되어있으나, 기침이나 재채기라는 매우 센 힘을 받은 비말들 하나하나는 그럭저럭 중력에 저항하면서 최대한 개긴다. 결국은 추락하게 되겠지만…. 그렇게 해서 대략 직경 10 ㎛ 이하의 비말들은 제법 잘 버티며 공기 중에 동동 떠 있게 되며, 특히 5 ㎛ 미만으로 매우 작고 가벼운 비말들은 좀 더 오래 공중에 떠 있다.

침방울들은 대략 초당 100~200 m의 속도로 튀어나오지만 이동할 수 있는 거리는 평균 3 ft를 넘지 못한다(6~10 ft까지 가는 경우도 있지만). 따라서 이 위험 반경 3 ft 밖에만 있다면 일단은 전염될 위험은 희박해진다. 밀접 접촉(close contact)이라는 용어를 정의하는 경계 거리가 바로 3 ft인 근거다. 그러나 기침이나 재채기로 한껏 힘을 받은 5 ㎛ 미만의 가벼운 비말들은 에어로졸로써의 체공 시간이 상대적으로 길기 때문에, 어디선가 바람까지 불어온다면 더 오래 떠 있을 수 있을 뿐 아니라, 3 ft라는 경계선을 수월하게 통과해서 더 먼 거리로 이동할 수 있다. 이것이 바로 공기 전파(air-borne)의 원리다.

여기서 오해하지 말아야 할 것이 있는데, 공기 전파의 주범인 에어로졸은 5㎛ 미만짜리 비말들만의 모임이라고 생각하기 쉽다. 그러나, 에어로졸은 다양한 크기, 즉 5 ㎛ 미만이건 그 이상이건, 심지어는 100 ㎛짜리 침방울들도 다 같이 모여서 공기 중에 섞여 있는 뭉게구름을 형성하는 것이다. 이들 중에 증발되어 덩치가 줄거나 오래 떠 있는 것들이 공기 전파에 관여하게 된다.

그리고 또 한 가지 확실히 개념을 잡아야 할 것이 있다. 비말 전파와 공기 전파는 상호 배타적이고 절대적인 개념이 아니며, 비말 전파를 하는 병원체는 어떤 변수가 작용함으로써 언제라도 공기 전파로 전환될 수 있다는 것이다. 그 '어떤 변수'라 함은 에어로졸을 인위적으로 만들 수 있는 상황을 일컫는다. 대표적인 것이 기관지 삽관이나 가래 흡인하기 등등, 병원에서 흔히 행하는 시술들이다. 즉, 비말 전파를 하는 감염 질환이라 하더라도 병원 내에서 인위적으로 에어로졸을 생성해 낼 수 있는 상황이라면 얼마든지 공기 전파로 둔갑할 수 있는 것이다. 따라서 기본적으로 비말 전파를 한다는 메르스(MERS-CoV)나 독감 등에 걸린 환자에게 기관지 삽관 등의 시술을 하는 경우 그 때부터는 공기 전파로 바뀔 수 있는 것이다. 심지어는 접촉으로 전파되는 질환도 공기 전파로 바뀔 수 있다. 예를 들어 MRSA의 경우에도 에어로졸을 만들 수 있는 시술을 받은 직후나 혹은 기침 등을 매개로 해서 의료진의 콧속까지 달라붙을 수 있다. 그리고 에어로졸이 생성되는 것은 꼭 이런 진료 시술에만 국한된 것은 아니다.

*에어로졸은 지금 이 순간에도 일상에서 흔히 만들어지고 있다

우리는 알게 모르게 일상에서 에어로졸을 수시로 만들어내고 있다. 대표적인 예로 샤워를 하거나 수도를 트는 경우 보이지 않게 에어로졸이 자욱하게 생긴다. 여기에 더해서 우리가 하는 행동 하나하나가 에어로졸을 흩뿌리게 된다. 우리가 몸을 움직일 때마다 그 주위의 공기에서는 소용돌이가 일어난다. 소위 말하는 vortexing이다.

문을 휘익하고 여는 순간, 열린 문과 공간을 중심으로 공기가 소용돌이 치며, 심지어는 걸어갈 때도 다리 사이로 공기가 휘몰아 친다. 거기에다 우리가 행동하면서 생기는 열의 흐름은 우리 몸을 중심으로 위로 모락모락 피어오른다. 추운 겨울에 목도리를 하는 이유는 우리 몸의 보온 때문이라는 근거가 바로 이것이다. 이러한 모든 상황들이 우리가 기침이나 재채기를 해서 생기는 비말 내지 에어로졸들에게 여기저기 이동할 수 있는 추진력을 제공하는 것이다.

*왕후장상, 공기 전파와 비말 전파의 씨가 따로 있느냐?

여기까지 이해했으면 자연스럽게 한 가지 의문이 들게 될 것이다. 기침이나 재채기를 하면 에어로졸이 생기고, 그 구성 성분들 중에 5 μm미만짜리들도 수두룩한데, 왜 결핵, 홍역, 수두는 공기 전파인 반면에, 독감을 비롯한 호흡기계 바이러스 질환들은 통상적으로 비말 전파로 분류될까?

공기 전파의 단계까지 성공하려면 비말의 덩치뿐 아니라 필요한 요건이 더 있기 때문이다. 바로 비말 내에 있는 병원체가 목표에 도달할 때까지 가혹한 환경에서 살아남을 수 있는 능력, viability이다.

"에춰!"하고 추진력을 받아 공기 중에 둥둥 떠 있는 동안 아무 일도 일어나지 않고 무난하게 이동할 거라고 생각하면 오산이다. 비말에 안주하여 체공하고 있기엔 주변 환경이 너무나 적대적이기 때문이다. 일단 앞에서 언급했듯이 비말이 말라버리면서, 앉아 있을 평수가 점차 줄어들고, 급기야는 천둥벌거숭이로 대기에 나앉게 된다. 습도도 생존에 영향을 미치며, 산소 또한 매우 적대적이다. 거기에다 천연 소독제라 할 수 있는 자외선도 놀고 있지 않다. 이런 여러가지 위해 요인들이 작용하는 와중에 살아남는 병원체가 공기 전파를 완수할 수 있는 것이다.

독감을 예로 들어보면, 기침 한 번에 나오는 비말들 중 약 40% 정도가 5 ㎛ 이상이며 20% 정도가 1~5 ㎛, 나머지 40% 정도가 1 ㎛ 정도 크기다. 말하자면 비말의 절반 정도가 크기 면에서 공기 전파의 소지를 가지고 있다는 이야기이다. 하지만 이 무리들은 앞서 언급한 가혹한 환경에서 거의 살아남지 못한다. 그래서 광활하게 트인 공간에서 공기 전파의 기전으로 감염되기엔 무리이며, 비교적 넓지 않고 개방되지 않은 공간에서나 전파가 가능한 것이다(예를 들어, 좁은 교실, 만원 지하철이나 버스 등 대중 교통수단 내부). 반면에 결핵의 경우는 작디 작은 종말 기관지에서 기원하기 때문에, 기침 한 번에 나오는 비말들 거의 다가 5 ㎛ 미만의 크기다(0.65~4.7 ㎛). 게다가 구조적으로 웬만한 소독제에는 다 견디는 철옹성의 세포벽을 가지고 있기 때문에, 가혹한 환경에 던져져도 끈질기게 살아남는다. 그래서 백이면 백, 모두 공기 전파를 성공시키는 것이다.

결국, 적어도 감염 전파의 종류 면에서 왕후장상의 씨는 따로 있다는 다소 불편한 결론을 내릴 수밖에 없다.

손 위생

*모든 감염 관리 행위는 Handwashing으로 통한다

'의료관련 감염'이라는 용어는 근래 들어 원내 methicillin–resistant Staph-ylococcus aureus (MRSA) 감염에 대해 소송하는 사례가 나타나고 있는 등의 예에서 알 수 있듯이 의료인 외의 일반 대중에게도 이제 더 이상 낯선 개념이 아니다. 의료관련 감염에 대해 더 깊이 들어가 보면, 결국은 항생제 내성 세균의 발생과 이에 대한 예방 혹은 조치의 문제로 귀결이 된다. 서두에 언급한 MRSA 이외에도 vancomycin 내성 *Enterococci* (VRE), ESBL 생성 그람음성균, 다약제 내성균 등이 주요 해결 과제로 떠오르고 있다. 미 질병관리본부나 여러 감염 관련 학회 등에서 이들 내성균의 감염 관리에 대한 국제 통용 지침들을 내놓고 있고, 이들 지침안들을 기반으로 각 병원에서는 감염 관리실을 중심으로 활동하고 있다. 각 지침안들마다 수십, 수백 쪽에 이르는 방대한 양을 담고 있지만, 내용들을 자세히 살펴 보면 결국은 가장 확실한 해결 방법 한 가지를 공통적으로 강력 제시하고 있다. 다름 아닌 손 씻기(handwashing) 혹은 손 위생(hand hygiene)이다.

*전염원으로써 Hand의 위력

감염 질환이 전염되는 경로는 크게 다섯 가지로 나뉜다. 접촉, 비말(침방울), 공기, vector, vehicle. 이들 다섯 가지의 경로는 다 달라 보이지만, 궁극

적으로 환자 혹은 의료인에게 도달하려면 반드시 '접촉'을 해야 한다는 공통점을 가지고 있다. 이 '접촉' 이라는 것이 이루어지기 위해 필요한 매개체는 거의 대부분이 손이다. 손에 의해 전염이 된다는 사실은 대다수에게는 실감이 나지 않을 것이다. 눈에 보이지 않으니까. 전염원으로써 손이 어떤 위력을 가지고 있는지를 실감시키기 위해서 대표적인 연구 결과를 하나 소개해 보겠다.

Infection Control & Hospital Epidemiology 1991년(12권 654~662쪽)에 실린 유명한 논문인데, 연구자들은 연구 대상 의료진들로 하여금 더도 말고 딱 15초 동안 사타구니를 손으로 만지게 하였다(사타구니는 신체 부위 중에서 대표적으로 그람 음성균이 서식을 많이 하는 곳이다). 이후 일반 비누(항균 비누가 아니고)로 손을 씻은 후 도뇨관을 만지게 하였고, 이 도뇨관을 조각조각으로 잘라서 배양을 시행하였더니… 놀랍게도 의료진들이 접촉했던 환자들의 세균들이 그대로 배양되어 나왔다. 단지 15초간 만졌음에도 불구하고 말이다. 이 실험 결과에서 우리는 두 가지 교훈을 얻을 수 있는데, 하나는 손에 의한 전염이 우리가 추정하고 있는 것보다 훨씬 더 위력적이라는 사실이고, 나머지 하나는 손을 씻되 항균 작용이 없는 일반 비누와 물로 씻는 것은 아무런 효력이 없다는 사실이다. 이 두 가지 교훈에서 우리는 손 위생의 중요성과 어떻게 해야 효율적으로 수행하고 있는지를 알 수 있다.

*Semmelweis의 불행한 생애

이와 같이 손 위생의 중요성을 역설하는 연구 근거들이 많음에도 불구하고 아직도 적지 않은 이들이 손 위생의 효과를 과소 평가하는 경향이 있다. 손 위생에 대한 부정적인 인식은 1840년대 오스트리아의 어느 산부인과 병원에서 근무하던 의사인 Semmelweis가 처음으로 제안을 했을 때에도 마찬가지였다. 물론 지금은 그러지 않지만, 당시에는 피를 잔뜩 묻힌 손은 마치 피를 뒤집어 쓴 전쟁 영웅 수준으로 일종의 영예(crimson glory)를 과시한다는 상징을 의미하기도 했다. 게다가 그는 오스트리아 인이 아닌 헝가리인이었기에 당시 그 병원의 의료진들은 산모들의 패혈증과 사망이 다름아닌 자기 자신들 탓이라고 어느 이방인이 주장하는 것을 곱게 봐 줄 수는 없었던 것이다(그 시대 오스트리아와 헝가리는 한 나라였다). 게다가 당시에는 세균에 의해 감염병이 생긴다는 개념도 아직 없었다. 불행하게도 Semmelweis는 시대를 너무 앞서 나간 것이었다. 이 손 위생의 개념은 공교롭게도 온갖 구박과 수모를 받던 Semmelweis가 세상을 하직하던 바로 그날에 외과의사 리스터가 수술 전 소독의 중요성을 성공적으로 보여줘서 증명할 때까지 계속 홀대를 받아 온 것이다.

19세기 당시에야 어쩔 수 없었다지만, 적어도 현대를 사는 우리 의료인들은 지나치게 앞서감으로써 불행했던 Semmelweis에게 애도를 표하는 의미에서라도 손 위생의 중요성에 대해 진지하게 임해야 하지 않을까 한다. 그러나 손 위생이라는 행위가 일견 단순해 보이긴 해도 실제로 이행하는 경우가 별로 높지 않다는 것이 문제이다. 이는 국내뿐만 아니라 선진 외국도 마찬가지 이어서, 이행률이 보통 30~40% 정도, 강력히 추진해도 60~70% 정도에 그치는 것이 현실이다.

이행률이 불량한 이유는 무엇일까? 한마디로 귀찮기 때문이다. 귀찮음의 이유로는 여러 가지를 들 수 있지만, 무엇보다도 손 위생을 하는 데에 수 분

이나 되는 충분한 시간을 투자해서 물과 항균 비누로 씻어야 한다는 원칙이
가장 큰 제약 사유이다.

*꼭 물과 비누로 씻어야 하나?

눈코 뜰새 없이 바쁜데 몇 분씩, 그것도 하루에 수차례 손을 씻으라면 성실
히 준수할 사람은 거의 없을 것이다. 이 문제의 해결은 결국 시간 단축에 있으
며, 대안이 있다면 가능하다. 이 대안이 바로 알코올 제제(waterless alcohol)이
다. 알코올은 속효성이고 빨리 마르기 때문에 잠깐 짝짝 바르는 것으로 충분
하다. 게다가 최근에 출시되는 제품들은 로션이나 보습제 유형으로 만들어져
서 나오기 때문에 피부 관리에도 유리한 점이 많다. 그러므로 반드시 물과 항
균 비누를 고집할 필요는 없으며, 알코올 로션 제제로 대체하는 것이 추세이
다. 단, 눈에 띌 정도로 혈액이나 체액 등의 오염 물질이 손에 묻은 경우는 예
외로, 이때는 반드시 물과 비누로 씻어야 한다.

*손 위생 준수하기는 귀찮은데…

속효성 알코올로 시간 절약 문제는 해결되지만, 그럼에도 불구하고 습관이
안되거나 귀찮아서 이행하지 않는 경우도 많다. 이는 손 위생을 즐겨할 수 있
도록 동기부여를 심어주는 것이 필요한데, 개인에게 동기가 부여되는 정도는
천차만별이라 쉬운 일은 아니며, 감염 관리와 행동과학의 차원에서 해결 과제
라고 할 수 있다. 손 위생을 함으로써 당근이 주어진다는 것에 초점을 맞춰야
할 것이다.

*손 위생의 지침

손 위생의 원칙과 지침은 미 질병관리 본부 감염 관리 지침안이 있는 웹사이트에 가면 pdf 파일로 쉽게 구할 수 있다. 주소는 아래와 같다.

https://www.cdc.gov/infectioncontrol/guidelines/hand-hygiene/index.html

가장 중요한 원칙은 무조건 환자와의 접촉을 전후해서, 약간 과장하자면 거의 강박적으로 손을 씻어야 한다는 사실이다. 이 원칙만 잘 지킨다면 손 위생을 제대로 수행할 수 있으며 나아가서 원내 의료관련 감염의 관리와 예방에 큰 기여가 될 것이다.

*장갑을 벗은 후에도 손을 씻어야 하는 이유

이런 의문이 드는 이들이 생각보다 많을 것이다.

"장갑을 착용하고 시술이나 진료를 하면 확실한 방어막을 친 것이니까 궁극적으로 오염을 방지할 수 있는데, 왜 벗고 나서도 손을 씻어야 하지? 귀찮게…."

실제로 이런 생각들을 많이 하므로, 장갑 사용 후 손 위생 수행률이 현저하게 떨어지는 경우가 많다. 그 이유는, 결론부터 말하자면

'장갑 너무 믿지 마시게나. 장갑을 착용함에도 불구하고 손은 오염되기 때

문이다.'

장갑 착용 전후의 손 오염 상태에 대한 여러 연구들을 보면, 착용 전과 벗은 이후의 손 배양 양성률이 유의하게 차이가 나지 않았다고 한다(물론 착용 전에 배양을 먼저 하고, 손을 씻고 나서 장갑을 착용; 장갑 벗고 나서 손 배양 하고난 후 손 씻기 실시 - 혼동할까 봐).

"그럴 거면 왜 장갑을 끼는 거야?"라고 항변하는 게 당연할 것이다.

그런데, 사실 오염률은 차이가 없다 해도 실제로는 손 오염량은 장갑 표면의 오염량보다 훨씬 적다(대략 2내지 4 log 정도 적다). 그러나 이렇게만 해서는 장갑을 착용할 당위성을 설득하기엔 좀 모자란다. 그래서, 일단 장갑 착용하는 이유에 대하여 원초적으로 접근해 보자.

"왜 장갑을 착용하는가?"

장갑을 비롯한 개인보호장구를 쓰는 이유는 둘 중 하나다.

첫째, 환자를 보호하거나

둘째, 그대를 보호하거나.

환자가 연약해서(이식이나 다른 면역저하자) 우리가 가해자가 될 경우가 전자에 해당한다. 이런 경우는 개인보호장구 착용에 대한 더 이상의 이의를 제기할 이유가 없을 것이다.

우리가 피해자가 될 경우, 즉 환자가 병원체를 배출하는 경우가 후자에 해당한다.

이 후자의 경우에 한정해서 CDC 지침을 참조하여 장갑을 착용하는 이유를 열거하면 다음과 같다.

첫째, 피나 분비물 등에 손이 직접 닿을 상황.

둘째, 환자를 직접 만질 상황. 그것도 VRE, MRSA, 혹은 다제 내성균을 가진 상황

셋째, 눈에 뻔히 보이는 오염물을 만지게 될 상황

이 세 가지 모두 맨 손으로 만지면 오염될 것이 뻔한 상황이다. 그러므로 당연히 일단 장갑으로 막고 봐야지. 그런데 말입니다.

"과연 장갑은 손 오염을 막는 완벽한 방패일까요?"

정답은 이렇다. 부분적으로는 No이다.

대략 방어율은 70% 중반쯤이라고 알고 있는 게 속 편하다.

그럼 20~30% 정도의 오염은 어떻게 일어난다?

첫째, 장갑을 벗는 과정에서 일어나거나

둘째, 장갑 자체에 문제가 생겨서 오염물이 새어 들어오거나.

새어 들어 오는 경우는 생각보다 적지 않다.

그리고 라텍스보다는 비닐 장갑인 경우가 훨씬 더 잦다.

그러므로 장갑 사용하고 벗은 다음에도 손을 씻어야 한다.

다시 정리하자면,

첫째, 장갑을 벗을 때 아무리 철저히 해도 손에 오염될 가능성을 배제 못
하기 때문이다.

다시 말해 '혹시 알아?'의 차원.

둘째, 확인 사살의 의미도 있다. 장갑을 사용했기 때문에 오염을 차단하긴
했지만, 거기에다 손까지 씻으면 보다 확실하지 않은가?

이 둘이 합쳐져서 보다 확실하게 오염을 원천 봉쇄한다는 의미.

결론은 이렇다.

장갑은 천하무적의 방패라는 편견을 버려라.

일단 장갑으로 70% 정도를 막아낸 뒤, 막아내지 못하고 손에 묻은 30%는
손 위생으로 떨궈내서 오염 방지 100%를 달성한다.

PART 02

세균과의
싸움

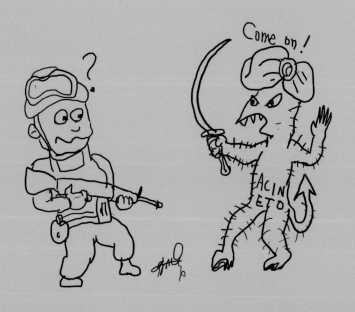

항생제의 융단폭격에서
잘도 피해 다니는 악당들

다시금 강조하지만 의료관련 감염 관리란 결국은 항생제 내성균과의 전쟁이라 할 수 있다. 전쟁이라는 것은 반드시 상대방이 모조리 전멸해야만 끝나는 것은 아니며, 대세에 큰 영향을 주는 세력들을 골라서 멸절시킨다면 승전의 요건으로 충분할 것이다. 같은 이치로, 내성을 나타내는 균 종류들 중에서 반드시 제압해야 하는 종들을 추려서 선택과 집중을 하는 것은 전쟁에 임하는데 있어서 핵심적인 요소라 할 수 있다. 페니실린을 필두로 항생제가 임상 분야에 도입되고, 곧 이어 세균의 저항을 마주하게 된 이래 근 반세기가 흘렀다. 그 세월동안 우리는 주로 어떤 놈들이 저항을 주도했는지 이제는 어느 정도 블랙리스트를 작성할 수 있게 되었다.

그것이 바로 ESKAPE이다. ESKAPE는 *Enterococcus faecium*, *Staphylococcus aureus*, *Klebsiella pneumoniae*, *Acinetobacter baumannii*, *Pseudomonas aeruginosa*, *and Enterobacter species*의 머리 글자를 따서 만든 용어이다. 이 용어는 2008년 Louis Stokes Cleveland VA Medical Center(클리블랜드 보훈 병원 쯤 될까?)의 감염내과 교수이던 Louis Bernard Rice가 Journal of Infectious Diseases에 실은 사설에서 처음 주창한 신조어이다(출처: Rice LB. Federal funding for the study of antimicrobial resistance in nosocomial pathogens: no ESKAPE. J Infect Dis 2008; 197(8), 1079-1081.).

영미권에서는 약자를 가지고 재치있는 단어로 재창조하기를 즐겨하는 경향이 있는데, 이 용어도 그러하다. 이들 여섯 종의 세균들은 항생제의 융단 폭격을 잘도 피해 다니는(escape) 놈들이라는 의미에서 만든 것이다. 이들 여섯을 추린 이유는 병원내 감염에서 매우 큰 비중을 차지하고 있는 균종이면서, 내성의 병리기전이나 전염, 임상적인 골치 거리 등등에서 대표적인 종이기도 해서, 이 놈들에게 공격을 집중하면 승산이 높다는 데 있다. 그리고 이 이외에도 또 다른 의의가 이면에 깔려 있었다. 한 마디로 말해서 돈 문제(즉, 연구 지원 예산). 세간의 인식이라는 잣대로 볼 때, 같은 감염 질환이라 해도 항생제 내성균이 결핵이나 말라리아, 에이즈 같은 질환과 비교해서 연구 자금을 대 주는 이(예를 들어 빌 게이츠)나 정부 기관에게 과연 얼마나 호소력을 보일까? 그리고 일반 대중들에게는 어느 쪽이 직관적으로 피부에 와 닿을까? 내성균의 심각성을 제대로 인지하는 감염 전문가가 아니라면 후자에 더 투자해야 한다는 의견이 우세할 것이다. 적어도 2008년 당시에는 그러했기 때문에, 이제는 원내 내성균의 연구에 대해서도 예산 투자를 대폭 늘리자는 호소가 실제 목적이었으며, ESKAPE라는 약간 무리수에 가까운 신조어까지 만들면서 강력히 어필한 것이었다.

　그 당시에는 이미 제약 회사나 연구소의 신약 항생제 개발도 눈에 띄게 줄어들고 있었기에 그러한 위기의식을 느끼고 호소하는 것도 무리가 아니었다. 이렇게 신약 항생제 개발의 독려와 정부 예산 확보에 초점을 둔 개념이었으며, 오늘날에는 의료관련 감염 관리에 있어서 필승을 거둬야 하는 주요 과녁이 되고 있다. 내성은 여전히 극성이고 신약 개발은 요원한 현재이지만 적어도 이 여섯 빌런은 반드시 극복해야 할 대상임을 항상 되새겨야 한다.

　月落劍極 天未明
　달빛은 칼 끝에 스러지는데, 하늘은 아직도 밝아오지 않는구나.
　지피지기 백전백승이라.

　이제 이 여섯 악당들은 어떤 놈들인지 한 번 제대로 파헤쳐 보기로 하자.

Acinetobacter baumannii - 어디서든 살아 남는 잡초 같은 놈

Acinetobacter 종은 그람 음성균으로 알 모양을 빙자한 막대 모양의 균이다 (coccobacilli). 도말해서 얼핏 보면 알 모양으로 집결해서 우글거리는 외양을 보인다. 꼭 올챙이알 우글대는 것 같지 않은가?

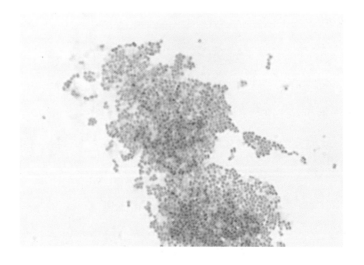

본질적으로 어떤 물체나(주로 의료 기관에서 쓰는 기구들, 예를 들어 기관지 삽관 튜브나 도뇨관, 혈관 카테터 등) 다른 세포, 혹은 자기들끼리 끈적거리며 달라 붙는 성질을 가지고 있어서, 단독으로 다니기 보다는 이렇게 뭉쳐서 다니는 모습을 보인다. 이는 이 균의 표면에 무수히 달려 있는 type IV pili라는 털 같은 숏다리 촉수 구조때문이다. 이 pili가 숏다리 촉수를 주욱 내밀어서 어딘가에 문어 빨판처럼 쪽하고 달라 붙으면, 그 빠는 힘에 의해 균이 이동해서 달라 붙게 된다. 이렇게 설명하니까 무슨 대단히 긴 거리를 이동하는 것처럼 보이지만, 사실은 마이크로 단위로 보일락 말락하게 이동하는 것이다. 이는 현미경으로 관찰하면 파르르 파르르하고 균들이 떠는 모습으로 보이며 이를 보이는 그대로 '파르르 경련하는 움직임(twitching motility)'이라 한다.

이 type IV pili에 의한 twitching의 의미는 이동에 있다기 보다는 '달라 붙는다'는 것에 있다. 세균이 인체에 해를 끼치는 모든 병독성(virulence)의 시작이 바로 이 달라 붙는 것에서 출발하기 때문이다. 이는 병독성 발현의 시작과 더불어, 나중에 다룰 biofilm과도 밀접한 관계가 있다.

*Acinetobacter*균의 일반적인 특징들은 바로 이 끈적거리는 데에 있다. 제발 나가라고 쫓아내려 해도 한 없이 개기며 버티며 시간을 벌기 때문에 결국은 어떤 형태로든 해를 끼치게 된다.

미생물학적인 성상을 보면 젖당(lactose)을 발효시키지 않으며(nonfermentative), indole 음성, oxidase 음성이다. 특히 Oxidase 음성은 *Acinetobacter* 여부 결정에 핵심적인 특징이다.

소위 세균의 프로펠러에 해당하는 flagella가 없기 때문에 운동성이 없는

(non-motile) 균으로 분류되지만, 앞서 언급했듯이 twitching motility 정도는 있다. 즉, 성큼성큼 이동하는 능력은 없으나, 꿈틀거리면서 조금씩은 움직인다. *Acinetobacter*라는 이름 자체도 A- 아니다 -cineto- 희랍어로 kineto, 즉 움직인다는 뜻. 영화라는 의미의 cinema도 같은 어원이다. 과거에는 영화를 '활동사진'이라 불렀는데, 보다 더 어원에 충실한 번역이었던 셈이다. bacter도 희랍어로 small staff, 작은 막대기라는 뜻이다. 이를 합쳐서 '안 움직이는 세균'이라는 의미를 가지고 있다. 물이나 특히 흙에서 주로 서식하며 심지어 소독액 속에서도 질기게 생존한다. 일단 달라 붙으면 악착같이 끈적거리며 버티고, 소독액에서도 살아남고, 웬만한 항생제에는 선천적으로 내성이다. 이렇게 혹독한 환경에서 시간을 끌면서 생존하니, 병원에서 주로 말썽을 일으키고 잘 퍼져나가는 것이 당연할 수 밖에 없다. 게다가 plasmid 같은 기동성 갖춘 유전자들을 활발하게 받아들이고 잘 전파를 하기도 하니 내성 창궐의 온상이기도 한 것이다.

*Acinetobacter*는 발견 이후 오늘날까지 족보 정리가 만만치 않았다. 1911년 Beijerink가 흙에서 이 균을 발견한 것이 시작이었다. 그런데 그 당시엔 그람 양성균인 *Micrococcus calcoaceticus*로 발표하였다. 조금 이상하지?

분명히 그람 음성균인데, 처음 발견 당시에는 그람 양성균으로 동정했으니 말이다. 이는 이 균 동정 과정의 마무리 대목에서 crystal violet 염색이 충분히 빠지지 못해서 그람 양성으로 오인되었던 것으로 추정된다. 실제 그람 염색 과정에서 적지 않게 일어나는 일이기도 하니까. M. calcoaceticus의 calco-aceticum은 배양 과정에서 붙은 이름이다. calc는 limestone 내지 chalk, 즉 석회나 분필을 의미하며 aceticum은 이름 그대로 아세트산을 의미한다. 다시 말해서 calcium acetate가 들어간 배지에서 배양했기 때문에 붙인 이름이다. 1954년에는 Brisou와 Prevot에 의해 다른 *Acinetobacter* 종들이 발견되었고, 이는 훗날 Acinetobacter lwoffii로 명명된다.

료콰이.. 발음하기도 힘든 이런 이름으로 붙여진 이유는 당시 프랑스의 학자인 앙드레 르보프(Andre Lwoff)에게 헌사하는 뜻에서 그랬기 때문이었다. 르보프는 유전자의 발현 조절 기전을 밝혀낸 Jacob과 Monod와 함께 1965년에 노벨상을 수상하는 스타급 학자였다. 학창 시절에 유전학이나 생화학을 배울 때 유전자 발현 조절 이론(operon 이론)을 통상적으로 Jacob과 Monod의 이론이라고 부르곤 했는데, 사실은 이 연구의 기반이 된 prophage 와 세균의 관계를 규명한 르보프도 기본을 제공했다는 점에서 공헌이 적지 않았다. 그러나, 세번째 인물까지 줏어 섬기기엔 벅차서 그랬던가? 사이먼 & 가펑클, 홀 & 오츠는 쉽게 발음이 돼도, 피터, 폴 & 매리는 좀 번거롭지 않은가? 그래서 그런지 르보프까지 칭하는 경우는 한 번도 없어서 조용히 묻혀진 감이 있다. 그런데, 이 당시만 해도 *Acinetobacter*라는 이름은 아직 붙지 않았었고, 사실은 Moraxella 로 분류되고 있었다.

1968년에 Baumann (*Acinetobacter baumannii*의 기원이 된 장본인)은 이 균종을 '안 움직인다'는 특징을 반영해서 *Acinetobacter*로 이름 붙이자는 제안을 하였고, Oxidase 음성인 특징까지 감안해서 Moraxella로부터 따로 분리시키자는 움직임이 대세가 되었다(Moraxella는 oxidase 양성이거든). 그리하여 드디어 1971년에 *Acinetobacter* 종으로 독립을 하게 된다.

처음에는 3종 정도로 시작했으나, 이후 새로운 종들이 발견되기를 거듭하였는데, 족보를 정리하는 과정이 그리 순탄치는 않아서 여러 차례 개정을 거듭한 끝에 오늘날엔 38종에 이르른다. 현재는 실전에서의 간편성을 위해 크게 다음 세 가지로 대별하고 있다.

Acinetobacter calcoaceticus-baumannii complex (Acb complex)

Acinetobacter lwoffii

Acinetobacter haemolyticus

Acb complex는 동정이 까다로워 구분하기가 어려워서 아예 하나로 묶어버렸는데, *A. baumannii*, *A. pittii* (genomic species 3), *A. nosocomialis* (genomic species 13TU), 그리고 *A. calcoaceticus*의 4종으로 멤버를 이룬다. *A. baumannii*는 한때 *A. calcoaceticus*의 변종으로써 *A. calcoaceticus subspecies anitratum*으로 불리기도 했으나, 오늘날엔 *A. baumannii*로 간단히 정리되었다. 하지만 아직도 검사실에서 anitratus로 보고하는 병원들이 꽤 있다. 내가 근무하는 병원도 그러하다. 그래서 배양 결과지에 anitratus라는 단어가 보이면 그냥 '아, *A. baumannii*구나'하면 된다.

*Acinetobacter baumannii*는 그람 음성균들 중에서도 *Pseudomonas aeruginosa*나 *Klebsiella pneumoniae*처럼 무슨 악독한 파괴력을 과시하는 균은 아니다. 그럼에도 불구하고 ESKAPE 일당의 당당한 일원으로써 의료관련 감염의 한 축을 담당하고 있는 이유가 무엇일까?

*Acinetobacter*로
본 병독성의 본질

*Acinetobacter*는 병독성(virulence)의 측면에서 볼 때 녹농균(*Pseudomonas aeruginosa*) 혹은 황색 포도알균(*Staphylococcus aureus*) 보다 파괴력이 강하진 않다. 독소(toxin)라고 해 봐야 피 설사를 유발하는 verotoxin 정도? 그나마 이 *verotoxin*은 *Acinetobacter*의 주 특기도 아니다.

물론 다른 균들처럼 단백질 파괴 효소(protease), 인지질 파괴 효소(phospho-lipase), catalase(사슬알균은 예외지만 웬만한 균들은 거의 다 갖고 있음) 등의 무기도 갖추고 있지만 기본 옵션이다. 외막 단백 A (outer membrane protein A, OmpA)는 인체의 상피 세포에 달라 붙어서 미토콘드리아를 고장내어 결국 세포를 죽인다.

그래도 다른 균종에 비해 강력한 인상은 주지 못하고 있다. 앞서 언급한 녹농균이나 포도알균이 워낙 강력해서 말이지. 그럼에도 불구하고 왜 의료관련 감염, 병원 감염에서 주류를 형성하고 있을까?

조금 샛길로 빠져서, 옛날 얘기로 아재 티를 내고자 한다. 70년대 말부터 80년대 중후반까지는 한국 권투가 세계 무대에서 여러 챔프를 배출하며 전성기를 누렸다. 특히 경량급의 장정구와 유명우가 WBA, WBC 양대 기구를 석권하며 장기 집권을 했던 시기가 최고조였을 것이다.

이들 이전에는 우리 아재들이라면 추억 속의 그리운 이름인 김태식과 박찬희가 1979-1980년의 짧은 기간 동안 양대 기구를 석권했었다. 그리고 바로 이들 직전에 양대 기구는 전설적인 두 멕시코 선수가 챔프를 지내고 있었다.

미겔 칸토와 구티 에스파다스. 이들 이름을 기억하신다면 진정한 아재일 것이다. 하하. (당시엔 미구엘 칸토라고 발음했는데, 미겔이 맞다. 원어는 Miguel, 영어 이름으로는 마이클에 해당한다. u는 묵음.)

공교롭게도 이 두 전설은 우리 나라 박찬희의 주먹에 다 쓰러졌지만.

구티 에스파다스는 당시 플라이급의 강타자로 유명했고, 미겔 칸토는 철저한 기교파였다. 특히 미겔 칸토는 훗날 명예의 전당에 오를 정도로 당시 최고의 챔프였다. 그런데, KO를 밥 먹듯이 시키던 에스파다스에 비해서 미겔 칸토는 주먹이 거의 솜방망이 수준이었다. 그럼에도 불구하고 경기 내내 일방적으로 상대를 유린한 끝에 큰 점수 차로 판정승을 이끌며, 박찬희에게 빼앗기기 전까지 타이틀을 무려 14차례나 방어한다.

그의 경기를 보면 상대방의 펀치에 거의 맞는 일이 없이 샥샥 다 피해내며, '솜방망이' 주먹을 일방적으로 꽂아 넣곤 했다.

그런 식으로 기나 긴 15라운드를 다 치르고 나서는 전원 일치 판정승. 비록 에스파다스 같은 매혹적인 강타자는 아니었지만, 이러한 그의 경기 운영에 세계 복싱계는 찬사를 보내며 '링 위의 대학교수'라는 별명까지 붙여준다. 이쯤 되면 왜 *Acinetobacter* 이야기에 엉뚱하게 옛 권투 선수 이야기를 갖다 붙이는지 감이 오시는가?

승부의 세계는 강한 놈이 살아 남는 게 아니라 살아 남는 놈이 강하기 때문이다.

옛 권투 이야기 조금만 더 덧붙이자면, 칸토가 14차례나 세계 챔프 타이틀을 방어한 반면 강타자 에스파다스는 4차례 밖에 방어 못하고(모조리 KO였지만) 단명하였다.

*Acinetobacter*는 파괴력이 다른 ESKAPE 멤버보다는 좀 못해도, 끈질기게 버티는 능력이 출중하기 때문에 병원 감염에 있어서 최상위권의 비중을 차지하는 것이다. 한 마디로, 강력한 수비력에 의한 생존력이 최고이다. 공격력이 강하지 않음에도 불구하고 인체 내에서 뭔가 사단을 일으키려면 충분한 시간을 확보하면 된다. 시간만 충분히 벌어 봐라. 만리장성도 쌓는다.

그러나, 그렇다고 해서 *Acinetobacter*는 virulence가 약하다고 단정할 수 있느냐 하면 꼭 그런 것은 아니다.

이쯤에서 virulence란 무엇인가에 대하여 짚어 보기로 하자. Virulence의 어원은 라틴어 virulentus에서 비롯되었다. 이는 독(毒)이 가득하다는 의미를 담고 있다. 따라서 virulence가 우리 말로 독성(毒性)이나 병독성(病毒性)으로 번

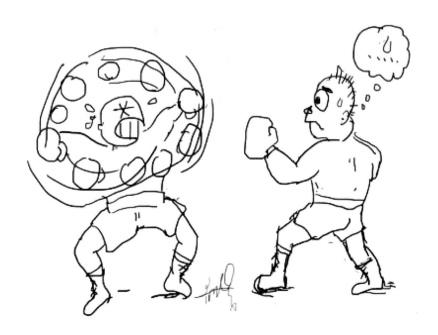

역되는 것은 당연하다. 문제는 이 용어에 독(毒)이라는 글자가 들어가기 때문에 생기는 선입견과 오해에 있다.

이 독(毒)자 때문에 virulence라 하면 뭔가 대단히 파괴적인 물질들이 인체를 헤집는다고 생각하기 쉽다. 그러나 virulence는 자세히 들여다 보면 그리 단순한 개념이 아니며, 여러 가지 요소들이 복합적으로 모여있는 용어이다. 독(毒)은 virulence의 일부에 지나지 않는다.

Virulence는 크게 다음 다섯 가지 능력들이 모여서 구성하고 있다. adhesion(달라 붙기), evasion(단속을 피하기), colonization(서식하며 개기기), invasion(침략), 그리고 인체로부터 영양분을 약탈하고 교란 및 파괴하기.

Adhesion은 달라붙는 능력이다. 산에 가야 범을 잡고 물에 가야 고기를 잡듯이, adhesion은 모든 병독성의 시작이자 필수 불가결한 요소이다.

제 아무리 파괴력이 강력한들 상대방에게 달라붙지 못하면 아무 소용 없는 법. 그래서 병독성을 논할 때 가장 먼저 다룸과 동시에 가장 중요한 것이 바로 이 adhesion 능력이며, 파괴력보다는 사실상 이 능력을 병독성의 주 요소로 간주한다. *Acinetobacter*의 병독성도 이 달라붙는 끈적끈적한 능력이 대부분의 지분을 차지한다.

Evasion의 사전적인 뜻은 '회피'인데, 좀 더 자세히 설명하자면, 마땅히 받아야 할 검증을 부정한 수단으로 피한다는 의미이다. 예를 들어 탈세 행위는 tax avoidane가 아니고 tax evasion이라 한다. 세균과 인체와의 관계로 보자면 evasion은 인체 방위군의 단속을 피할 수 있는 능력이다.

인체의 면역 체제가 순찰을 돌고 단속을 하더라도 각종 위장 전술과 무력화 전략으로 어떻게 해서든 회피를 한다.

단속을 피하고 나면? 어딘가에 정착해서 수를 불리고 불법 체류하면서 최대한 버티되, 아직 말썽을 일으키지는 않는다. 이것이 colonization(무리를 짓고 살기, 서식)이다. 그러다가 어느 정도 힘을 함양하면 드디어 행동에 나선다. 이때까지 살던 서식지를 벗어나 더 넓은 세상으로 나아가는 행태.

이를 invasion(침략)이라 한다. Invasion이란 절대로 들어가서는 안 되는 곳에 무단으로 들어가는 행위를 뜻한다. 세균이 혈액으로 침투하여 전신에 퍼지는 것이 전형적인 예이다. 이때부터 본격적인 질병이 시작된다. 왜 질병이 되느냐 하면, 본색을 드러내서 약탈과 파괴를 시작하기 때문이다.

먼저 약탈부터 짚어 보자.

암 세포도 생명인데, 하물며 세균은 어떻겠는가? 그들도 먹고 살자고 하는 짓이다. 그렇다면 무엇을 먹고 사는가? 바로 철분이다. 철분이 있어야 세균 세포 자체가 대사를 하며 생존할 수 있는 것이다.

문제는 인체 세포 또한 미토콘드리아에서 철분을 연료로 하여 생존 행위를 한다는 점이다. 같은 연료를 쓴다면?

경쟁이 불가피하다. 그래서 세균이 질환을 일으키는 병리기전에서 철분 쟁탈전은 핵심을 차지하고 있는 것이다.

전 세계에서 벌어지는 전쟁이 결국은 석유로 대변되는 에너지 쟁탈전이듯 이세균이 인체에 들어와서 치르는 전쟁은 결국 철분 쟁탈전이라고 봐도 무방하다. 철분은 자연에서는 3가 ferric이다. 이는 녹지 않는다.

녹으려면 2가 ferrous로 변환돼야 하며 이를 운반하는 것이 transferrin이고, ferritin으로 보관된다.

세균은 이를 빼앗아야 한다. 그래서 사용하는 매개체가 siderophore이다. 예를 들어 aerobactin이 대표적이다. 세균이 이를 무기로 사용하여 인간의 transferrin이나 ferritin과 경쟁하면서 철분을 앗아가는 것이다. 그래서 심한 패혈증 때 체내 ferritin이 바닥을 치는 이유가 여기에 있다. 이는 Klebsiella pneumoniae 편에서도 다시 언급하도록 하겠다.

다음으로 교란과 파괴를 짚어보자. 이는 지금까지 기술한 병독성 요소들 중에 가장 직관적으로 이해하기 쉽다. 교란 물질은 여러 가지가 있지만 크게 봐서는 화학적인 물질, 즉 toxin(독소)가 전반적으로 지배한다. Toxin은 endotoxin(내독소)와 exotoxin(외독소)로 나뉘는데, 재미있는 사실은, 이름과 실제 상황이 정 반대로 간다.

Endotoxin은 내(內)독소이지만 사실은 외란(外亂)을 유도한다. 예를 들어 lipopolysaccharide (LPS)는 인체 방어 체제를 도발해서 cytokine storm이라는 대형 사고를 초래한다. Exotoxin은 외(外)독소이지만 사실은 내란(內亂)을 유도한다.

전반적으로 인체 세포의 생화학적인 경로를 막거나 교란함으로써 세포 내의 질서를 어지럽힌다. 인체 세포의 각종 물질 교환 통로를 교란함으로써 대량 설사를 유발하는 콜레라 독소가 대표적인 예이다.

파괴는 문자 그대로 뭔가를 부수는 행위다. 이 또한 인체 내 구조물, 예컨대 단백질 등의 결합 구조를 끊어 버리는 화학물질들(주로 효소)이 매개한다. 세균들 중에 파괴에 관한 한 최고 수준을 보이는 3대 마왕은 *Streptococcus pyogenes, S. aureus, P.aeruginosa*이다.

소위 ESKAPE 중에 무려 2가지나 해당한다. 그러나, *Acinetobacter*는 이에 해당하진 않는다.

앞서 언급했지만, *Acinetobacter*는 파괴력보다는 바로 adhesion으로 ESKAPE 의 지존 노릇을 하는 것이다. 거기에다가 다른 균종들에 비하여 강력한 내성 능력까지 겸비함으로써 더욱 탄탄한 수비력을 갖춘다.

*Acinetobacter*는 adhesion 능력을 얼마나, 어떻게 발휘하는 것이며, 내성은 또 얼마나 강력한 것일까?

*Acinetobacter*의 철벽 biofilm은 정말 징그러울 정도다

*Acinetobacter*가 biofilm을 생성하고 암약하는 과정을 숙지하기 위해 도뇨관 (urinary catheter) 삽입 후의 상황을 전형적인 예로 들어 살펴보기로 하자.

자, 도뇨관을 요도를 통하여 삽입한다. 말이 나왔으니 말인데, 환자분이 의식이 있다면 엄청나게 아플 것이다. 원활하게 들어가라고 윤활제를 듬뿍 바르고 조심스럽게 요도에 삽입한다 해도 눈에 보이지 않을 뿐이지 어쨌든 요도 점막을 따라 최소한 현미경으로 봐야 보이는 크기로 여기 저기 손상이 생긴다. 그러니 아프긴 마찬가지.

이것을 다시 말하자면, 요도를 구성하는 점막 세포들끼리의 결속이 끊어져서 방어벽이 무너짐과 동시에 세포 자체도 손상을 받는다고 할 수 있다. 이로 인하여 손상받기 전까지는 세포 속에 꼭꼭 숨어있던 구조물들이 노출되고,

이는 나중에 세균이 달라붙기 좋은 목표물이 된다. 즉, biofilm 형성의 시작
은 세균에 앞서서 숙주(인체) 세포가 먼저 제공하는 셈이다. 이 인체 요도 점
막 세포들은 도뇨관에 달라붙어서 멍하니 앉아들 있다. 그리고 세균(여기서는
Acinetobacter) 등장. 특히 *Acinetobacter*는 표면이 소수성(hydrophobicity), 즉 물
을 싫어하는 성질을 가지고 있다.

이것이 의미하는 것은 물을 따돌리고 물을 싫어하는 것들끼리 유유상종으
로 모인다는 것. 그러니까, 물을 싫어하는 것이 최소 둘 이상 만나면(소수성
세균끼리 만날 수도 있고, 소수성 세균과 소수성 인체 세포가, 혹은 소수성
세균과 소수성 물질의 표면이 만날 수도 있고, 어쨌든), 그들은 둘 사이에 있
는 물을 철저히 빼내고 서로 끌어안게 된다.

이는 소수성 자체의 성질 뿐 아니라, 예를 들어 세균이 소수성 표면에 보

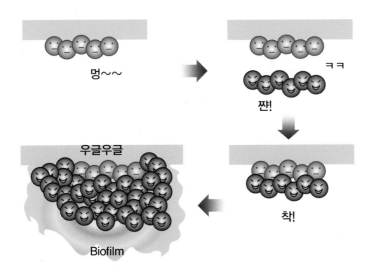

유한 adhesin과 그 수용체가 단단히 결합하는 과정으로도 성립이 된다.

*Acinetobacter*같은 소수성 세균이 선호하는 물질은 주로 polycarbon(플라스틱 같은 것), 실리콘(silicon) 같은 것들이다.

공교롭게도 병원에서 주로 쓰는 카테터(catheter)나 인공기관 혹은 보형물(prosthesis)들이 이런 물질로 구성되어 있다. 그러니 도뇨관 같은 것에 세균이 신나게 붙을 수 밖에.

소수성 뿐 아니라 정전기 상호작용(electrostatic interaction), 반 데르 바알스 힘(van der Waals force), 앞서 언급한 adhesin 그리고 pili 등이 같이 어우러져서 *Acinetobacter* 균은 도뇨관과 이미 붙어 있던 인체 세포들에 탄탄하게 달라 붙어 자리를 잡는다. 이렇게 확고히 자리를 잡은 세균들은 다당류 성분의 끈적거리는 exopolysaccharides를 질질 뿜어내기 시작한다.

이는 다당류 뿐 아니라 DNA나 잡스러운 단백질, 지질 등의 지저분하고도 끈끈한 물질로 뭉쳐서 세균들을 감싸며 잘 안 떨어지는 뭉치를 조성한다. 이들을 통틀어 biofilm이라 하는 것이다.

Serine   HomoSerine

참으로 신통한 게, biofilm은 어느 정도 알맞은 크기까지 자라면 더 이상 커

지지 않고 공사를 끝낸다. 이는 biofilm 속에 숨어있는 세균들끼리 알아서 자

HomoSerine

HomoSerine Lactone

+ H ─ OH

Acyl

HomoSerine Lactone

N─acyl homoSerine lactone

율적으로 성장을 조절하기 때문이며, 이를 주관하는 것을 quorum sensing이라 부른다(quorum은 정족수라는 뜻이다). 이 quorum sensing의 핵심 물질은 N-acyl homoserine lactone (AHL)인데, 생성 과정은 다음과 같다.

먼저, serine에서 출발한다. 이 serine에 탄소가 하나 더 끼워져서 HOMOserine이 된다.

원래 −OH기와 −COOH기는 가까이 있으면 서로 눈독을 들인다. 그러니 조용히 지나갈 리가 없다. 결국 −OH기가 −COOH기를 공격함으로써 물을 산물로 냄과 동시에 Lactone을 만들게 된다. 그 결과...

Homoserine lactone이 만들어진다. 여기에 acyl이 homoserine lactone의 nitrogen에 붙으면 N-acyl이다.

그 결과 최종 산물이 바로 N-acyl homoserine lactone (AHL) 되시겠다. 세균들은 복작복작 신나게 증식하면서 각자 이 AHL을 세포 밖으로 분비해 낸다. 이게 쓰레기처럼 쌓이다 보면, 다시 말해서 세균 개체수가 어느 임계점까지 증가하다 보면 이를 인식하게 되고 세균들끼리 서로 "야, 정족수(quorum) 도달했다!"라고 소통을 하면서 더 이상의 분열과 증식을 알아서 중단하게 된다. 즉, 개체수의 임계점을 인식해서(Quorum sensing) 알아서 자중을 하는 것이다. 이는 biofilm을 적절한 덩치까지 자라는 걸로 조절하는 역할 뿐 아니라, 나중에 다른 곳으로 정착하기 위해 떨어져 나오는 것까지 담당한다.

Biofilm은 물리적, 화학적으로 세균들을 보호하는 차단 성벽이 되어, 세균들의 생명을 위협할 수 있는 것들, 예컨데 인체의 면역 체제나 항생제의 공격을 막아준다.

이렇게 보호 구실을 하는 것 뿐 아니라 에스컬레이터 기능도 해서, 이동의 수단이 된다. 이러한 안전 가옥 내부에서 세균들은 세상 편하게 낮잠도 자면서 느긋하게 생활하며 세월을 보낸다. 그런데 Biofilm은 그냥 단순한 담벼락이 아니다. 일종의 컨테이너 같은 것이어서 정식 주택은 아니나 갖출 것 다 갖추고 할 짓은 다 한다. 즉, 집으로 말하자면 전기, 수도, 가스 다 들어 온다. 이렇게 완성도 높은 하나의 조직으로써 충분히 기능을 하는 것이다.

예를 들어 삶에 필요한 수분과 영양분이 출입하는 훌륭한 통로와 펌프를 갖추고 제대로 운용을 한다. 무슨 영양분이냐고?

Biofilm 안에 있는 세균들이 내는 각종 효소와 독소들이 밖으로 새어 나와 주변 조직을 서서히 파괴하면 인체 세포들에서 뭔가가 터져 나올 것이다. 그것이 바로 세균들이 먹고 소비할 영양분들이다. 이들 중 특히 중요한 것은 무엇이다? 철분이다. 그 이유는 이미 앞에서 충분히 설명하였다.

잘 지내며 사업이 번창하면 어떻게 한다? 당연히 분점을 낸다. 그래서 biofilm 덩치에서 일부가 떨어져 나와 더 먼 곳으로 분점들을 차리게 되어 점차 세력을 확장하는 것이다.

그리고 환자들은 임상적으로 점차 곤란한 지경에 빠지게 된다. 이렇게 수비를 철저히 하면서 종종 카운터 펀치를 때려댐으로써 세균들은 biofilm 속에서 즐겁게 살아간다.

주지하다시피 *Acinetobacter*의 또 하나의 주특기가 내성이다. 아예 웬만한 항생제들에 대하여 날 때부터 내성을 가지고 있다. 가뜩이나 잘하는 수비인데, 거기에 내성까지 강력하게 갖추게 되면 그야말로 철벽 수비를 구축하게 되어 문자 그대로 견제 받지 않는 무뢰한이 된다.

어떤 내성들을 갖추게 되는지 이제부터 살펴보기로 하자.

내성으로 구축한
*Acinetobacter*의 철벽 수비

환자분에게 시행한 배양 검사에서 다른 것도 아니고 *Acinetobacter bauman-nii*가 나오면 저절로 한숨이 나온다. 대부분의 경우 웬만한 항생제로는 씨알도 안 먹히는 악질 내성균일 가능성이 매우 높기 때문이다.

대부분의 의료관련 감염 문제가 그렇듯이 *Acinetobacter*균의 문제도 사실상 내성과의 싸움 문제라 할 수 있다. 특히나 *Acinetobacter*균은 ESKAPE 일당들 중에서 내성이 차지하는 비중이 크다.

일단 날 때부터 듣지 않는 항생제 종류가 꽤 많다. 가장 기본이 될 beta-lac-tam제로써 penicillin이나 ampicillin, carboxy penicillin 같은 차세대 penicillin들, 혹은 1세대 cephalosporin 항생제들이 아예 듣지 않는다. 거기에 chloramipheni-col(요즘 쓰이는 건 아니지만), tetracycline 계열, trimethoprim/sulfamethoxazole 등도 선천적으로 효과가 없고, 운 나쁘면 aminoglycoside도 듣지 않는다. 문제

는, 이렇게 우수한 내성 자질(?)을 타고 난 것도 모자라서, 자기가 새로운 내성들을 더 획득하고 개발한다는 사실이다.

내성 유전자들을 함유하며 이 균에서 저 균으로 돌아다니는 plasmid들을 잘 받아 들임으로써, 후천적으로 새롭고 강력한 내성까지 갖춘다. 또한 항생제 융단 폭격으로 상황이 불리하다 싶으면, 펌프로 퍼 내서 쫓아 버리거나 평소에 영양분이나 전해질이 드나들던 통로(porin channel, outer membrane protein)를 모조리 닫아 걸어버림으로써 심지어는 carbapenem까지 포함한 거의 모든 항생제와의 교류를 거부하는 다제 내성균이 되기도 한다. 물론 이는 성문 닫아 걸고 옥쇄를 택한 극단적 선택이라 세균 자신도 굶주려서 비실거리는 대가를 치루긴 하지만 말이다. 꼭 성문을 걸어 잠그는 것만이 아니고 적극적으로 항생제와 맞서서 두들겨 부숴버리는 것도 같이 행하며, 특히 carbapenem까지 무력화시키는 carbapenemase를 낸다면 본격적인 악질이 되어 버린다(class-D OXA carbapenemases가 대표적이며, 더 나쁜 점은 biofilm과도 내통한다는 것). 이를 CRAB (carbapenem-resistant A. baumannii) 혹은 다른 항생제들에게까지 저항한다는 의미에서 MRAB (multidrug-resistant A. baumannii)이라고 칭한다.

여기까지 *Acinetobacter*의 내성 기전들을 늘어 놓고 보니까, 참으로 메뉴가 양적으로나 질적으로나 많고도 다양하다. 이 놈은 전투력도 별로인 주제에 왜 이리도 말을 안 듣고 반항하는 것일까? 그 이유는 이 놈의 유전자를 파고 들어가 살펴 보면 어느 정도 짐작을 할 수 있다.

병독성과 내성 발현에 필요한 온갖 무기를 생산해 내는 유전자들이 모인 뭉치 유전자, 공식 명칭으로는 발병성 혹은 병원성(病原性) 군도(群島), pathogenicity islands를 보유하고 있기 때문이다.

주 메뉴는 각종 다양한 독소(toxin)들을 만들어 내거나, 침략 시에 혈액을 응고시키는 식으로 망가뜨리는 병독성 인자들, 그리고 특히 다양한 종류의 내성 발현 유전자들이 자리 잡고 신나게 생산을 한다. 이런 일종의 대형 공장이 선천적으로 *Acinetobacter*균의 유전자에 새겨져 있었을 리는 없을 것이다.

태초에 생명들이 발흥하던 시절에는 천진난만한 세균이었겠지. 그러나 험악한 세상을 살아가다 보니 온갖 험한 꼴을 당해왔을 것이고, 그런 값진 경험들이 쌓이면서 오랜 세월을 두고 "삐뚤어 질테닷!"하며 내공을 보강하였을 것이다. 그렇게 주위에 돌아 다니는 각종 유전자들을 받아 들여서 자신의 일원으로 유전자 안에 귀화시키다 보니 자연스럽게 군도가 형성되었겠지.

비유하자면 쇄국 정책과는 반대로 외국 문물을 적극 받아들여서 토착화하는 국가에 가깝다고 볼 수 있다. 항상 열려 있는 마음을 가진 세균이니, 지금 이 시각에도 쓸만한 새로운 유전자 조각이라면 얼마든지 받아 들일 준비가 되어 있다. 그러니, 선천적인 것뿐 아니라 후천적인 내성 획득도 찾아서 결국은 다제 내성균이 만들어지는 것이다.

더 나쁜 사실은, 잘 받아 들인다는 성질이 편도가 아니라는 것. 외부 문물과 교류를 잘 한다는 것은 교류(交流)라는 문자 그대로 외부에서 받기만 하는 데서 그치지 않고 외부로 수출도 한다는 것을 뜻한다. 근주자적(近朱者赤), 근묵자흑(近墨者黑)이라.

소위 MRAB이나 CRAB은 자체 증식으로 덩치를 불리기도 하지만, 플라즈미드(plasmid) 같은 이동성 유전자 조각들이 세균 몸체 주위로 들락 날락

나풀거리며 다른 순진한 세균들까지 그릇된 길로 물들일 수 있다. 그러므로 MRAB, CRAB은 치료뿐 아니라 더 이상 전파되지 않도록 애를 쓰는 감염 관리도 못지 않게 중요한 것이다.

앞으로도 계속 언급될 항목이기 때문에, 여기서 transposon이나 plasmid같은 이동성 유전자 운반 조각들에 대해 잠깐 짚고 넘어가기로 하자.

Watson과 Crick(그리고 Rosalind Franklin)에 의하여 DNA가 발견된 이래, 유전자는 거기 그대로 자리 잡고 앉아 뭔가를 만들어 내는 틀이며, 움직일 수도 있다는 사실은 상상도 못하던 시절이 있었다. 이 고정 관념은 자꾸 이동하는 옥수수 유전자를 연구하던 Barbara McClintock 여사에 의하여 보기 좋게 깨졌으며 이후 통통 튀며 여기 저기 옮겨다니는 유전자(jumping gene)의 존재와 개념이 확립된다. 이를 토대로 하여 미생물의 세계에서도 이동성을 지닌 유전자가 좀더 상세하게 밝혀진다. 그래서 현재 다제 내성균에 있어서 transposon과 plasmid를 논할 수 있게 된 것이다.

세균에서 벌어지는 유전자의 이동은 다음과 같은 단계를 밟는다. 일단 내성을 발현하는 유전자 조각들이 얌전히 앉아 있는데, 이를 유전자 카세트(gene cassette)라 한다. 이들은 나중에 transposon이나 plasmid를 택시 삼아 승차하실 준비가 되어 있는 고객들이다. 안타깝게도 이들은 스스로 움직일 능력은 없고 누군가가 손을 잡고 이끌어 주어야 한다.

이 역할을 하는 것이 integron이다. Integron이 카세트 조각들을 받아 들여 팔짱을 끼고 transposon에게 안내하여 승차시킨다.

Transposon은 다음에 언급할 plasmid처럼 이동성을 지닌 유전자이다. 그러나 plasmid 보다는 움직일 수 있는 행동 반경이 좁은 편이다.

다시 말해서 균의 염색체(chromosome) 범위에 한정해서만 돌아 다닌다. Integron이 수집해 온 유전자 카세트를 태우고 염색체 여기 저기에 파고 들어가 자리 잡았다가, 다시 나와서 돌아 다니다가 한다. 따라서 돌연변이(mutation)을 초래하기도 한다. Plasmid는 chromosome과 전혀 별개의 따로 국밥인 운반체이다. 이는 transposon과 접목하여 유전자 카세트를 chromosone 밖으로, 심지어는 세균 세포의 밖으로까지 나르고 다닐 수 있다. 게다가 자체적으로 증식할 수 있는 능력도 있어서, 획득한 유전자들을 곱절로 늘림으로써 진정한 의미의 확대 전파까지 이룩해 낸다.

즉, plasmid는 transposon과 더불어 이동성을 가짐과 동시에 기동성과 증식성까지 더해진 운반체 유전자이다. 비유를 하자면, 우리가 대형 마트에 장 보러 간다고 가정하자. 물건(카세트)를 고르고 어디에 담는다? 장 바구니(integron)에 담는다. 여기까지는 아직 이동성이 없다. 담은 내용물이 많고 무거우면 어떻게 한다? 카트(transposon)에 담는다.

이를 덜덜거리고 밀면서 이동하는데, 문제는 카트를 마트 밖으로 갖고 나갈 수가 없다는 점이다.(그러나 카트를 자기 집까지 가져가는 사람들이 꽤 있다는 보도들을 종종 접한다. 정말 공중 도덕심을 갖추고 남에게 폐를 끼치지들 좀 말자.) 그래서 카트는 마트 주차장에 주차된 내 자가용(plasmid)까지만 나르고, 이후에 카트는 거기에 얌전히 놓은 채로 물건들만 내 차 트렁크에 담는다. 그리고 쌩! 하며 귀가한다.

Transposon과 plasmid는 이후에도 다루어질 다른 ESKAPE균들에서도 핵심

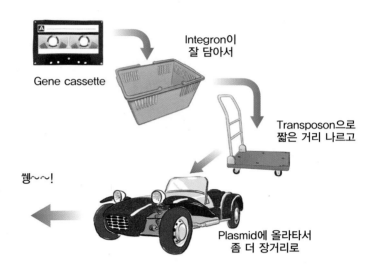

Gene cassette

Integron이
잘 담아서

Transposon으로
짧은 거리 나르고

쌩~~!

Plasmid에 올라타서
좀 더 장거리로

을 차지하고 있으므로, 그때 그때 다시 언급하도록 하겠다.

 *Acinetobacter*의 내성 능력은 항생제에만 국한된 것이 아니다. 소독제로 쓰이는 chlorhexidine같은 물질에 대해서도 잘 버티는 맷집을 가지고 있으며, 세균에게 가혹한 환경일 수 있는 마른 표면에서도 수십일동안 살아 남는 능력까지 가지고 있다(*A. baumannii*의 경우 한 달 버티기도 가능). 이렇게 오랜 시간 동안 개기는 능력이 출중하기 때문에 원내 감염의 주류가 될 수 있는 것이다. 내성 *Acinetobacter*가 배양되면 전파를 방지하기 위한 접촉주의(contact precaution)를 기본으로 깔고 나서, 항생제로 공격을 해야 하는지 여부를 판단해야 한다.

 앞서 다뤘다시피, *Acinetobacter*는 주변 환경에서 서식하며 상당수가 인체 내 정상 세균총의 일원이기도 하기 때문이다. 또한 펀치력이 강하다고 보기는 어려운 놈이기도 하고, 극단적인 다제 내성일 경우는 자기도 극심한 손해를 감수했기 때문에 오히려 비실비실 거리는 놈일 수도 있다. 실제로 이놈들을 공격 하느냐 마느냐를 판단하는 것은 꽤 어렵다.

일단 다른 종류의 세균들과 같이 배양되는 경우엔 MRAB이라 하더라도 항생제 공격 대상에서 일단 다음 순위로 밀어 놓는다. 세균들끼리도 암투가 있어서, 같이 나온 세균이 진짜 범인이고 MRAB은 곁다리일 가능성이 높기 때문임과 동시에, 빌빌이일 가능성도 높기 때문이다. 그러나 정상적으로는 균이 단 한 마리도 나오면 안 되는 검체, 예를 들어 혈액이나 뇌 척수액에서 나온다면 무조건 공격해야 한다. 물론 이것이 절대적인 판단 기준은 아니며, 환자 개개인마다 심사 숙고하여 판단해야 한다.

*Acinetobacter*가 배양되고, 항생제 공격이 결정되면 항생제 감수성 결과를 면밀히 검토해서 무기를 고른다. 다행히도 aminoglycoside나 ampicillin에 듣는 걸로 나오면 (할렐루야!) 그걸로 주면 된다. 특히 이렇게 비교적 착한 놈들은 sulbactam에 약하기 때문에 ampicillin/sulbactam을 선호한다. 그러나 실제 상황은 안 착한 놈들이 훨씬 많다.

가장 빈번한 감수성 결과는 방금 언급한 aminoglycoside나 ampicillin은 기본으로 안 듣고, cephalosporin 제제나 tetracycline, ciprofloxacin (fluoroquinolone)까지 무용지물로 나오는 것이다 – 이렇게 적어도 3가지 종류 이상의 항생제가 안 듣는 것이 바로 다제 내성(multidrug–resistance)의 기준이다.

이런 경우는 carbapenem을 줄 수 밖에 없다. 그리고 carbapenem까지 안 듣는 다제 내성균이라면 colistimethate sodium을 줘야 한다. 점점 항생제 선택의 폭이 좁아지고 있음을 다시금 실감하게 해 주는 균이다.

이라크와 아프가니스탄에서 맹활약한 *Acinetobacter*가 준 교훈

21세기 접어들어 *Acinetobacter*가 원내 감염의 중요한 원인균으로써 떠오르고 있을 때, 미국도 유럽도 아닌 엉뚱한 곳에서 이들이 세력 과시를 하는 사태가 벌어졌다. 그곳은 바로 중동(Iraq와 Kuwait)과 Afghanistan이었다.

2002년 1월부터 2004년 8월까지의 기간동안 이라크/쿠웨이트와 아프가니스탄에 파병된 미군 장병들을 중심으로 102명의 *A. baumannii* 균혈증 환자들이 발생하였다.

미 본토의 월터 리드(Walter Reed)군 의료센터로 후송된 45명의 환자들 중에 13명(35%)은 imipenem 딱 하나만 듣는 내성균이었으며, 2명(4%)은 모든 항생제에 내성인 균이었다.

병원에서나 보는 그런 감염이 전쟁터에서 비정상적으로 많이 발생했다는 점에서 이는 주목해야 할 상황이었다. 처음에는 중동과 아프가니스탄 전장의

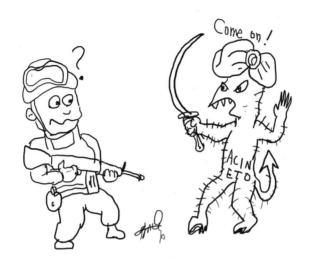

터가 영 좋지 못해서, 그곳의 흙에 서식하던 악질 *A. baumannii*가 병사들의 상처에 들어가 집단 발생한 것으로 추정되었다. 그러나 그렇게 유추하기에는 발생 건수가 너무 많다는 것이 의문점. 결국 진상은 밝혀지게 되는데, 의외의 반전을 보여준다.

중동과 아프가니스탄 터가 안 좋아서 그런게 아니었고, 미군의 부상병 후송 체계와 환자 이동 과정이 주범이었던 것이다. 역설적이게도, 미군의 후송 체계가 너무 잘 되어 있는 것이 *A. baumannii* 균혈증의 확산에 효율적으로 작용했다는 사실.

미군의 부상병 후송 체계는 총 다섯 수준(level)으로 구성되어 있는데, Level 1이 Battalion Aid Station으로 대대 수준의 의무 시설이고, Level 2가 MASH (mobile army surgical hospital)로 이동 외과 병원, Level 3는 전투 지원 병원 (combat support hosptial)이다. 여기까지가 전방을 활동 반경으로 하며, 이후부터는 후방 수송이 된다.

일단 Level 4가 지역 의료 시설(Regional facilities)로서, 이는 독일에 소재하고 있는 Landstuhl Regional Medical Center이며, 여기서도 감당이 안 되면 결국 미국까지 가게 된다. 그것이 바로 Level 5 미국 본토 의료 기관(Stateside facilities)으로, 그 유명한 월터 리드 군 의료 센터이다.

이렇게 잘 되어 있는 체계 내에서 부상병들이 주거니 받거니 왔다 갔다하는 와중에 A. baumannii에 반복해서 노출되고 접촉되다 보니 주위 환자들에게 전파되고 증폭된 것이었다. 얼핏 보기에 그냥 더러운 전쟁터 환경에서 비정상적으로 많이 발생한 것처럼 보였던 그 상황은 알고 보니 원내 감염 내지 의료 관련 감염으로서 확대되었다는 것이 fact였다. 이 사례가 준 교훈은 다제 내성 Acinetobacter 감염에 있어 원내 감염 관리가 얼마나 중요한지를 다시금 일깨워 주었다는 데 있다. 이는 Acinetobacter 감염 관리에 대한 경각심을 드높여서, 안 그래도 고조되어 있던 Acinetobacter 감염 관리의 강화를 하는 추진력으로 작용한다.

*Acinetobacter*는
실제로 해로운가?

내성균들 다룰 때 항상 논란이 되는 주제가 바로 내성과 예후와의 인과 관계다. 과연 다제 내성균에 의한 감염 질환은 필연적으로 나쁜 엔딩일까?

내성이란 엄밀히 따지자면 어디까지나 세균과 항생제와의 관계일 뿐이다.

환자 목숨을 직접 좌지우지하는 것은 세균의 내성이라기 보다는 세균의 병독성과 세균으로 인하여 초래된 염증의 정도, 환자 자신이 재앙에 제대로 대처 못 할 정도로 기본이 되어 있지 않은지 여부 등이다.

내성은 세균의 수비 능력이지, 인체를 직접 공격하는 능력은 아니므로 환자의 목숨에 직결되는 짓을 하는 것은 아니다. 따라서 다제 내성으로 백약이 무효하게 된다 하더라도, 그것이 곧 죽음으로 가는 직접적인 원인은 되지 않는다. 물론 간접적으로 나쁜 예후에 영향을 미칠 수는 있겠지만 말이다. 게다가 *Acinetobacter*균은 정상인의 약 40%에서는 피부나 점막, 인두, 비뇨기, 장

등에 있는 정상 세균총의 일원이기도 하다. 병원에 입원하는 경우에는 환자의 70% 정도에서 정상 세균총으로서 배양된다. 즉, 평소에 별 말썽 안 부리고 더불어 민주 사회로 잘 살고 있기 때문에, 환자 상태가 나쁜 상황에서 배양되어 나온다고 해서 반드시 그 재앙의 범인이란 법이 없다. 게다가 반복해서 강조한 바 있지만, 병독성이 높은 균도 아니다. 하지만 *Acinetobacter* 감염은 주로 폐렴이나 패혈증, 수막염 등 그 자체로 치명적인 질환을 일으킨다. 그리고 큰 수술을 받았다거나 심한 화상 등으로 물리적인 수비 벽이 무너졌거나, 암이나 어르신 질환, 신생아 등 면역력이 심하게 저하되었거나, 장기 입원 등으로 오랜 기간 개기는 상황 같이 매우 불리한 조건에 처한 환자들에게 다제 내성균 감염증이 호발한다. 그래서 나쁜 예후는 균 자체 때문이라기 보다 워낙 안 좋은 조건의 환자들이라 안 좋은 결말을 향해 가는 것으로 보이는 착시 현상이라는 논란도 충분히 타당한 반론이다.

실제로 *Acinetobacter* 감염일 경우 예후가 나쁜지 여부를 검증하기 위하여 많은 연구들이 행해졌다. 그러나, 이게 어디 그렇게 증명하기 쉬운가? 일단 전향적인 연구는 사실상 불가능하다. 그렇다면 환자-대조군 혹은 증례-대조군연구(case-control study)로 해야 하는데, 문제는 증례군과 대조군 설정이 만만하지 않다는 사실이다. 이는 다른 내성균을 대상으로 해도 마찬가지로 마주치게 되는 공통적인 애로 사항이기도 하다.

먼저 증례군을 설정해 본다고 하자. 증례 혹은 환자군을 어떻게 정의 내릴 것인가? *A. baumannii*가 감염된 환자만? 감염 뿐 아니라 서식하고 있는 환자들도 포함? 게다가, 실제로 임상에서 겪어 보신 분들은 잘 아시겠지만, *A.*

baumannii 딱 하나만 감염된 혹은 서식하는 경우 뿐 아니라 다른 균종들과도
더불어 사이 좋게 나오는 경우도 꽤 많다. 그런 경우엔 어떻게 할 것인가?

다제 내성 *A.baumannii* 감염을 따로 떼어서 분류할까, 아니면 같이 취급
할 것인가? 균 중심으로 증례군으로 정의해도 괜찮을까, 아니면 균혈증, 폐
렴, 수막염 등으로 세분화해서 정할까? 다음으로, 대조군은 어떻게 설정할
까? 감염이되, *A. baumannii*에 감염된 것만 아니라면 될까? 아니면 다제 내성
*A. baumannii*가 아닌 착한 *A. baumannii*를 대조군으로 삼을까? 그리고 매칭의
문제도 만만치 않다. 감염 환자들마다 질병의 중증도가 다르며, 같이 동반된
기저 질환도 다양해서 성적에 영향을 미칠 수 있다. 따라서 이것까지 감안하
여 가중치 등의 조정을 잘 해야 한다. 아, 머리만 아프다. 이렇게 연구 논문마
다 설정이 제각기라서 결과 해석도 다양하게 나오며, 따라서 누구나 다 받아
들일 수 있는 결론을 얻기가 녹록치 않다. 어쨌든 이 연구들의 최종 목표는 *A.
baumannii*가 기저 질환 등의 다른 모든 교란 인자 변수들(confounding variables)
의 영향을 받지 않고 독립적으로 사망에 기여하는지 여부, 즉 기여 사망율을
산출하는 데에 있을 것이다.

현재까지 발표된 결과들을 보면 다음과 같은 다양한 결론들이 도출되어 있다.

 − 다제 내성 *A. baumannii* 감염 환자들이 아닌 환자들에 비하여 재원 기간
   이 훨씬 길었다고 한다.
 − 다른 균, 예를 들어 *Klebsiella pneumoniae* 감염과 비교했을 경우, *A. bau-
   mannii* 환자군의 사망율이 유의하게 더 높았다고 한다.
 − 다제 내성 *A. baumannii* 감염 및 서식 환자들의 경우 다제 내성 Pseudo-

monas aeruginosa 보다 예후가 더 나빴다고 한다.

 - 다제 내성 *A. baumannii* 감염 환자를 대상으로 초기에 투여한 경험적 항생제가 적절치 못 했던 경우에 예후가 더 나빴다고 한다.

기타 등등...

잠깐만! 이것은 영원히 변치 않을 결론이 아니다. 이들 연구들은 앞서 언급했듯이 처음 설정을 어떻게 했느냐에 따라 변동이 있을 수 있으며, 연구를 진행한 방법들, 통계적 검증 방법 등등이 연구들마다 균일하지 않다. 따라서 해석에 주의를 요하며, 섣불리 최종 결론을 내려서는 안된다.

현 시점에서 대략 요약하자면, *Acinetobacter* 감염증은 다른 ESKAPE 균들보다 예후가 좋지 않다고 볼 수 있으며, 입원 기간이 더 길어지며, 다제 내성 *Acinetobacter* 감염에 대한 초기 대응이 부적절하면 예후가 나쁘기 때문에 조기에 빨리 추정해서 경험적 항생제를 줘야 한다고 할 수 있다.

아직 연구들이 더 필요하겠지만 지금까지의 자료들을 토대로 보면, 결국 다제 내성 *Acinetobacter* 감염증은 실제 임상적으로 해롭다고 잠정 결론을 내릴 수 있다. 비록 내성이 곧 병독성은 아니라 하더라도 백약이 무효한 다제 내성과 더불어, 앞서 언급했던 plasmid가 매개하는 비교적 활발한 전파로 인한 세력 확대가 적지 않게 기여하는 것이 아니겠는가?

이렇게 본다면 왜 다제 내성 *Acinetobacter*가 나오면 부랴부랴 철저한 감염 관리를 개시해야 하는지 설명이 된다. 그렇다면 이들 균에 대한 감염 관리는 어떻게 해야 하는지를 짚어 보기로 하겠다. 거기에 앞서서 내성과 병독성의 관계에 대하여 잠깐만 더 다루고 넘어가 보자.

극복-내성과
병독성의 공통 화두

앞서 내성(resistance)과 병독성(virulence)의 관계를 언급했던 김에 다시 한 번 이 문제를 짚어보고 넘어가기로 하겠다. 내성이 극단에 치달으면 과연 병독성도 최대치를 보여주게 될까? 일단 내성과 병독성이라는 개념을 되새김 해보자. 내성은 항생제의 공격을 극복하는 것이다.

병독성은 인체에 해를 끼치는 것을 최종 목표로 하는 과정에서 인체 면역 체계의 공격을 극복하는 것이다. 이러한 되새김으로 보자면, 두 개념의 공통 점을 나타내는 핵심어가 한 눈에도 금방 보인다.

다름 아닌 '극복'이다. 내성과 병독성은 세균이 험난한 세상에서 생존하기 위해 처절하게 마련하는 두 개의 '극복' 방안이다. 다윈 식으로 말하자면, 선택 압력과 생존 경쟁의 틀에서 볼 수 있다. 세균은 생존하기 위해서 수단 방법을 가리지 않겠지만, 세상에 공짜는 없는 법이다.

생존을 하기 위해 우선은 저항을 해야 하며, 이를 위하여 내성 기전을 강화하다 보면 항상 성과만 얻는 것이 아니고 무엇인가를 희생해야 한다. 즉, 생존 경쟁의 성공을 위해 대가를 치루어야 한다. 다시 말해서 내성 하나를 확립하면서 무언가 손해를 본다. 그 '무엇'이 병독성일 수도 있다.

예를 들어 앞서 언급했던 *Acinetobacter* 같은 그람 음성균이 종종 보이는 기전으로 porin 혹은 outer membrane protein을 다 폐지하여 항생제 뿐 아니라 영양분이 들어오는 통로도 다 막아버림으로써 위기는 모면하지만 굶주림에도 시달리는 경우가 그러하다. 배가 고프니 병독성이 약화될 수 밖에 없다. 그람 양성균의 경우 methicillin 내성을 확립한 황색 포도알균의 경우에도 병독성이 약화되는 대가를 치루기도 한다. 그렇다면 내성을 올리면 병독성이 약화되는가?

현재까지 밝혀진 바에 의하면 방금 예를 든 것처럼 내성 증강으로 병독성이 감소할 수 있지만 그보다는 직간접적으로 병독성이 증가하는 경우가 더 많다. *A. baumannii*의 outer membrane protein (OmpA)가 그러하다. 이 또한 이미 언급했던 바와 같이, 항생제 진입을 저지하기도 하지만, 인체 상피 세포의 미토콘드리아에 작용하여 괴사를 시키는 병독성도 발휘한다. 펌프(efflux pump)는 또 어떠한가?

항생제를 비롯하여 자기에게 해로울 물질들을 적극적으로 퍼내어 쫓아낸 결과, 인체 세포에 달라붙어서 오래 오래 서식할 수 있는 여건, 즉 병독성의 가장 기본인 '달라붙기(adhesion)'을 원활하게 성공시킨다. 또한 내성과 병독성 양수 겸장의 좋은 예로 on-off 스위치인 PhoP/PhoQ 체계가 있다.

PhoQ는 일종의 센서로, 상황이 안 좋음을 인지한다(주로 마그네슘이 떨어지는 걸로써 인지). 그리고 일꾼 동지인 PhoP에게 일을 시킨다. 이 PhoP/PhoQ는 40여개 정도의 세균 내 유전자들을 조절할 수 있는데, 내독소나 세포막, 세포벽을 상황에 맞게 조정하여 항생제 등의 유해 물질에 대처함과 동시에 병독성 또한 강화를 시켜서, 자기에게 불리한 상황들을 유리하게 반전시킨다. 그리고 biofilm을 보자. 세균들이 안심하고 행복하게 살아가는 안전 가옥으로 비유했지만, 또한 세균들끼리 내성 혹은 병독성 유전자 plasmid를 원활히 주고 받는 매체이기도 하다. 그리고 세균 종류마다 내성과 병독성이라는 두 마리 토끼를 다 성공적으로 잡은 똑똑한 엘리트 균주(strain)들이 많다.

결국 집단은 엘리트가 이끄는 법인가? 메티실린 내성 황색포도알균(MRSA) USA30이라는 엘리트를 보자. 지역사회 획득성 MRSA의 대표적인 균주로, 내성은 물론 각종 다양한 병독성을 과시하는 에이스다.

Enterococcus faecium epidemic-virulent clonal complex 17 (CC17), Escherichia coli ST131, Pseudomonas aeruginosa LES (Liverpool epidemic strain)와 ST175 도 양수 겸장의 엘리트 균주이다. *Acinetobacter baumannii* 또한 내성 능력이 우수하고 오래 버틸 수 있다 보니 결국 일종의 나비 효과로 병독성까지 2차적으로 본격 작용한 셈이다.

정리해 보자. 내성의 강화가 선택 압력 극복의 대가로 병독성을 약화시킬 수는 있지만, 내성으로 인하여 살아 남아서 최대한 오랜 시간을 벌다 보면 수지 타산이 손해에서 이익으로 바뀐다. 최종적으로는 병독성을 제대로 발휘하게 되는 것. 그리고 이 병독성들에 의한 결과들이 고정된다.

즉, 환자들이 고생하게 된다는 뜻.

다시금 강조하지만, 강한 놈이 살아 남는 게 아니고 살아 남는 놈이 강한 것이며 오래 사는 것이 장땡이다. 미생물 병원체의 세상에서는 이것이 진리인 셈이다.

*Acinetobacter*의 감염 관리 - 만류귀종이라 원칙은 다 똑같다

몇 번이고 강조했다시피, *Acinetobacter*가 원내에서 활개치는 근원은 내성 능력과 더불어 오랜 기간을 개기는(persistence) 재능에 있다. 사실, 이 능력과 재능들은 ESKAPE 일당들 모두가 공통적으로 보유하고 있다. 그러므로 이제부터 기술할 *Acinetobacter*의 감염 관리 원칙들은 향후에 다룰 다른 ESKAPE 일당들의 감염 관리 원칙들과도 동일하다.

연구 보고에 따라 차이는 있지만 *A. baumannii*는 평균 한 달 정도를 버티는 능력이 있다. 젖은 환경 뿐 아니라 바싹 마른 곳에서도 잘도 살아간다. 장기간을 버티니 무슨 일인들 못할까. 주변에 순진한 동료 균들이 있으면, 자기가 갖고 있는 내성 및 병독성 인자를 마치 USB에 복제하듯이 plasmid에 담아서 제공해 주는 선심을 쓴다. 그렇게 해서 내성 균주들의 머릿 수가 점점 늘어난다.

안 떨어지고 빈둥 대던 중에 누군가(주로 의료 인력이겠지)가 만지면 잽싸게 무임승차하여 어딘가로 이동할 것이다. 당장 인접하여 누워 있는 다른 환자에게 먼저 갈 것이고, 만진 이가 멀리 이동하면 그만큼 더 넓은 반경으로 활동 무대를 넓히게 될 것이다. 그렇게 해서 *A. baumannii*는 병원내 여기 저기로 퍼져 나간다. 여기서 우리는 *A. baumannii*의 감염 관리에 있어서 가장 기본적인 핵심 전략을 두 가지 포착할 수 있다.

하나가 환경 관리이고(어딘가에서 장기간 개기니까) 나머지 하나가 철저한 손 위생 확립이다(만져서 무임승차 시켜주니까). 이 두 가지 핵심 감염 관리 전략을 공통적으로 꿰뚫는 단어는 바로 '평소'이다. 평소에 부지런히 이 둘을 철저하게 해 놓고 있으면 감염 관리는 절반 이상 해 놓는 셈이다.

환경 관리란 평소에 부지런히 쓸고 닦고 하는 것이다. 환자와 의료진이 접촉할 소지가 있는 모든 곳을 챙긴다. 기본적으로 젖은 곳은 반드시 루틴으로 소독한다. 예를 들어 중환자실의 싱크대와 하수 시설. 주로 락스(sodium hypochlorite)를 사용하면 무난할 것이다.

*Acinetobacter*는 특히 마른 곳에도 잘 지내고 있으니, 역시 잘 챙겨야 한다. 환자와 인접한 반경 내의 사물들, 예를 들어 침대 난간, 의료 장비들의 청결에 만전을 기한다. 또한 평소 활동으로서 챙겨야 할 것들이 있다.

평상 시의 *Acinetobacter*를 비롯한 여러 ESKAPE 균주 일당들의 유병률을 정기적으로 파악하고 있어야 한다(주로 중환자실을 대상으로 할 것이다). 이 평소 유병률을 기준 값으로 삼음으로써, 동시 다발성 발생(outbreak) 여부의 판단 기준으로 삼는다. 아울러 ESKAPE 균주가 감염될 위험이 높은 환자군을 파악하고 있어야 한다. 이 활동 역시 정기적으로 하고 있어야 할 것이다. 위험 취약 환자군들을 집중 대상으로 하여 chlorhexidine bathing 등을 포함한 universal decolonization도 고려해 볼 만한 예방적 관리 방안이다. 환경 관리보다 중요한 것은 역시 손 위생이다. 세균에 날개가 달린 것이 아닌 이상, 장거리를 이동하여 전파되고 퍼지는 상황의 주범은 역시 세균이 무임 승차한 손에 의해서이기 때문이다. 그러므로, 역시 평소에 의료진의 손 위생을 철저히 챙기고 있어야 한다. 또한 항생제 관리(antibiotic stewardship)을 철저히 시행하여, 다제내성균 출현을 최대한 막아야 한다.

사실, 감염 관리 활동에 있어서 가장 빈번하게 각 과와 부딪히고 갈등을 겪는 것이 바로 이것이기도 하다. 원래 사람과 세균 사이의 관계보다 사람과 사람 사이의 관계가 더 어려운 법이다. 결국 설득과 원만한 인간 관계라는 경기 외적인 요소도 비중이 있는 셈인데, 그렇다 하더라도 항생제 남용의 결과로 내성균 발생 빈도가 증가하였다는 구체적인 자료를 제시함으로써 납득을 시키는 것이 가장 중요하다. 이에 대해서는 다시 다루도록 하겠다.

평소에는 이렇게 철저히 하지만, 열 포졸이 한 도둑 못 잡는다고, *A. baumannii*의 출현은 계속 일어난다. 게다가 동시 다발로 일어날 때는 지금까지 기술한 모든 감염 관리 행위들을 업그레이드 강화 하면서 철저한 접촉주의(contact precaution), 그리고 역학 조사와 이에 따른 후속 조치를 행한다. 이와 같은 outbreak 때는 어떻게 할 것인지, 자세한 내용은 CRE 편에서 다루기로 하겠다.

Enterococcus 가문의 역사

*Enterococcus*는 우리 말로 '장알균'이다. Entero-가 창자, 즉 장이고 -coccus가 알 모양이니까 제대로 잘 번역된 용어이다. 이름 그대로, 창자에서 발견된 것에서 유래하였다.

처음 언급된 것이 1899년 프랑스의 Thiercelin이 새로운 균이 여러 쌍의 다정한 연인들(diplococci) 모양으로 장에서 나왔다고 보고한 것으로, 발견한 균에게 *enterocoque*라는 이름을 붙여 주었다. 이 이름이 나중에 공식 학명이 될 줄은 꿈에도 몰랐을 것이다.

같은 연도에 미국의 존스 홉킨스 대학병원의 오슬러 부검 과(Dr. Osler's service)에서 이 균에 의한 심내막염 증례가 보고되었다. 잘 알려져 있다시피, 오슬러경은 훌륭한 내과 의사이자 출중한 부검의이기도 하였다. 존스 홉킨스로 오기 전까지 캐나다와 필라델피아에서 수 없이 많은 부검을 하였으며, 여기서 쌓인 병리 지식과 업적, 그리고 내과의로서의 임상 경험들이 시너지를 발휘하여 전설적인 대가가 되었던 것이다. 그러나, 역시 전설적인 외과의 홀스테드를 데리고 당시 신생 의과대학이던 존스 홉킨스에 부임한 이후에는 부검을 직접 하지는 않았다고 한다. 존스 홉킨스에는 William Welch라는 유능한 병리 의사가 부검을 주도하고 있었기 때문에 오슬러 자신은 굳이 할 이유가 없었던 듯. 그래도 그동안 쌓아온 부검 업적도 있으니, 자기 이름을 건 부검 부서(Dr. Olser's service)는 마련되어 역시 활발하게 활동을 하였다. 아무래도 내과 업무에 집중하기도 바빴기 때문일 것이다.

그는 부검에 대해 주로 참관과 조언을 했으며, 실제 부검을 집행한 이는 William MacCallum이었다. 이 심내막염 증례를 보고한 이가 바로 MacCallum과 Hastings이다. 보고 당시에는 이 균을 *Micrococcus zymogenes*라고 칭하였는데, 조그만 알균이 발효 능력을 보여서 그렇게 이름을 붙였다. 나중에 실험 동물에게 주입해서 심내막염을 재현하는 데 성공함으로써 확실한 원인균임을 증명하는 주도면밀성까지 과시하였다. 로베르토 코흐의 확진 조건을 제대로 적용한 모범 사례라고나 할까.

1906년 Andrews와 Horder는 심내막염 환자(유난히 심내막염이 잘 걸려든다는 점을 주목하시라)의 분변(똥)에서 이 균을 발견하였는데, 이번에는 그 모양이 사슬알균(Streptococcus) 모양이고 똥(feces)에서 나왔으니 Streptococcus faecalis라고 이름을 붙여 주었다. 이때를 기점으로 이후부터 속속 발견되는 장알균은 1980년대 중반까지 사슬알균 가문으로 불리게 된다.

1919년에는 Orla-Jensen이 똥에서 나온 사슬알균이되, 기존의 *S. faecalis*와는 성상이 다른 *S. faecium*을 발견한다. 이 *faecalis*나 faecium이나 어원은 라틴어의 feux, 즉 찌꺼기 혹은 똥이라는 단어에서 비롯되었다. 우리 식으로 읽자면 사슬알균 똥 1호, 사슬알균 똥 2호라고 하면 될까?

어쨌든 이 균들은 사슬알균이라는 호칭과 장알균이라는 이름을 번갈아 가며 쓰고 있었기에 통일을 할 필요성이 대두되었던 듯 하다. 그래서 1937년에 James Sherman은 이 균종들의 모양이 분명히 사슬알균 모양이므로, 장에서 났다 하여 장알균으로 부르는 무식한 짓 하지 말고 학자답게 사슬알균으로 통일하자는 제안을 내었으며 결국 공인이 된다. 그의 분류에 의하면 사슬알균을 크게 네 가지로 나눈다.

고름을 만드는 골치거리인 pyogenic균 (예: *S. pyogenes*), viridans 사슬균, 젖산 발효시키는 사슬균, 그리고 장알균에 해당하는 것들을 모조리 사슬알균으로(*S. faecalis* 하는 식으로) 바꾼다. 이는 동시대에 사슬알균을 분류하신 Lancefield 할머니의 분류와도 딱 맞아 떨어지기도 하였다. 즉, pyogenic균들은 Lancefield 할머니 분류에서 A~G(D는 제외)군에 해당하고, viridans는 nontypeable 종류, 그리고 장알균은 D군에 들어오는 것이었다.

오늘날 Sherman의 분류는 쓰이지 않지만, 그래도 사슬알균을 파악하는 데 있어서 훨씬 실용적으로 보이기도 한다.

한편 *S. faecium*으로 분류되던 균들 중에는 기동성을 보이는 괴상한 놈들이 종종 보였으며, 결국 1968년에 가서 *S. faecium*과 별도의 균종인 *S. casseliflavus*로 독립한다. 이 명칭의 유래는, 이 균을 배양하면 노란 집락을 보이기 때문이었다. 라틴어로 flavus 는 노란 색을 뜻한다. 흔히 황열로 알려져 있는 황열 바이러스가 바로 노란 바이러스, 즉 flavivirus로 분류되는 것도 이 어원에서 기인한다.

1980년대에 들어 DNA로 균들의 족보를 보다 정확하게 규명하는 움직임이 활발하게 일어났다. 그 와중에 장알균도 새로 헤쳐 모여하면서 분류가 개정된다. 예를 들어 *S. liquefaciens*, *S. zymogenes* 같은 것들은 알고보니 *S. faecalis* 와 동일 균이었던가 하는 식으로 말이다. 또한 닭에서 새로운 장알균이 발견되었는데, 암탉을 뜻하는 gallina 에서 유래한 이름으로 *S. gallinarum* 이라 명명된다.

Ovumne prius exstiterit an gallina?

달걀이 먼저냐, 닭이 먼저냐?

한편 DNA 서열로 따지다 보니, 이들 균들은 사슬알균의 모양을 하고 있지만 거의 친척 관계가 아니라는 사실을 알게 되어 *Streptococcus*가 아닌 *Enterococcus*로 재분류하자는 주장이 제기된다(미생물 학계에서는 이러한 한국 드라마식의 '출생의 비밀'건이 종종 일어난다. 장알균과 사슬알균의 슬픈 이별 뿐 아니라, 이질의 원인인 *Shigella*균이 알고 보니 *Escherichia coli* 가문의 잃어 버린 자손이었다던가, *Moraxella* 가문인 줄 알았더니 *Acinetobacter*로 매정하게 독립한다던가 등이 대표적인 사례들이다).

그리하여 결국 1986년에 *Enterococcus*라는 속명이 새로 부여되어, 이때부터 *E. faecalis*(장알균 똥1호), *E. faecium*(장알균 똥2호) 등으로 개명이 완료된다.

돌이켜 보니, 내가 의대 다니던 시절에 미생물학을 배울 때는 이들 장알균을 다 사슬알균으로 분류해서 배웠었다. 장알균으로 바뀐 것이 내가 막 졸업한 후였고. *Enterococcus*로 바뀌면서 합류한 종들로는 *E. hirae*(라틴어로 창자라는 뜻), *E. raffinosus* (raffinose 를 대사하는 성질 때문) 등이 있다(raffinose는 참 재미있는 구조를 가신 화학물로, galactose−glucose−fructose의 삼총사로 이루어진 물질이다. 세상에 달콤한 맛으로는 내로라 하는 물질 3개가 모인 구조로 말이다).

사실 이들은 이 당시만 해도 그다지 인기있는(?) 균종은 아니었다. 이전에 다룬 *Acinetobacter*처럼 펀치력이 강한 놈들은 아니었기 때문이다. 나중에 종종 언급하겠지만 장알균은 *Acinetobacter*와 여러 모로 닮은 점이 많다. 그람 음성균 가문에 *Acinetobacter*가 있다면, 양성균 가문에는 장알균이 있는 셈이다. 그러나 1986년에 유럽에서, 그리고 1988년에 미국에서(공교롭게도 우리나라 아시안 게임, 올림픽 개최 시기와 맞아 떨어진다) VRE가 말썽을 부리게 되면서 불길한 전조를 보이더니 21세기에 들어서는 병원 감염을 주도하는 주요 내성균으로서 지금 이 시각에도 우리를 괴롭히고 있다.

Enterococcus
똥1호 vs 똥2호

장알균의 주류를 이루는 것은 *E. faecalis*(똥 1호)와 *E. faecium*(똥 2호)이다. 이 중에서도 똥1호가 갯수면에서 대다수를 차지하고 있었다. 대략 똥 2호와 비교해서 10~100대 1 정도? 그러나 이는 항생제 융단 폭격이 휩쓸고 지나가기 이전까지라는 전제 하에서다.

최근 20년 사이에 이 두 균종간의 점유율은 어느 덧 역전이 되었다. 원내에서 배양되는 장알균을 보면 이제는 *E. faecium*이 더 자주 출현한다. 왜 이런 역전이 일어났는지에 대해서는 사실 완벽하게 규명된 것은 아니다. 그러나 똥2호가 1호에 비해서 내성이 더 강한 덕을 본 것이 적지 않게 기여를 했을 것으로 추정된다.

*E. faecium*은 태고적부터 크게 2개의 가문으로 갈라졌는데, 이 중에서 ampicillin을 비롯한 항생제에 내성 유전자를 보유한 가문이 결국 살아 남아 오늘

날 병원 감염 주류 족속(a hospital-associated clade)이 된 것이다.

E. faecium 중에서도 병원 살이 엘리트는 CC17 (clonal complex)이다. 병원 감염 원인균으로서 대부분을 담당하고 있으며, 앞서 언급했듯이 병원 밖에서 분리되는(예를 들어 가축들의 분변에서 나오는) 균들과는 완전히 다르다.

무엇보다 문제는 vancomycin을 비롯한 glycopeptide 내성을 주도한다. 게다가 주요한 병독성 인자인 esp 유전자도 보유하고 있으며, 혹시 근처에 MRSA라도 있으면 vancomycin 내성 유전자를 슬그머니 건넬 소지도 갖고 있다.

한 마디로 참 위험한 놈이다. 그래서 격리를 하는 것이다. E. faecalis도 엘리트가 있다. CC2, CC9인데, 이들 또한 vancomycin 내성 유전자를 보유한다.

비록 E. faecium에 비하면 빈도가 적지만. 이 둘은 실제 임상적으로도 예후 면에서 차이가 있다. 여러 연구 보고들에 의하면 같은 VRE라도 VRE-faecalis 감염은 VRE-faecium 보다 사망률이 약 반 정도 낮다고 한다.

이는 독성의 차이라기 보다는 항생제 선택의 폭이 전자가 조금이라도 더 넓기 때문인 것으로 추정하고 있다. 여하튼 VRE-faecium 감염이 실전 임상에

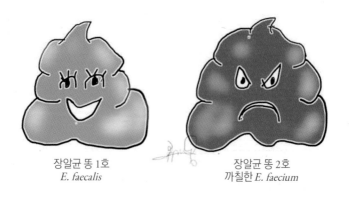

장알균 똥 1호
E. faecalis

장알균 똥 2호
까칠한 E. faecium

서 더 까칠한 놈인 것은 분명한 fact이다.

　이들 장알균은 평소에는 똥 속에서 다른 균들의 등쌀에 기를 못 펴고 살고 있으며, 병독성 면에서도 전투력이 썩 좋은 편이 아니다. 그럼에도 불구하고 왜 오늘날 이리도 위세를 부릴까?

강하지도 않은
VRE가
한껏 위세를 떠는 이유

장알균, 특히 VRE는 강력한 펀치력을 과시하는 놈은 아니다. 앞서 다룬 *Acinetobacter*와 마찬가지로 '강하기 때문에 살아 남는 게 아니고 살아 남아서 강한' 놈이라 할 수 있다. 병독성(virulence) 면으로 봐도 파괴력을 보이는 효소들보다는(예를 들어 hemolysin-cytolysin, gelatinase 등) 주로 잘 달라 붙어서 (adhesion) 궁극적으로는 biofilm을 형성하고 끈질기게 버티는 전략 위주로 짜여져 있다. 앞에서 잠깐 언급했던 Esp (enterococcus surface protein), AS (aggregation substance) protein, MSCRAMMS (microbial surface components recognizing adhesive matrix molecules; 헥헥.. 길기도 하다. 이 용어 만든 놈에게 저주를!),

그리고 pili에 관여하는 Ebp protein 등등, 이 모든 것들이 다 인체나 기구 표면에 달라 붙어서 biofilm을 형성하게끔 하고 이 안전 가옥 내에서 오손도손 살면서 내성 혹은 병독성 인자를 활발하게 교류하는 것이다. 그러나, 아무리 이런 무기들을 갖추고 있으면 뭐하나?

평소 창자 안에서는 주류들의 등쌀에 시달려서 찍 소리도 못하고 살아간다. 창자 안에서 집락을 이루고 살아가는 균들의 주종은 혐기균과 일부 그람 음성균들이다. 치열한 경쟁 사회인데, 이들이 몇 안 되는 장알균이 까불도록 놔 둘 리가 없다. 이를 colonization resistance라 한다.

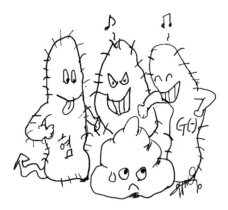

텃세 혹은 Colonization resistance

실제 인체에서 이 견제 내지 텃세가 어떻게 이루어지는 것인지는 쥐 실험에서 그 기전을 시사해 주고 있다. 쥐의 창자 안에서 혐기균과 그람 음성균은 lipopolysaccharide 내지 flagellin 등을 낸다.

이를 창자 내 세포인 *Paneth cell*이 toll-like receptor를 매개로 인지하여 REGIII-γ (gamma)라는 물질을 내며, 이 물질이 특히 그람 양성균(장알균 포함)을 꼼짝 못하게 만든다. 이렇게 창자 내의 위압적인 평화가 유지된다. 그런데, 만약에 주류인 혐기균과 그람 음성균이 몰락하는 상황이 온다면? 그런 상황이 초래되는 전형적인 예가 바로 항생제의 융단 폭격이다.

이후 호랑이 없는 숲에서는 토끼가 왕 노릇을 하는 법이다. 쥐에서 이럴진 대, 사람에서도 같은 상황이 당연히 벌어질 것이다.

이와 같이, 2류급 병독성을 지닌 균이 1류급으로 신분 상승에 성공하는 대 표적인 계기가 바로 항생제 사용에 의한 장내 집락 양상의 대 격변이다. 즉, 상류 지배층의 몰락! 1류로 업그레이드 하는 계기는 이것만이 아니다.

항생제 융단 폭격에서 살아 남는다는 것은 그 항생제에 내성을 가지고 있 음을 의미한다. 평소에 그람 음성균과 혐기균에 맞춰진 항생제에 대하여 미리 내성을 갖춘 준비된 균들만이 그런 기회를 잡을 자격이 있다. 장알균이 그러 하다. 그렇다면 장알균은 어떤 내성들로 준비하면서 때를 기다릴까?

이유 없는 반항과
짝 짓기에 의한 내성 전파

*Enterococcus faecalis*와 *E. faecium*은 대단한 반항아이다. 선천적으로 웬만한 항생제들에는 다 말을 안 듣는다.

우선 페니실린, cephalosporin 등의 각종 beta-lactams에 저항한다. 물론 최근의 5세대 cephalosporin인 ceftaroline과 ceftobiprole은 아직 듣지만, 이 항생제들에 대해서도 내성을 보일 날이 머지 않았다고 예상한다. 거기에다 clindamy-cin, trimethoprim/sulfamethoxazole (bactrim, TMP/SMX)에도 저항한다.

Aminoglycoside도 재수 좋으면 들을 수 있지만 기대하지 않는 게 좋다. 대개는 잘 안 듣는다. 왜 그러냐고? 그냥 그렇게 생겨 먹었다.

물론 엄밀히 따지면, 특히 태고적까지 추적해 보면 지구 최초의 장알균은 아마도 순진했을 것이다. 그러나 가혹한 환경에서 온갖 험한 수모를 당하다보니 차곡차곡 내성 인자들을 습득하여 자기 몸과 일체화했을 것이기에, 오늘날 타고난 내성으로서 살아가는 것이다. 거의 모든 beta-lactams 항생제가 안 들는 이유는 주로 penicillin binding protein (PBP)에 있다.

*E. faecalis*는 PBP 4가, *E. faecium*은 PBP 5가 이들 항생제에 대한 친화성이 매우 낮다. Aminoglycoside도 이들 세균의 세포벽 구조가 두툼해서 잘 파고들지 못하게 하는 데에 저항의 이유가 있다. Bactrim은 조금 예외인데, 양쪽이 계급장 떼고 벌거벗고 싸우면 장알균은 쉽게 제압된다. 그러나 실제 상황에서는 그렇지 못하다. 왜냐하면 bactrim의 작용 기전으로 folate를 장알균이 제대로 대사를 못하게 되어도, 주변 환경에서 다른 folate를 수급해 오는 능력이 있기 때문이다.

이렇게 원래 갖고 있는 내성 능력만 해도 감당하기 어려운 판인데, 장알균은 외부 유전자들도 쉽게 받아들여 귀화시키는 개방성이 매우 높다. 정확히 말하면 원래 그렇게 개방적이기 때문에, 오늘날의 장알균 유전자는 전체의 무려 1/4이 외부에서 온 것이기도 하다. 다시 말해서 지금 이 시각에도 끊임없이 외부 문물을 적극 수용하고 있다는 것.

심지어는 장알균이 다른 장알균에게 plasmid가 아닌 자기 유전자 본체 (chromosome)를 그대로 주입하는 징그러운 상황도 연출한다. 물경 800kbp가 넘는 거대한 것을 말이다. 그렇게 함으로써 상대방 장알균을 아예 다른 장알균으로 바꾸어 버린다. 물론 이건 극단적인 경우이지만 엄연히 실제로 일어나는 일이다.

우리 인간 입장에서야 그냥 내성 전달 기전으로 보이겠지만, 세균의 입장에서 plasmid가 앞에서 깐족대다가 자기 몸 안에 들어오는 것은 사실 그리 달

가운 일은 아니다. 그것도 엄연히 bacteriophage와 동일한 기전으로 이루어지는 외부 유전자의 침략이기 때문이다. 그래서 세균들이 나름 자기 방어책으로 갖추고 있는 유전자 가위가 바로 CRISPR (clustered regularly interspaced short palindromic repeats)이다. 그런데 이 가위를 갖추고 있지 않다면?

각종 오만 잡탕 유전자들이 불법 난민인 양 아무런 제지도 받지 않고 세균 안으로 마구 들어와서 정착을 할 것이다. 바로 이 장알균이 유전자 가위를 갖고 있지 않은 경우가 많다. 그래서 더 내성 인자에 개방적일 수 밖에.

이들이 추가로 받아들여서 보충하는 내성은 실로 다양하다. 일단 beta-lactams 내성이 다양하게 강화된다. 얼핏 보면 beta-lactamase 유전자를 주로 받아들일 것 같지만, 실제로는 그리 많지 않으며, *E. faecium* 같은 경우는 아예 그런 거 없다.

주로 PBP의 돌연변이를 일으키는 유전자 위주로 받는다. 가뜩이나 beta-lactam에 반응 잘 안 하는 PBP인데, 그런 내성이 더 악랄해지는 것이다. Macrolide나 chloramphenicol, tetracycline, fluoroquinolone, aminoglycoside 내성도 더 다양화되고 악랄해진다. 그리고 vancomycin 내성이 또한 대표적인 획득 내성이다.

내성을 매개하는 plasmid는 페로몬 반응성(pheromone-responsive)이다. 페로몬이라고 하니까 매우 성적(性的)인 느낌을 받을 것이다. 그런데, 진짜로 그렇다.

내성을 받을 장알균은 자기 chromosome에서 lipoprotein의 일종을 밖으로 내는데, 그게 바로 세균들 세계에서의 pheromone이다. 페로몬이라고 불리려면, 반드시 같은 종에서만 통용되어야 한다. 장알균의 페로몬은 장알균만 유혹할 수 있다. 최종 목표는 종족 번식이니까.

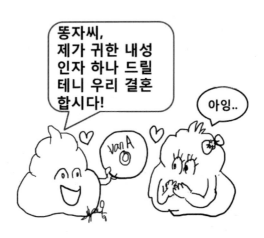

어쨌든 이 페로몬은 다른 장알균이 인지하게 되는데, 내성 유전자를 보유하고 있는 plasmid가 반응함으로써 성립되는 것이다. 이 페로몬에 취하여 정신이 혼미해진 장알균은 페로몬을 분비한 장알균에게 가서 어떻게 좀 안될까 하고 집적댄다. 그리하여 집적댈 수 있는 물질(aggregation substance) 등을 plasmid로 낸다(주의: 여기서부터는 19금입니다!). 그러면 페로몬을 분비한 장알균은 이를 받아주는 물질(enterococcal binding substance)을 내어 다정하게 손을 잡아준다. 그 다음은? 육체 관계에 들어가는 것이지.

이러한 기전을 미생물학에서는 짝 짓기 내지 conjugation이라 부른다. 이렇게 짝 짓기의 결실이 맺어지는 가운데, 내성 인자가 장알균에서 다른 장 알균으로 전파되는 것이다. 그것도 매우 빠르게. 이들 plasmid의 구조를 좀 더 들여다 보면 몇 가지 중요한 transposon (Tn)들이 핵심임을 알 수 있다.

크게 세 가지로 분류가 되는데 Tn3 family, composite transposon, conjugative transposon이 있다. 먼저 composite transposon부터 보자면, 각종 유전자 조각들인 insertion sequence (IS)들이 레고 블럭들처럼 주섬 주섬 모여서 조립된 것이다. Tn3 family에는 Tn917과 Tn1546이 있다.

Tn917은 주로 macrolide, lincosamide (clindamycin), streptogramin 내성에 관여한다. Tn1546이 더 중요한데, 다름아닌 glycopeptide 내성을 배달하는 바로 그놈이기 때문이다. 꼭 기억해야 한다.

Conjugative transposon에는 Tn916이 있다. 917과 한 끗 차이인데, 주로 tetracycline 내성을 매개한다. 또한 Tn5382/1549도 중요한데, glycopeptide 중에서 teicoplanin 내성을 배달하는 놈이다.

이상, 다양한 내성들을 나열했지만 역시 가장 중요한 것은 glycopeptide 내성이다. 이에 대해서 한 번 짚어보기로 하자.

짝퉁 벽돌로
vancomycin에 저항하다

Vancomycin 내성은 유전자에 의하여 매개된다. 관여하는 유전자는 현재 vanA부터 N까지 규명되어 있는데 이들 중에서 F, H, I, J, K만 빼면 된다(저는 f**king hijacker로 외우고 있습니다. 쓸데 없는 암기 비법이죠. 학창시절 암기만 하던 폐단이 아직도..). 이들 유전자가 만들어내는 산물은 짝퉁 세포벽 벽돌이다. 원래는 D-alanine-D-alanine (D-Ala-D-Ala)로 구성된 벽돌이며, vancomycin이 찰지게 달라 붙는다. 그러나 짝퉁은 D-Ala 대신 D-lactate (D-Lac)나 D-serine (D-Ser)을 써서 D-Ala-D-Lac 혹은 D-Ala-D-Ser라는 불량 유사품을 만들어낸다. D-Ala-D-Lac은 D-Ala-D-Ala 벽돌보다 vancomycin에 대한 친화력이 1/1,000 밖에 안 되며 D-Ala-D-Ser은 D-Ala-D-Ala 벽돌보다 vancomycin에 대한 친화력이 1/6 밖에 안 된다. 그러니 vancomycin이 제대로 작동할 수가 없다.

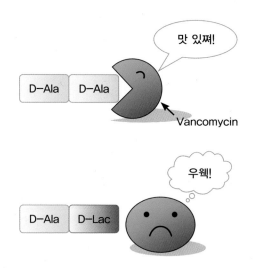

그 결과가 vancomycin 내성이다. Vancomycin의 내성 기준은 다음과 같다.

4µg/mL 이하면 듣는 것이고(susceptible), 8~16µg/mL 정도면 어중간하게 듣거나 저항하는 것이고(intermediate), 32µg/mL 이상이면 본격 내성(resistant)인 걸로 판정한다.

D-Ala-D-Lac을 보유한 장알균은 유전자들 중에서 vanA, B, D, M에 해당하며 256µg/mL를 훌쩍 넘어간다. 1/1,000 밖에 안 되니 당연하다. D-Ala-D-Ser의 경우는 vanC, E, G, L, N에 해당하며, 친화력이 그나마 1/6 정도라서 16µg/mL 정도의 억제 농도 범위에 걸린다. 이 유전자들 모두를 일일이 알 필요는 없고, 우리는 vanA, B, C만 신경쓰면 된다.

먼저 vanC부터 숙지하고 넘어가자.

이미 언급했지만, 이 유전자는 D-Ala-D-Ser 벽돌을 만들기 때문에 vancomycin 억제 농도가 생각보다 그리 높지는 않아서, 대략 2~32µg/mL 범위를 보인다. Teicoplanin에 대해서는 0.5~1μg/mL 정도라 비교적 잘 듣는다. 무엇보다 가장 핵심적인 것은 이들 내성이 chromosome에서 선천적으로 생성되는 것이지, plasmid의 개입이 전혀 없다. 다시 말해서 앞으로 다룰 VanA, VanB 보다 전파력이나 감염 관리에 큰 문제가 되지 않는다는 의미이다. 이 VanC에 해당하는 균종이 *E. casseliflavus*와 *E. gallinarum*이다. 그러나, 여기서 하나 주의할 것이 있다: vancomycin 내성인 *E. gallinarum* 혹은 *E. casseliflavus*가 배양되더라도 vancomycin 억제 농도가 32μg/mL을 훌쩍 넘으면 더 이상 VanC로 간주하면 안된다.

그 정도로 높은 농도는 VanC로선 도저히 불가능하기 때문이며, 이는 vanC 유전자에 더해서 vanA 유전자도 관여하고 있다고 해석해야 한다. 따라서 이런 경우는 VanA를 표현하는 VRE로 간주한다.

VanA와 B는 plasmid가 매개하기 때문에 더 잘 퍼지며, 내성 강도도 매우 독하다. 그래서 감염 관리에 있어서 가장 중요하다. VanA는 vancomycin 억제 농도가 64μg/mL을 넘으며 1,000μg/mL도 훌쩍 넘을 수 있다. teicoplanin에 대해서는 16~512μg/mL으로 역시 내성을 보인다.

VanB는 4~1,000μg/mL 정도의 범위이며 teicoplanin에 대해서는 0.5~1μg/mL 이다. 즉, vancomycin에는 내성이되 teicoplanin은 들을 수 있다.

둘 다 D-Ala-D-Lac 벽돌을 만들어낸다. 이들을 배달하는 transposon은 vanA가 Tn1546, vanB가 Tn1547이다. 이들 중 vanA 유전자는 장알균이라면 어떤 균이고 다 들락날락 할 수 있는 반면에 (그래서 *E. casseliflavus*, *E. gallinarum*에서도 나올 수 있다), vanB는 오로지 *E. faecalis*, *E. faecium*에서만 볼 수 있다.

여기서 돌발 퀴~~~즈!

다음은 분변 배양 결과이다. 격리를 해야 하는 경우는?

1. *E. faecalis* : vancomycin MIC 0.5 μg/mL

2. *E. faecium* : vancomycin MIC 1 μg/mL

3. *E. hirae* : vancomycin MIC 2 μg/mL

4. *E. casseliflavus* : vancomycin MIC 16 μg/mL

5. *E. gallinarum* : vancomycin MIC 64 μg/mL

답: (훈장질 본능이 나와서 잠깐 쪽지 시험 치뤄 보았다. 양해를..)

그렇다면 VanA 내성은 어떤 기전으로 vancomycin 내성을 발현하는지 좀 더 자세히 들어가 보자.

미리 말해두자면, 참으로 정교한 기전을 보여줘서 감탄을 자아낸다.

정교하기 짝이 없는
vancomycin의 내성 기전

Vancomycin 내성 기전 중에서 VanA를 예로 들어서 살펴 보기로 하자. VanA 를 발현하는 vanA 유전자는 VanA operon의 일원이다. 다음과 같이 여러 유전 자들이 모여서 이루어져 있다.

VanA operon

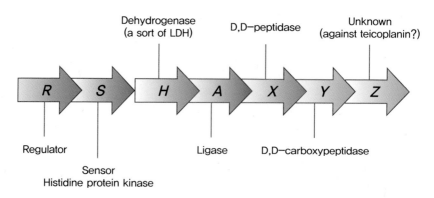

Operon이니까 당연히 필요성을 인지하는 sensor와 생산을 조절하는 regulator가 맨 앞에서 감독하고 있다. 그리고 vanH, A, X, Y가 합동 작업을 하면서 D-Ala-D-Lac 벽돌을 만들어 낸다.

먼저, lactate를 조달해 와야 할 것이다. 세포 내에서 lactate는 어디서 얻어올까? 당연히 pyruvate에서 얻어온다. 이는 세균이건 인간이건 마찬가지다. 살아남기 위해서 Krebs cycle은 반드시 돌아가야 하니까. 섭취한 영양소는 어떻게 해서든지 잘게 탕을 쳐서 탄소 3개짜리 pyruvate로 변환해야 모두가 행복해진다. 그리고 근처에 있는 NADH 와 수소 이온을 앗아서 각각 2개씩 이 pyruvate에 붙이면 젖산(lactate)가 만들어지는 것이다. 이 일을 집행하는 효소가 lactate dehydrogenase (LDH)이다.

여기서 이 효소의 이름만 가지고 혼동하면 안 되는 것이 있다. 젖산(lactate)에게서 수소를 빼앗아 오는 효소(dehydrogenase)인데, 지금 설명한 건 정 반대잖아? 하고 의문을 가지지 마시라. LDH는 양방향으로(pyruvate 에서 lactate로, lactate에서 pyruvate로) 작동한다는 사실!

기왕 말이 나온 김에 잠깐 쉬어가는 의미에서 pyruvate와 lactate 구조를 숙지하는 요령을 잠시 언급하겠다.

이 두 물질의 구조식을 파악하고 있어야, 관련된 모든 기전의 이해가 쉽다. 요령은 다음과 같다:

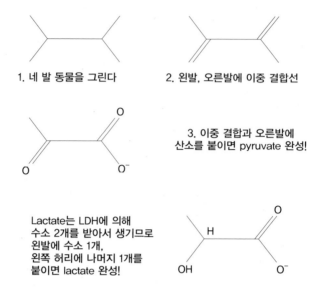

1. 네 발 동물을 그린다

2. 왼발, 오른발에 이중 결합선

3. 이중 결합과 오른발에
산소를 붙이면 pyruvate 완성!

Lactate는 LDH에 의해
수소 2개를 받아서 생기므로
왼발에 수소 1개,
왼쪽 허리에 나머지 1개를
붙이면 lactate 완성!

다시 본론으로 돌아옵시다. Vancomycin 저항 운동을 위한 D-Lac의 조달 또한 세균 내 pyruvate에서 가공을 거쳐서 완수해 낸다. 즉, LDH의 구실을 하는 것이 바로 VanH 인 것이다.

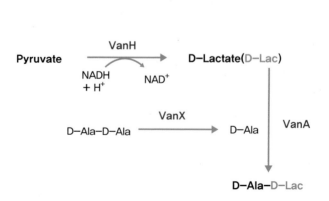

그렇다면 기존의 D-Ala-D-Ala에서 D-Ala-D-Lac을 만들기 위해 해야 하는 작업은 뭐다? D-Ala-D-Ala 벽돌을 깨서 D-Ala 하나씩 D-Lac에 조달하면 된다. 바로 VanX (혹은 Y)가 기존 벽돌을 깨서 D-Ala를 D-Lac 곁에 갖다 놓으면 다름 아닌 VanA가 이 둘을 세멘트 발라서 새로운 짝퉁 벽돌 D-Ala-D-Lac을 만드는 것이다.

이미 언급했다시피, 이 짝퉁 벽돌은 기존 벽돌보다 vancomycin에 붙는 친화도가 1/1,000 밖에 안된다. 따라서 vancomycin은 할 일 없이 빈둥대다가 수명 다 되면 아무 것도 못하고 조용히 사라진다. 이 기전을 '내성' 내지 '저항'이라고 했지만, 어쩌면 이런 기전이야말로 '무저항 주의'로 분류되어야 하지 않을까 하는 생각도 든다.

반면에 D-Ala-D-Ser은 vancomycin 친화도가 1/6로 줄어든 것도 있지만, serine 구조 자체에 있는 hydroxymethyl기가 상대적으로 덩치가 커서 vancomycin이 달라 붙기가 쉽지 않다는 점도 있다(이를 steric hindrance라 한다). 어쨌든 결과는 vancomycin 내성.

이와 같이 정교한 협동 작전으로 이루어지는 vanA operon의 기전을 보면 저절로 찬탄을 자아내게 된다. 이것 하나로 신의 오묘한 섭리를 느끼는 분들도 있을 것이고, 나처럼 누적된 진화의 놀라운 매직에 탄복하는 이들도 있을 것이다. 어느 쪽에 해당하건 감탄스러운 건 마찬가지.

VRE는 내란이 아니고
외부로부터의 침략이다

항생제 융단 폭격으로 장내 주민들 대부분이 사망하고, 끈질기게 살아 남은 *Enterococcus*가 살아 남은 자의 슬픔을 깨물어 삼키며 전후 복구를 하면서 새로운 주류를 이룬다. 특히 vancomycin 내성 장알균(VRE)이 가장 유리한 조건으로 살아 남을 것이고, 이것이 모든 불행의 시작일 것이다.

여기까지 보면 VRE는 내란에서 비롯된 것으로 간주하기 쉽다. 그런데, 역설적인 의견이지만 차라리 그게 낫다. 항생제 사용을 엄격하게 규제하면 다 될테니까. 그러나 VRE는 그렇게 생존한 놈들이 타인에게 옮겨 가는 것이 진짜 주종을 이룬다. 이는 의료진의 손을 타고, 혹은 의료 기구, 물품 등을 매개로 전파되는 것이기 때문에 VRE의 감염 관리는 이러한 과정들을 적재 적소에서 차단하는 것이 핵심인 것이다.

이런 식으로 유사하게 오해를 받는 균이 바로 *Clostridioides difficile* (최근까지 *Clostridium difficile*로 불렸으나, 이제는 그렇게 부르면 안 됩니다. 나중에 다시 다루겠습니다) 이다. 이 *C. difficile*에 의한 장염이 항생제 사용에 의하여 생기기 때문에, 해당 환자의 기존 장 속에 숨어 있다가 발현하는 것으로 알기 쉽지만, 이 또한 사실은 외부에서 침략한 것이다.

항생제로 인한 장 내 질서의 붕괴가 2차적으로 외부 침략을 허용한 것이기 때문이다. 혼동하지 맙시다! VRE는 *Acinetobacter*처럼 오래 개기는 능력이 뛰어나다. 의료진의 손에 묻으면 약 1시간 정도 달라 붙어 있으며, 의료 기구 등에는 약 120일까지도 달라 붙어 있을 수 있다. 이 정도면 다른 곳이나 다른 사람에게 옮겨 가는 데 충분한 시간이다.

혈관 카테터나 도뇨관에 직접 균이 옮겨지면 곧장 균혈증, 패혈증이나 비뇨기 감염으로 가겠지만, 실제로 감염 질환까지 가는 경우는 그리 많은 편이 아니다. 어찌 됐건 새 환자에게 묻고, 어찌 어찌 해서 그 환자의 창자까지 도달하는 것이다. 만약 도달해 봤더니 환자의 장이 정상이라 혐기균과 그람 음성균의 텃세(colonization resistance)가 제대로 살아 있다면 더 이상의 진도는 못 나갈 것이다. 그러나 이미 항생제 세례를 듬뿍 받아서 생태계가 깨져 있는 유리한 조건이 되어 있다면, 불법 침입한 VRE는 얼씨구나 하고 자리 잡고 앉는다. 그 다음에 하는 일은? 당연히 증식을 하고 자손을 불려서 머릿 수를 늘리는 일이다. 그렇게 하여 정착을 하고, 그 환자는 VRE가 서식(colonization)하는 환자가 되어 격리 등을 비롯한 접촉주의 대상이 되는 것이다.

그러므로, VRE에 취약한 위험군은 병원에 장기간 입원하고 있거나, 면역이 저하되어 있는 환자, 예를 들어 혈액 투석을 받거나 이식, 혈액 종양 환자

등이 주류를 이룬다. 이들은 대부분의 경우 항생제 융단 폭격 세례를 받았을 가능성이 매우 높으므로 장내 생태계가 붕괴되어 있는 경우가 거의 다 일 것이다.

다행히 VRE가 서식으로 끝나지 않고 더 진행하여 감염 질환까지 가는 경우는 아주 높지는 않다. 대략 서식 10건에 질환이 1 정도?

거기까지 가려면 그 환자의 면역 및 방어 체계가 거의 무너져 있어야 한다. 대표적인 것이 호중구 부족, 심한 점막의 염증(담 벼락이 무너진 꼴), 이식받은 경우 등이며, 거기에 더해서 중환자실 입원하고 있으면서 하필이면 옆 환자가 VRE 배출자(근주자적, 근묵자흑), 입원 기간의 장기화 등도 질환까지의 발전에 크게 기여를 한다. VRE가 질환까지 가면 vancomycin 내성 아닌 장알균(VSE) 감염에 비해 임상적 예후가 더 나쁠까?

현재까지의 연구 보고에 의하면 VRE 균혈증은 VSE 균혈증보다 사망률이 2배 넘게 높다고 하니, 더 나쁘다고 봐야 하겠다. VRE를 치료해야 할 경우 항생제 선택의 폭은 불행히도 별로 넓지 않다. 현재까지는 linezolid, quinupristin/dalfopristin (이건 *E. faecium* 한정해서만 효과 있다) 정도?

VanA, VanB VRE는 USB처럼 여기 저기 내성 유전자를 배달하기 때문에, 특히 포도알균의 거래 가능성에 대한 우려가 매우 높다. 실제로 VRE에서 포도알균으로 vanA 유전자가 배달된 사례들도 보고 되었고. 이러한 불법 배달은 숙주를 가리지 않고 닥치는 대로 배달하는 Inc18 plasmid가 Tn1546 (vanA를 탑재한)을 얹어서 포도알균에게 넣어 주는 것으로 이루어진다. 그러나 불행 중 다행인 것은, 이 plasmid는 전달 속도가 매우 매우 느리고, 매우 매우 불안정해서 vanA 유전자를 끝까지 책임있게 배달하지 못하고 거의 길에다 흘린다는 사실이다.

불행 중 다행인 것이 하나 더 있다. 포도알균에게 vanA를 복사해 주면서 집적대는 놈은 전적으로 *E. faecalis*이다. 그러나 *E. faecium*은 포도알균이 아무리 섹시해도 눈길조차 안 준다. 실제 VRE의 주류가 *E. faecium*이고 *E. faecalis*는 비주류인 이상, 포도알균을 vancomycin 내성인 VRSA로 타락시키는 일은 매우 드물 수 밖에 없다.

자, 이렇게 VRE 발생과 전염 경로가 파악되었으니, 이에 맞추어서 감염 관리 전략을 수립하여 시행하여야 한다.

이제부터는 VRE의 감염 관리 방침에 대하여 논해 보기로 하자.

무실점이 아니라
최소 실점을 목표로

축구 이야기가 아닙니다. VRE도 그렇고, 앞서 다뤘던 *Acinetobacter*도 그렇지만, 내성균의 감염 관리에 임할 때마다 항상 다음과 같이 속으로 되뇌곤 한다.

*무실점이 아니다. 최소 실점을 목표로 한다.

감염 관리는 내성균 전파를 100% 완벽하게 차단하는 것을 이상적 목표로 한다. 하지만, 현실은 열 포졸이 도둑 하나를 놓치는 법이다. 따라서 실질적 목표는 내성균 전파를 '최소화'하는 데에 있다.

어쩌면 축구 경기에서 골키퍼의 존재 이유와도 일맥상통한다.

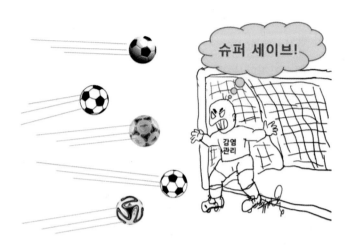

*긴 호흡으로 임한다. 서둘러서 될 일이 아니다. VRE가 나오면 마음 같아선 VRE 패혈증처럼 linezolid로 융단 폭격하고 싶은 게 사실이다. 하지만 colonization은 진짜 감염 질환과는 달라서, 일단 아무 증상 없는 멀쩡한 사람에게 항생제를 퍼붓는다는 것부터가 원초적으로 잘못되었다. 강한 항생제로 인한 부작용의 가능성(linezolid는 실제 써 보면 부작용이 심심치 않게 생기는 것도 사실이다. 환자들이 힘들어 한다), 오히려 마지막 카드인 linezolid에 대한 내성을 조장할 수도 있는 위험성까지 감안하면 그러한 생각은 얼마나 미련한 것인가. VRE 서식자에게 감염 관리를 하다보면 얼마나 기다려야 VRE가 사라질까?

현재까지 시행된 연구들을 보면 평균 25주, 즉 약 반 년정도 걸린다. 당장 해결하고 싶어도, VRE 감염 관리는 긴 호흡으로 임해야 하는 매우 지루한 작업이라는 것을 받아 들여야 한다. 감염 관리에 있어서 가장 기본적인 작업은 감시 배양(surveillance cultures)부터 시작한다. 그런데 VRE의 경우는 좀 더 생각을 해 봐야 한다.

VRE는 이제는 어쩌다 돌발적으로 집단 발생을 하는 것이 아니고, 이식이나 항암요법, 장기간 중환자들이 많은 큰 병원에서는 사실상 항상 꾸준하게 나오는 토착화 상황이다. 그런 경우는 outbreak이 있는 경우가 아니라면 유용하지 않을 가능성이 높으며, 이를 감안하지 않고 루틴으로 시행하게 되면, 예를 들어 중환자실 같은 경우는 업무가 과도하게 가중될 수 밖에 없다. 현실적으로는 위험 인자를 가진 환자들로 대상을 선별하여, 입원 시점에서 배양을 하는 것으로 조정할 수 있을 것이다. 감시 배양의 원칙은 각 병원별로 현실적으로 적합한 상황에 맞춰서 방침을 정해야 할 것이다. 이러한 방침은 요즘 핫이슈인 CRE에서도 마찬가지의 고민거리이다. 이는 CRE에서도 한 번 더 다루어 보겠다.

VRE가 전파되는 기전의 핵심은 의료진의 손에 의해 옮겨 다닌다는 데 있으므로 손 위생의 중요성은 너무나 중요하다. VRE 서식 환자가 발견되면 전파를 최소화하기 위하여 최선을 다해 차단해야 한다. 그래서 1인실 격리를 하거나 여의치 않으면 같은 VRE 환자들을 한 방에 모으는 cohorting을 한다. 물론 강화된 접촉주의를 철저히 준수해야 한다. 이에 준하여 손 위생뿐만 아니라 가운, 장갑, 등의 보호 장구 착용에도 만전을 기해야 한다. VRE의 관리는 환자와 의료진에만 국한하면 안되며, 주위 환경의 관리도 잊으면 안된다. VRE 환자 주변으로 균이 오염되는 것은 흔한 일이기 때문이다.

고로, 쓸고, 닦고, 소독하는 것이 중요하다. 특히 손이 잘 가는 곳에 신경을 잘 써야 한다.

예를 들어 침대 손잡이와 난간, 책상, 변기, 등등. 필요하다고 동감하면서도 실천하기 힘든 관리 방침 중의 하나가 항생제 조절일 것이다. 당연히 무엇이 유발 원인 항생제일까부터 먼저 따져 본다.

역시 아무래도 vancomycin이 먼저 떠오르겠지만, 특히 장알균에는 별로 효과가 없으면서 그들을 억압하는 그람 음성균과 혐기균에는 효과가 있는 항생제들, 예를 들어 3-, 4-세대 cephalosporin 같은 약제들의 사용량 증가와 VRE 출현 빈도는 비례할 것이다. 따라서 이 항생제들의 적절한 사용과 남용 방지를 위한 관리가 평소에 잘 정립되어 있어야 할 것이다. 그러나, 사실 이 항생제들은 실제 임상에서 안 쓸 수가 없는 중요한 약제들이라, 관리를 하는 데 있어서 타과와의 갈등과 충돌이 불가피하다. 그래서 적절한 관리가 원활히 되기가 용이치 않은 것도 현실. 관리를 주도하게 되는 감염 관리 의사마다 각자 지혜롭게 잘 운용해야 할 수 밖에 없다.

그 밖에 인위적으로 VRE 서식을 제거하는 시도들이 있겠으나, 그동안 시도했던 약제들, 예를 들어 bacitracin, GM, TC, novobiocin, rifampicin, ramoplanin 모두 효과가 없는 것으로 결론났으며, 잠깐 제거에 성공해도 모두 재발하곤 했다. 적어도 현 시점까지는 약제로 VRE를 제거하는 것은 불가능하다고 봐야 하겠다.

*Staphylococcus aureus*는
노랗다

포도알균, 즉 *Staphylococcus*는 현미경으로 관찰해 보면 이름 그대로 포도 송이들이 잔뜩 모여 있는 모양을 하고 있다. Staphylo − 는 그리스어 Staphyle 에서 왔는데, 포도 송이라는 뜻이고 − coccus는 역시 그리스어 kokos(동글 동 글한 열매)에서 온 단어이다.

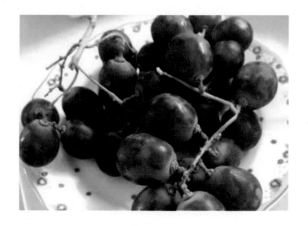

처음 보고된 것은 1880년 스코틀랜드의 전설급 외과의인 Alexander Ogston 경에 의해서다.

Ogston경은 외과도 했지만 동시에 훌륭한 미생물학자이기도 했다. 그래서 그런지 외과 소독의 원조인 리스터와도 돈독한 사이였다고 한다. 그는 무릎 관절 내의 고름에서 균을 분리하여 현미경으로 관찰하였는데, 그 모습이 포도 송이 같아서 포도알균이라는 이름을 붙여 주었다. 역시 코흐의 가설에 충실하게, 동물 실험으로 재현에도 성공하였다.

이에 의기 양양하게 학계에 발표하였는데, 어찌된 셈인지 영국 학계에서는 이를 인정하기는 커녕, 연구 결과의 진실성마저 의심하는 분위기였다. 왜 그 랬는지는 알 도리가 없지만, 학계 내에서의 일종의 알력이 있었던게 아닌가 하는 추정이 든다. 이 때문인지 이 논문을 투고한 영국 의학회지(British Medical Journal, BMJ)에서는 보기 좋게 게재 거절을 당하고 만다. 결국 조금 엉뚱한 학술지인 해부 생리학회지(Journal of Anatomy & Physiology)에 싣게 된다. 아, 그렇다고 해서 이 BMJ 를 비난할 것까지는 없다. 원래 학술지는 엄격해야 하며, 오늘날에도 소위 SCI 학술지는 투고 논문의 약 10-20%, 가장 까다로운 학술지는 10% 미만만 살아 남는다. 학문이란 정직해야 하고 재현성이 완벽해야 한다는 학술 윤리에 철저한 결과이다. 그러다 보니 나중에 알고 보면 혁신적인 논문들이 게재 거절 당한 경우가 종종 있었던 것이다.

예언자는 고향에서 환영 못 받듯이, 그의 발견은 영국이 아닌 독일에서 제대로 인정을 받았다. 그 영향 때문이었을까?

1884 년 독일의 내과 의사 Friedrich Julius Rosenbach는 포도알균을 배양해

보다가, 두 가지 종류의 집락이 형성되는 것을 발견한다. 하나는 노란 금색을 보였고, 나머지 하나는 하얀 색 집락이 자랐다. 그래서 전자를 황금색 포도알 균이라 하여 *Staphylococcus aureus*라고 이름 붙여 주었다. 이 aureus의 유래는 황금을 의미하는 라틴어 aurum에서 왔다. 노란 색을 띠는 이유는 병독성 인자 늘 중 하나인 staphyloxanthin을 내기 때문이다. 이 물질은 인체 면역체계가 균을 죽이려고 생성해 내는 산소 라디칼을 중화시키는 기능을 한다. 이것이 당근 색깔 비슷한 색인 노란 색을 내게끔 하는 것이다.

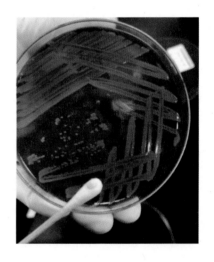

(실제로 배지를 보면 집락이 뚜렷하게 노란 색으로 보이는 건 아니다. 착한 사람 눈에만 노랗게 보인다. 제대로 보고 싶은가? 이 사진처럼 면봉으로 집락을 조금 따 보면 확실히 황금 색임을 알 수 있다. 이 경우는 착하지 않은 사람 눈에도 잘 보인다.)

흰 색 집락이 자란 균은 역시 라틴어로 흰색을 뜻하는 albus를 따서 *S. albus*라고 이름을 붙여 준다. 이는 나중에 *S. epidermidis*로 학명을 받게 되는 바로 그 균이다.

Rosenbach는 Streptococcus pyogenes의 명명자이기도 하다.

이름 붙여주기의 달인.

MRSA- 에마레쎄이
혹은 머사

황색 포도알균(*Staphylococcus aureus*)은 그람 양성 알균이며 catalase 양성이다(사슬알균만 아니라면 웬만한 세균들은 catalase는 다 생산하므로 새삼스러울 특징은 아니다. 그래야 산소 라디칼의 공격으로부터 자신을 지키니까). 아시다시피 우리 신체 표면 어디에나 살고 있는 것은 물론이고, 어느 곳에서나 널리 퍼져서 잘 살고 있다. 포자(spore)를 형성하지는 않으니 그나마 다행인 셈이다. 그리고 또 하나의 특징은 coagulase 양성이라는 점이다.

이것이 의미하는 것은? 앞으로 나아감에 있어 장애물이 있으면 거침 없이 뭉개버리면서 전진한다는 뜻이다. 그래서 잘 퍼지고 저 먼 곳까지 새로이 정착하는 능력, 즉 전이성 감염을 잘 일으킨다. 참으로 다양한 독성 인자(virulence factor)들을 현란하게 펼쳐대는데, 증식하는 시기에 따라 수요가 다르기 때문에, 그때 그때 내는 독성 인자들이 다르다.

크게 보면,

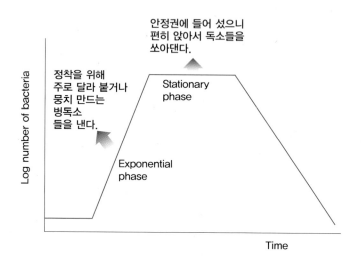

초반에 신나게 증식해 나가는 exponential phase는 한참 혈기 왕성할 시기이다. 이 시기에는 힘 있을 때 빨리 정착해야 하니까 주로 달라 붙기, 뭉치 만들기 등에 치중한다. 예를 들어 elastin-binding protein, collagen-binding protein, fibronectin-binding protein, clumping factor 등이다. 그러다가 어느 정도 안정권인 stationary phase에 접어들면, 비로소 편히 앉아서 그동안 하고 싶느라 참았던 분탕질로 독소 화살을 날려댄다. 예를 들어 속을 일으키는 TSST-1 (toxic shock syndrome toxin-1), enterotoxin B, alpha-toxin 등을 분비한다.

이렇게 넣었다 뺐다하는 것을 조절하는 것이 agr (accessary gene regulator) system인데, 조절함에 있어서 주요 기준은 앞서 설명한 바 있는 quorum sensing 체계에 두고 행해진다.

인류와 역사를 같이 해 온 포도알균은 1940년대에 페니실린이 등장하면서 사상 첫 시련을 맞는다. 하지만 곧장 penicillinase로써 극복을 한다. 인류는 다시 penicillinase stable penicillin을 1959년에 속속 개발하면서 다시 우위를 점하는 듯 했으나(항생제 열전 참조), 포도알균은 이를 일 년도 안 된 1960년 MRSA (methicillin resistant *S. aureus*)의 등장으로 또 다시 극복해 낸다. 주지하다시피, MRSA 등장의 의미는 methicillin 뿐 아니라 모든 beta-lactams가 안 든다는 것을 뜻하여, 이때부터 인류와 MRSA의 지루한 장기전이 제대로 시작된다.

MRSA는 특히 1980년 들어 주요 병원 감염 원인균으로서 크게 대두된다. 소위 말하는 병원 내에서 걸린 MRSA (hospital acquired 혹은 associated MRSA; HA-MRSA). HA-MRSA의 문제는 병원에서 주로 살다보니 beta-lactam만 만나는 게 아니고 다른 class의 항생제들도 만나는 기연을 숱하게 겪어 왔다는 것이다. 전투 경험치가 쌓이면 전투력과 내공이 증진하는 법. 그러다 보니 HA-MRSA는 beta-lactam 뿐 아니라 다른 종류의 항생제들에게까지 다제 내성으로 무공이 일갑자 증진하여 임상 치료 전선에서 의료진을 더욱 골탕 먹이기 시작한다. 1990년 들어서는 약간의 이상 기류가 생겼는데, 병원 뿐 아니라 병원 밖의 지역 사회에서도 MRSA가 만만치 않게 발생하기 시작했다는 것. 소위 지역 사회에서 걸리는 MRSA (community acquired 혹은 associated MRSA; CA-MRSA) 의 등장이다. 이 주제에 대해서도 할 말이 많지만, 의료관련 감염을 다루는 이 글에서는 해당하지 않으므로 이 정도로만 소개하고 넘어간다. 그러나 지역 사회에서 발발한 MRSA (community onset MRSA; CO-MRSA)라면 얘기가 달라진다.

HA	CO = (<48h) + Risk
	HO = (>48h) +/- Risk
CA	CO without Risk

HA : healthcare-associated, CA : community-associated
HO : hospital-onset, CO : community-onset

이는 병원에서 얻은 MRSA를 지닌 채로 지역 사회로 들어 갔다가(요양원, 요양 병원 등으로 입원) 다른 환자들에게 옮겨진 사례들이라 사실상 HA-MRSA이기 때문이다. 소위 말하는 'feral' MRSA가 바로 이것이다.

이 feral이란 단어는 '야생'으로 번역지만, 같은 야생이라 해도 원래부터 그랬던 'wild'와는 구분되어야 한다. 가축이나 애완 동물처럼 사람들과 살다가 탈출(가출?)하여 야생화가 된 동물에 쓰는 형용사이기 때문이다. 도둑 고양이가 전형적인 예이다. 그래서 MRSA의 감염 관리를 논할 때 HA-MRSA 뿐 아니라 CO-MRSA까지 포괄하면, 감염 관리의 대상이 종합 병원 뿐 아니라 중소 혹은 요양 병원까지 확대가 되는 것이다.

질환으로 발전하면 임상적으로는 결국 돈과 목숨 문제로 가게 된다. 입원 기간이 예정보다 길어지고, 이에 따른 병원 비용이 더 많이 들며, 사망 확률이 높아지기 때문이다. 그래서 손 위생을 기본으로 하는 적절한 감염 관리와 적절한 치료가 핵심이다. 그러나 아직까지도 원내 감염의 주요 이환율과 사망율의 원인으로 기세가 수그러들지 않고 있다.

21세기 들어 ESBL, CRE에게 밀리긴 하나 어디까지나 인기의 차원일 뿐, 모두가 알고 있듯이 아직도 주류로서 건재하며 토착화되어 있다. 그러니

ESKAPE 멤버에 한 자리를 차지하는 것은 당연하다.

사족: 미드 '닥터 하우스'를 보면 등장 인물들이 하나 같이 MRSA를 '머사'라고 발음한다. 우리는 '에마레쎄이'라고 발음해 버릇해 왔기 때문에 좀 이질감이 들곤 하였다.

사실 미국은 흔히 'mersa'라고 발음하는 반면, 유럽과 캐나다는 우리처럼 'emmaressay'라고 발음한다. 비슷한 예로 CABG (coronary artery bypass graft)가 있는데, 미국은 'cabbage'로 발음하는 반면, 유럽은 '씨에이비지'라고 곧이 곧대로 발음한다. 왜 그런지는 모르겠다. 문화 차이?

어쨌든 해외 학회 갔을 때 이 발음의 차이로 미국 쪽 학자인지 아닌지를 감별하기에는 아주 좋다. 난 주로 '머사'라고 발음한다. 그렇게 발음하면 좀 있어 보이며, 닥터 하우스가 된 기분이라, 흠흠..

역시 난 미드를 너무 많이 봤다.

히라마쓰 케이치 -
포도알균의 마스터

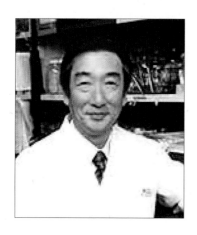

히라마쓰 케이치(平松 啓一)

(출처: http://asq.kr/n1TCeqpcRfNEm)

히라마쓰 케이치(平松 啓一). MRSA
와 VISA, VRSA를 다룰 때 반드시 거쳐
가야 하는 이가 바로 히라마쓰 케이치
이다.

동경대를 졸업하고 동 대학과 MIT
를 거쳐서 현재 Juntendo 대학에서 포도
알균을 열정적으로 연구 중인 전설적인
대가이다. 그의 연구 업적을 보면 입이
떡 벌어진다.

먼저, MRSA의 내성을 발현케 하는
유전자 카세트인 staphylococcal cassette

chromosome mec (SCCmec)을 발견하고 규명하였다. 이거 하나만 갖고도 이미 게임은 끝난 거지만, 여기서 머물지 않았다. Vancomycin 어중간 내성인 황색 포도알균(*vancomycin-intermediate S. aureus; VISA*)과 이질적으로 섞여 있는 소수의 VISA (heterogeneously intermediate—VISA; hVISA)를 발견하고 기준까지 세웠다.

세계 최초로 황색 포도알균의 유전체 서열 전체를 완전히 규명하였다. 그것이 그 유명한 N315 와 Mu50, CA-MRSA MW2 균주이다.

VISA의 내성 기전을 밝혀 내었다. 세포 벽의 peptidoglycan이 세면대 구멍 막히듯이 꽉 막힌 것 때문이라는 것을. 그리고 MRSA의 핵심인 mecA 유전자가 태고적에 친척인 *S. flurettii*로부터 비롯되었음을 규명하였다.

감이 오시는가? 한 마디로, 그가 아니었으면 우리가 지금 논하고 있는 포도알균 지식의 절반 이상은 타노스가 손가락이라도 튕긴 것인양 존재하지도 못했을 것이다. 그래서 우리는 이 거인에게 감사하면서 SCCmec과 VISA, VRSA에 대하여 그의 업적을 따라가면서 알아 보기로 하자.

MRSA의 핵심 내성
유전자 카세트 *SCCmec*

MRSA가 내성을 발휘하게끔 해 주는 유전자는 mecA이다. 1985년 일본의 Utsui와 Yokota는 포도알균이 methicillin과 cephem (cefoxitin)에 내성을 발현하는 이유는 변질된 PBP 때문임을 알아냈으며, 이를 PBP2'라 명명하면서 MRSA 기전 규명의 첫 테이프를 끊는다.

자연스럽게 차후로 이어진 연구 방향은 PBP2'가 나오게끔 하는 유전자를 집중 수색하는 것이었다. 결국 이는 plasmid가 아닌 chromosome에 박혀 있는 유전자임을 발견하였고(그래도 외부에서 들어온 DNA가 정착한 것), 이를 mecA 라고 이름을 붙여준다. 이후 mecC, mecB, mecD도 차례 차례 발견된다.

방금 언급했듯이 이 유전자는 외부에서 들어온 DNA가 포도알균 내의 chromosome에 박혀서 귀화한 것이다. 그렇다면 이 유전자 자체는 도대체 어디서 왔는지에 대한 추적도 활발하게 이루어졌다.

처음에는 *S. sciuri*(라틴어로 squirrel, 다람쥐라는 뜻)에서 비롯된 것으로 굳어지는가 했으나, 이후 히라마쓰 연구진에 의하여 2010년 *S. flurettii*에서 온 것으로 발표하여 종전 이론이 뒤집힌다. 물론, 아직 최종 결론이 난 것은 아니고 현재도 논쟁 중이다.

어쨌든 mecA는 *S. aureus* 고유의 유전자가 아니고, 입양해 온 것이라는 사실엔 변함이 없다. 그 어떤 내성균도 아가 시절에는 순진했다는 말씀.

이 mecA는 전 세계 어디에서나 포도알균들이 웬만하면 살림 살이로 갖추고 있다. 유전자 조각 하나가 벌거 벗은 채로 그렇게 광범위하게 퍼져 나간다는 것은 불가능하다.

뭔가 안전하고 기동성 있는 탈 것(mobile element)에 탑승해서 여기 저기 널리 널리 퍼져나갔다는 것이 합리적인 추론일 것이다. 그리고 그 추정은 맞았다. 이는 히라마쓰(또 등장하신다)에 의하여 최초로 밝혀지며, 이는 Staphylococcal Cassette Chromosome mec (SCCmec)으로 명명된다. 전체적으로 20-60kb 정도 덩치고 mec 뿐 아니라 다른 항생제들에게도 내성을 발휘하는 오만 잡탕 유전자들도 탑재하고 있다(예를 들어 Tn554, pT181, pUB110 같이 transposon이나 plasmid까지 승객으로 태워서). 기본적으로 3가지 요소들이 어우러진 구조를 하고 있다. 일단 mec 유전자 모음집과 이를 조절하는 유전자들(발현을 시켜주는 조절자인 mecR1과 이를 억제하면서 조절하는 mecI)의 집합이 있다. 그리고 chromosome에 정착하도록 도와주는 cassette chromosome recombinase (ccr) 유전자 모음집이 최근 거리에 위치한다(ccrAB 와 ccrC). 그리고 이들을 이어주는(joining) 부위들인 J 영역이다.

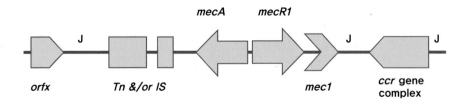

2019년 현재 13가지 유형의 SCCmec이 규명되어 있고 각자 특징이 있으나, 이 분야 전문 연구자가 아닌 이상 더 자세히 파고들 필요까지는 없으니 이 정도까지만 알고 넘어가자.

VRSA보다는 VISA가
더 문제다

MRSA의 치료는 현재 glycopeptides (vancomycin, teicoplanin)이 기준이다. 그리고 vancomycin 치료 실패라는 판단이 들면 linezolid를 쓸 수 있고, 최근 개발된 5세대 cephalosporin도 쓸 수 있다.

입으로 먹는 경우는 rifampicin을 축으로 다른 항생제들을 병합해서 쓴다.

내 경우는 trimethoprim/sulfamethoxazole (TMP/SMX)을 파트너로 선호하며, ciprofloxacin, minocycline 등을 어울려서 쓰기도 한다.

한 때 fusidic acid를 파트너로 쓴 적도 있으나, 쓰임새에 비례해서 내성률이 급격히 증가하여 요즘은 거의 쓰지 않는다. 아직 실현되지 않은 일이지만 vancomycin에게도 내성을 보이면 진짜배기 재앙이 임하는 셈이다.

포도알균의 vancomycin 내성 기준은 다음과 같다. 4 μg/mL 이하면 듣는 것이고(susceptible), 4~8 μg/mL 정도면 어중간 하게 듣거나 저항하는 것이고(intermediate), 16 μg/mL 이상이면 본격 내성(resistant)인 걸로 판정한다.

Vancomycin 내성 *S. aureus* (VRSA)

1980년대 들어 VRE가 본격화 되고, 얼마든지 여기 저기 옮겨 갈 수 있는 vanA, vanB 유전자의 기동성 때문에 임상 일선에서는 불안감이 촉발되었다. VRE가 있는 곳에 인접해서 하필이면 MRSA가 어슬렁대고 있으며, 그러다가 둘이 서로 교류를 하여 MRSA가 VRSA로 된다면? 이러한 우려는 결국 현실이 되어 2002년 미국에서 첫 증례가 나왔다. 이후 속속 보고가 계속되어 2019년 현재 총 14건이 미국에서 보고되었으며, 2008년에는 인도에서 몇 건, 이란에서도 1건이 보고되었다. 다행히 VRSA는 진짜 드물게 보고되고 있으며 대부분이 경미한 피부 연조직 감염 사례들이다.

아직까지 VRE처럼 환자에서 환자로 전염된 사례는 없으며, VRSA로 죽은 증례도 없다. 왜 그런지는 불확실하지만, 아마도 MRSA가 VRSA가 되면서 그만큼 병독성 면에서 손해를 본 것이 아닐까 하고 추정되고 있다. 역시 세상에 공짜란 없다. 또 미국의 경우 터가 안 좋은 곳인지는 몰라도 14건 중 절반이 미시간 주에 집중되어 있다.

이쯤되니 실제로 VRSA가 임상적으로 유의하게 문제를 일으키긴 하는지에 대한 회의론도 나오고 있다. 이는 좀 더 지켜봐야 할 문제이다.

사실 화끈한 VRSA 보다는 깐족거리는 VISA (vancomycin intermediate S. aureus) 가 임상에서 더 문제이다.

VISA/hVISA

1997년 히라마쓰(어김 없이 또 등장하신다)는 독특한 감수성 양상의 황색 포도알균 2개를 학계에 보고하면서 내성계를 또 한 바탕 뒤집어 놓으신다.

하나는 Mu50으로 1997년에 분리한 균주인데, vancomycin 억제 농도는 8 μg/mL 이었다. 이는 국제 표준 균주 ATCC 700699 로 등록된다. 이것이 최초의 VISA이다.

나머지 하나가 1996년에 얻은 Mu3으로 억제 농도는 4 μg/mL. 국제 표준 균주 ATCC 700698로 등록된다. 이는 황색 포도알균 집락 속의 소수 민족인 heterogeneous VISA (hVISA) 제1호이다. 어느 집단이나 마찬가지이지만, 그 집단이 추구하는 것과는 다르게 삐딱한 소수 민족이 있게 마련이다. 이 소수 집단이 별도로 집락을 구성하면서 vancomycin에 잘 죽지도 않으면서 오랜 기간 개기거나 각설이처럼 죽지도 않고 또 오곤 한다. 이것이 해당 황색 포도알균의 내성 양상에 결정적 영향을 끼치지는 않더라도 어쨌든 완전히 멸절되지는 않기 때문에 두고두고 불안의 소지가 되는 것이다. 어쩌면 hVISA가 어느 수준 이상 머릿 수를 불리면 비로소 VISA가 되는 것일 수도 있다.

이는 VRSA 처럼 유전자가 개입하는 기전이 아니다. 유전자를 초월한 기전, 즉 소위 epigenetic 과정으로 내성이 성립된다. 수도 없이 많은 세균 대사의 결과들이 종합해서 한 가지 기전으로 집중되는데, 그 결과는 세균의 세포벽이 비정상적으로 두꺼워 지는 것으로 귀결된다. 워낙 심하게 두꺼워지니까 vancomycin 이 제대로 뚫지 못하여 중간 내성이 된다.

생각보다 덜 세련되고 무식한 방법이지만, 이만큼 효율적인 반항 방법도 없을 것이다.

VISA가 계속 개기다 보면 단계적으로 업그레이드 되어 VRSA로 간다?

그런 일은 절대 일어나지 않는다.

일단 기전이 전혀 다르고, 두꺼운 세포 벽으로 vancomycin을 견디어낸다 하더라도, 한계가 있기 마련이기 때문이다. 이 VISA는 VRSA 보다 임상적으로 더 골치거리다. 내성을 만드는 과정에 있어서 VRSA만큼 대가를 치룬 것은 아니기 때문에 기력이 남아 있어서 그렇다. 어쩌면 차라리 VRSA가 싸우기엔 낫다. 모 아니면 도. 화끈하니까. 반면에 VISA/hVISA는 애매모호하고. 꼭 VISA 수준까지는 아니더라도 vancomycin 최소 억제 농도가 1~2 μg/mL 정도에서 형성되는 포도알균 감염 증례는 생각보다 빈번하다. 특히 장기간 입원하는 정형외과, 신경외과 환자들.

솔직히 그런 놈들이나 VISA나 치료상의 애로 사항은 똑같다. 물론 4 μg/mL을 넘어가는 본격적인 VISA면 더 긴장되지만 말이다. 그나마 역시 VISA 도 공짜는 없어서, vancomycin 내성을 얻은 대신 beta-lactam엔 약해지는 감은 있다.

치료 방침은 일단 고용량 daptomycin을 축으로 돌아간다. 여기에 gentamicin이나 rifampicin, TMP/SMX, 혹은 beta-lactam을 붙여 준다. 불행히도 daptomy-cin은 2019년 현재 국내에 시판되고 있지 않다. 그나마 특허가 풀려서 복제약으로 현재 3개 국내 제약회사에서 국내 시판을 준비 중이라고 하니 좀 기다려 봐야 한다.

만약 daptomycin에도 내성을 보인다면 quinupristin/dalfopristin, TMP/SMX, linezolid, telavancin을 대안으로 사용할 수 있다.

5세대 Ceftaroline도 치료 옵션이다. 불행히도 아직까지 국내에서는 사용할 수가 없다. 그나마 VRSA, VISA 증례가 현재까지 보고되지 않은게 다행이랄까? 대한민국 의료계.. 여기는 갈라파고스다.

싹수를 미리 잘라 버리면
해결 될까
decolonization

MRSA는 어디에나 흔히 있는 소위 토착화(endemic)된 균이기 때문에, 감염 관리에 있어서 CRE처럼 새로운 유입을 걱정하여 미리 차단하거나 선제 격리 하는 방침을 적용하지는 않는다. 사실상 아무데나 파면 나온다는 생각을 하고 접근해야 하는 조금 서글픈 현실을 인정해야 한다. 이와 연관해서 좀 다른 얘 기지만, 내성균이 소위 '토착화'된다는 것이 이렇게 안 좋은 것이다. 이는 CRE 단원에서 다시 다루기로 하겠다.

그 어떤 내성균에도 다 적용되는 원칙이지만, MRSA의 감염 관리에 있어 서 핵심은 역시 손 위생이다. 상당히 수비적인 방침이다. 사실 감염 관리라는 것의 기본 성격이 그렇다. 그러나, 이것만으로 충분한지에 대해서는 회의를 가진 이들이 많았다. 따라서 아예 적극적으로 미리 싹수를 잘라 버려야 하지 않겠냐는 발상에서 나온 것이 제거(eradication) 혹은 탈집락(decolonization) 방침이다.

이는 감염 관리의 원칙에서 보면 중재(intervention)의 영역인데, 크게 가로와 세로, 두 가지로 대별된다.

먼저 세로부터 보자면(vertical intervention)

"이번엔 너로 정했어!"하고 특정 내성균을 과녁으로 지목하여 죽어라고 계속 괴롭히는 것이다. MRSA를 찍어서 적극 감시 배양(주로 콧 구멍 도말 배양), 접촉주의 강화, 그리고 decolonization하는 것이 대표적인 예이다. Decolonization은 환자 콧구멍에 mupirocin을 닷새동안 바름과 동시에 fusidic acid 등을 복용시키는 방식으로 시행한다. 주로 스칸디나비아 국가들에서 주도하였으며, 일명 메탈리카의 곡명과 같은 구호인 'Seek and destroy'로 부르기도 한다.

이는 타도해야 할 적을 확실히 정해놓고 하기 때문에 정량화된 성과를 얻고 평가하기가 좋으며, 얼핏 보기엔 좋은 성과도 거둘 수 있을 것으로 보인다. 필자의 경험에 의하면 실제로 이를 시행한 직후 MRSA의 빈도가 줄어들기는 한다. 그러나, 몇 가지 문제가 있다. MRSA같은 그람 양성균에 집중해서 선제공격을 하다 보면, 그람 음성균들이 반사 이익을 얻는다.

그 결과, MRSA가 줄어들면 그람 음성균들이 오히려 증가하는 결과가 빚어진다. 그리고 진짜 중요하고 불편한 사실이 있다. 초반에 MRSA가 감소한 것은 장기간 추적해보면 진짜가 아니었다는 사실이다. 어느 중환자실이나 몇 년에 걸쳐서 주식 시세 보듯이 MRSA의 분리율을 추적해 보면, 고유의 일정한 주기를 타면서 올라갔다 내려갔다 함을 알 수 있다.

즉, decolonization 중개에 의해서 줄어든 것이 아니고, 원래 그런 싸이클이 있었는데 마침 중개하던 시점이 감소하는 싸이클에 있었다는 것. 세상 만사는 오르락 내리락 해도 결국은 평균을 향해 간다는 평균 회귀의 법칙(the law of regression to the mean)이 여기에도 예외 없이 적용된다는 불편한 진실이다. 그리고 가로를 보자(horizontal intervention).

이는 어느 특정 세균을 찍어서 집중 공략하는 것이 아니고, 사실상 모든 세균을 적으로 삼아서 포괄적으로 감염 관리를 행하는 것이다. 대표적인 예가 바로 2013년 Susan S Huang이 New England Journal of Medicine에 발표한 universal decolonization이다. 그녀가 주도한 미 질병관리 본부팀은 40여개의 병원을 대상으로 크게 세 group으로 나눠서 감염 관리를 수행하였다.

group 1은 MRSA screening해서 양성나오면 격리를 시키고(이는 미국 9개 주에서 법으로 강제하고 있다), group 2는 MRSA 양성이 나오면 targeted de-colonization(그러니까 북유럽 등지에서 주도한 그 지침.. 우리도 하고 있는)을 하며(여기까지가 vertical intervention이다), group 3는 screening이고 뭐고 없이 모든 중환자실 환자들을 대상으로 CHG 적신 천으로 매일 전신을 닦아주기(아울러, 5일간 intranasal mupirocin)를 실시하였다.

지금까지 발표된 논문들을 생각하면 group 2가 가장 효율적일 것 같지? 그런데, 결과는 예상과는 달랐다. group 3, 즉 universal decolonization을 시행한 군에서 MRSA 균혈증의 빈도가 baseline과 비교해서 가장 현저하게 감소했으며, group 2, 즉 targeted의 경우에도 유의한 감소는 있었지만 group 3보단 못했고, group 1, 즉 (강제)격리를 한 군에서는, 격리 하나 안 하나 아무런 차이도 없었다.

Universal decolonization의 경우는 MRSA 뿐 아니라, 덤으로 다른 균에 의한 균혈증 내지 패혈증 빈도도 유의하게 감소하였다.

http://www.nejm.org/doi/full/10.1056/NEJMoa1207290#t=article

이는 현재도 검증 중이며 엇갈린 보고들이 나오고 있다.

어쨌든 universal decolonization은 기존의 표적 수사같은 방법보다는 노동력이 덜 들어서(일일이 콧구멍 배양하지 않아도 되니까. 사실 말이 쉽지, 중환자실 의료진들 입장에서는 어마어마한 하루 노동량이다) 더 매력적인 게 사실이다. 그래서 현재는 universal decolonization에 준해서 접촉주의와 CHG bathing은 루틴으로 행하고 있다.

효과 검증이 아직 끝나지는 않았지만, 가로건 세로건 decolonization 시행의 정당성이 훼손되지는 않는다고 생각한다.

왜냐하면 decolonization의 기본적인 이유는 결국 환자 하나하나가 갖고 있는 세균의 보유량을 확실하게 줄여 놓겠다는 데에 있기 때문이다. 환자가 MRSA를 많이 갖고 있다면(주로 피부일 것이다), 그만큼 MRSA 감염 '질환'까지 이행할 확률은 높을 수 밖에 없다. 따라서 이를 미리 선제적으로 줄여 놓는다는 의도에 누가 이의를 달 수 있을 것인가.

Klebsiella -
온갖 내성이 모이는 곳

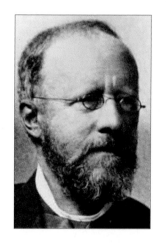

Edwin Klebs

(출처: Wikipedia)

Klebsiella 균은 1885년에 Trevisan이 처음 발견하였는데, 19세기 말 germ theory가 태동하던 시절에 맹활약 하였던 Theodor Albrecht Edwin Klebs 박사를 기리는 의미에서 Klebsiella라고 명명하였다.

Edwin Klebs는 많은 업적을 남겼다.

디프테리아균을 분리하였으며, 말라리아 연구에서도 많은 족적을 남겼다. 그리고 로베르토 코흐의 세균설 확정 가설에 앞서서 Klebs 고유의 4대 조건을 창제하기도 하였다. 내용을 보면, '모든' 세균은 다 병을 일으킨다;

세균은 절대로 저절로 생기는 게 아니다(이건 파스퇴르의 주장과도 일치);

모든 질환은 '오직' 세균에 의해서만 일어난다; 두드러진 특징을 보이는 질환의 원인 세균은 역시 두드러진 특징을 보인다.

오늘날의 잣대로 보면 두 번째 조건만 제외하고는 다 잘못되었고, 아집마저 느껴진다. 그러나 그 당시 시대상을 감안해 보면 참으로 명쾌하기 짝이 없는 이론이었다. 비록 오류 투성이지만, 질환에 대한 접근에 있어서 당시엔 많은 도움이 되었다고 추정할 수 있다.

사람에게서 병을 일으키는 종은 3가지다. *Klebsiella pneumoniae*, *K. oxytoca*, 그리고 *K. granulomatis*. 종종 보고되는 *K. ozaenae*는 뭐냐고 의문을 가지는 분들도 있을텐데, 얘네들은 *K. pneumoniae*의 형제들, 즉 subspecies에 해당한다.

다시 말해서 *K. ozaenae*의 정식 명칭은 *K. pneumoniae subspecies ozaenae*이고 *K. rhinoscleromatis*는 *K. pneumoniae subspecies rhinoscleromatis*, *K. pneumoniae*는 *K. pneumoniae subspecies pneumoniae*이다. 그냥 번거로워서 줄여 부를 뿐.

다른 그람 음성균과는 달리 병원 내 감염 뿐 아니라 병원 밖 지역 사회 감염에서도 중요한 위치를 차지하고 있다. 대표적인 것이 간 농양이나 술 많이 마시다가 잘못 걸리는 *K. pneumoniae* 폐렴이다. 그러나 대부분은 원내 감염에서 주로 말썽을 부리며, 특히 내성을 참으로 다양하고도 현란하게 발휘하여 우리 임상가들을 곤혹스럽게 한다. *K. pneumoniae*가 병독성을 나타내는 원천은 다당류 껍질(polysaccharide capsule)에 있다.

참으로 다양한 항원들과 특히 끈적거리는 물질들을 잔뜩 내어서 여기 저기 달라 붙고, 인체 면역 체계에도 저항을 한다.

Acinetobacter에서도 이미 다룬 바 있지만, 끈끈한 물질들을 잔뜩 분비해서 자기들을 보호하고 최대한 오래 개기는 특기를 발휘한다는 것은 생명 연장의 꿈뿐 아니라 그 내부에서 plasmid 등을 매개로 무언가를 계속 주거니 받거니 한다는 것을 의미한다.

실제로 K. pneumoniae는 유난히 plasmid 등의 교류가 활발한 매우 개방적인 균이다. 따라서 내로라 하는 extended-spectrum beta-lactamase (ESBL)과 carbapenemase가 우글거리는 온상이 되고, 그 결과로 다제 내성균으로 거듭나는 경우가 매우 빈번하다. 그래서 이 K. pneumoniae를 빌미로 ESBL과 carbapenemase에 대하여 다루기로 하겠다.

별종이자 악질인
hvKP

본격적으로 병원 내에서의 *Klebsiella pneumoniae* 감염에 대하여 진도 나가기 시작하기 전에 *hvKP* (hypervirulent 혹은 hypermucoviscous *K. pneumoniae*)는 한 번 다루어 보는 게 좋겠다. 이 *hvKP*는 이름 그대로 유난히 병독성이 강한 KP이다. 공식적으로는 1986년 대만에서 처음 인지되었지만, 아마 이전에도 꽤 많았을 것이다. 인지되기 시작한 초반에는 다수의 사례가 태평양 인접 아시아인들에게서 나왔다.

미국에서도 특히 베트남인들에서 주로 나왔기 때문에 유별나게 아시아인들만 골라서 괴롭히는 균으로 간주되기도 했었다. 약간 인종 차별적인 시각도 살짝 있어서 불쾌함이 느껴지기도 한다. 주로 간 농양 환자에서 나오는데, 일반적인 간 농양 환자들과 다른 점은 평소 간 담도 부위에 특별한 이상은 없었다는 것.

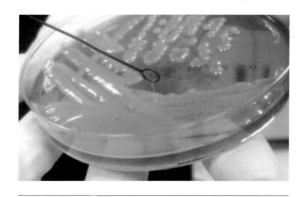

(끈적끈적하게 늘어나는 string. 참고로, 배지를 들고 있는 건 제
손입니다.)

　배양된 집락을 보면 유난히 끈적끈적 거리는 점액들을 잔뜩 두르고 자라난
모습을 보인다. 그래서 균 배양할 때 쓰는 루프로 슬쩍 떠 보면 5 mm 이상 주
욱 주욱 끊어지지 않고 매달려 올라오는 현상을 볼 수 있다. 이를 string test 양
성이라 하며 *hvKP* 여부를 급히 알 수 있는 유용한 지표이다. 기존의 KP (clas-
sic KP; CKP라 부른다)에 비해 유난히 신체 내 구석구석 여기저기로 퍼지는
경향이 매우 강하다.

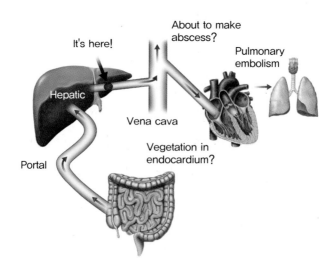

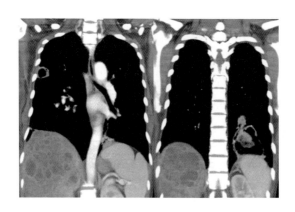

혈관 같은 순환계를 타고 전이하는 특징이다 보니, 근본적으로 각 장기 별로 혈관을 막는 것이 주된 병리 기전이다.

예를 들어, 같은 폐렴이라 해도 *hvKP*에 의한 폐렴은 CKP에 의한 폐렴과는 병변이 근본적으로 다르다. CKP 폐렴은 기관지를 타고 균이 증식하여 생기는 폐렴인 반면에, *hvKP*에 의한 폐렴은 혈관을 타고 가서 꽉 막힘으로써 해당 부위가 괴사에 빠지게 만든다. 즉, 폐 색전증과 다를 바가 없다.

이런 식으로 간 농양에서 그치지 않고 다른 장기들까지 기능을 망가뜨리며 병변을 만드니 *hvKP* 감염의 예후는 CKP에 비해 매우 나쁠 수 밖에 없다. 도대체 왜 *hvKP*는 유난히 병독성이 강한지에 대해서는 여러 학설이 분분하다. 그 중에서도 가장 유력한 것은 철분 대사와 관계가 있는 것으로 보는 시각이다. 앞에서도 종종 다루었지만, 세균이 인체 내에 들어와서 말썽을 부리는 기반은 에너지 쟁탈전에 있다고 하였다.

인간들끼리의 전쟁이 석유 등의 에너지 주도권 확보에 있듯이, 세균과 인간과의 전쟁은 각자의 대사에 필요한 연료인 철분의 확보에 있다. 세균이 사용하는 철분 채취 도구가 *sideophore*인데, 이 *hvKP*의 *siderophore*는 CKP의 *sid-*

erophore 보다 10배 정도 더 강력하다. 따라서 병독성도 그에 비례해서 더욱 악랄해질 것이라는 추정이다. 유난히 전이를 잘 하는 이유는 무엇일까?

일단 KP는 스스로 기동성을 발휘하지는 못하는 균이다(non-motile). 그리고 유난히 끈적거리는 놈이기도 하다. 이 두 가지 특징이 합쳐서 시너지를 발휘한다면? 혈류에 휩쓸려 여기저기 가기는 하는데, 어쩌다가 어느 장소에 주저 앉으면 끈끈하게 들러 붙어서 다시 일어서기가 힘들다. 그 결과가 여기저기 전이성 감염을 일으키는 기반이 될 것이다.

이렇게 악랄한 *hvKP*이지만, 그나마 다행인 점이 두 가지 있다. 하나는, 의외로 내성 검사에서 웬만한 항생제에는 다 듣는다는 것이다.

2/2 bottle	GNB → Klebsiella pneumoniae SS. pneumoniae	
Amikacin	<=2	S
Amoxicilin-clavulanic acid	<=2	S
Ampicillin	>=32	R
Aztreonam	<=1	S
Cefazolin	<=4	S
Cefepime	<=1	S
Cefotaxime	<=1	S
Cefoxitin	<=4	S
Ceftazidime	<=1	S
Ciprofloxacin	<=0.25	S
ESBL	Neg	NEG
Ertapenem	<=0.5	S
Gentamicin	<=1	S
Imipenem	<=0.25	S
Piperacillin/tazobactam	<=4	S
Tigecycline	1	S

(흔히 보는 hvKP의 항생제 감수성 결과. ampicillin에는 내성을 보이는데, 원래 KP는 ampicillin 내성을 기본으로 깔고 가는 놈이다)

참으로 희한한 현상으로 볼 수도 있지만, *hvKP*는 항생제에 내성을 보여서 위험한 것이 아니고, 균 자체가 두툼하고도 끈적이는 점액으로 무장을 하여서 만독불침의 경지에 도달하는 데에 그 원인이 있다. 그래서 항생제 뿐 아니라 인체 면역 체계에도 거뜬히 견디는 맷집을 과시함으로써 악랄한 임상 경과를 보인다. 다시 말해서, 충분히 방어 벽을 치고 있으니까 굳이 내성까지 발휘할 필요성을 못 느낀다고나 할까. 또 하나는, 이렇게 악랄한 놈임에도 불구하고 병원 감염에서는 거의 등장하지 않는다는 점이다.

왜 그런지는 알 수 없지만 가뜩이나 다제 내성으로 우리를 괴롭히는 KP인데, 그나마 강력한 *hvKP*가 거의 참전하지 않는다는 사실 하나만으로도 불행 중 다행이긴 하다. 그래서 *hvKP*는 이쯤 다루기로 하고, 이제부터 본격적인 병원 내 KP... 라기 보다는 KP를 타고 횡포를 부리는 다제 내성을 다루기로 하겠다.

ESBL은
더 큰 불행의 서곡이다

Extended spectrum beta-lactamase (ESBL)는 extended spectrum beta-lactam을 분해하는 효소이다. Extended spectrum beta-lactam 항생제는 처음 나올 당시 기존 항생제보다 작용 범위가 더 넓어졌다고 해서 붙은 명칭이다. 이것저것 따질 것 없이 그냥 3세대 cephalosporin이라고 보면 된다.

원래부터 이 항생제에 내성을 보이는 AmpC type β-lactamase는 chromosome내에서만 국한되어 생성될 뿐, 다른 균으로 전달되는 것은 아니었기 때문에 역학적으로 큰 문제는 아니었다. 그러나, 80년대 초반에 유럽 등지에서 이들 새 항생제들을 가수분해 할 수 있는 새로운 효소들을 내는 균들이 속속 출현하기 시작하였다. 문제는, 그 당시까지는 chromosome에 국한된 것으로만 알려졌던 내성 기전들이 plasmid에 의해 다른 균으로도 전파가 됨으로써 발현되고 있었다는 사실이다. 이들 새로운 효소들에 대해 정밀 분석을 한 결과 각 효소 별로 정도의 차이는 있으나 cefotaxime, ceftazidime, aztreonam 등의 oxyimino−β−lactams 항생제들을 주로 분해하는 반면 carbapenem이나 cephamy-cin 계열의 항생제에는 별 작용이 없으며 clavulanate에 억제된다는 공통적인 특징들을 보였고, 기존 beta−lactamase인 TEM, SHV, 혹은 OXA 계통들의 돌연변이에 의해 생겨난 것임이 규명되었다.

Extended spectrum beta−lactam을 분해하는 효소, 즉 ESBL이 무대에 전면 등장한 것이다.

ESBL은 Bush−Jacoby−Medieros functional classification에 의하면 2be에 해당한다(2d도 일부 겹치긴 한다). 이 B−J−M 분류법은 아미노산 서열에 근거한 Ambler 분류(A, C, D는 serine beta−lactamase, B는 metallo−beta−lactamase)와는 달리, 효소와 기질간의 반응 관계에 기반을 두고 분류한 체계이다. 그래서 clavulanate나 cephamycin에는 억제되는 반면 3세대 cephalosporin은 제대로 분해를 하는 표현 형질로써 ESBL을 규정한다(물론 조금씩 예외는 있다).

ESBL이 문제가 되는 점은 항생제 선택의 폭이 대폭 줄어든 것뿐 아니라, plasmid에 의하여 매개된다는 사실에도 있다. 그만큼 파급 속도가 빠르다는 것이며, 이는 현실이 되어서 오늘날에 이르러 사실상 토착화가 된 실정이다.

ESBL이 기승을 부리게 된 요인은 다른 다제 내성균들의 출현 원인과 거의 같다. 크게 두 가지 요소 − 오랜 세월과 항생제 융단 폭격이 결정적으로 작용하는 것이다. 오래 입원할 수록 기회는 점점 많아지고, 3세대 cephalosporin 뿐 아니라 quinolone, aminoglycoside, metronidazole 사용량의 증가로 ESBL 생성균이 선택적으로 살아남을 확률 또한 점점 증가할 것이기 때문이다.

그렇게 살아 남은 ESBL 균들이 손을 매개로 여기 저기 전파되는 것이 축적되다 보니 결국 토착화 수준까지 오게 되었다. 요즘 종합 병원에서 *K. pneumoniae*나 *E. coli*의 항생제 감수성 결과를 보면 ESBL이 양성인 경우가 30-50%선, 혹은 그 이상인 경우가 적지 않은 게 현실이다. 그렇다면 ESBL의 감염 관리는 사실상 마음을 비우고 체념해야 할까?

그건 위험 천만한 생각이다. ESBL이 아무데나 파도 나오는 수준이라 해도, 이를 그대로 방치한다면 더 독한 놈이 오기 때문이다. 이는 ESBL 균의 치료 방침에서 비롯되는 문제이다.

치료 항생제의 선택 문제는 만만치 않다.

ESBL 자체의 반응 특징 때문에 2세대 cephamycin 제제가 유효할 것으로 생각할 수도 있지만 이를 뒷받침해 주는 in vivo 연구가 없는 실정이며 실제로는 cephamycin을 사용했다가 오히려 치료에 실패하기 때문에 많은 위험 부담을 안고 있다. 설사 ESBL이 cephamycin에 작용을 안 한다 하더라도, 균들이 ESBL 이라는 무기 하나만 가지고 덤비는 일은 없으며 예를 들어 porin의 결핍같은 강력한 내성기전을 추가로 병행하고 있는 경우가 많기 때문에 실제 임상에서 치료 실패의 주 원인이 된다. 그렇다면, 어차피 ESBL도 β-lactamase 이니까 β-lactam/β-lactamase inhibitors (b/bI) 를 쓰면 될까?

일단 cephamycin보다는 위험부담이 덜하지만, 성공 가능성은 반반이라고 할 수도 있다. 그러나 균들이 실제로는 ESBL 뿐 아니라 원조격인 TEM-1이나 SHV-1도 같이 내고 있는 경우가 빈번하고, porin 결핍도 발현하는 등 다양한 내성기전들을 구사하기 때문에 이 또한 위험부담이 있다고 볼 수 있다.

그나마 희망을 가질 수 있는 것이 4세대 cephalosporin과 carbapenem 계통의 항생제이다. 실제로는 사실상 carbapenem 한 가지만 치료 약제일 뿐이다.

문제는, 이렇게 carbapenem을 쓰다 보면 carbapenem에까지 내성을 발현하는 다제 내성균이 유도된다는 것이다. 그리고 이 또한 현실이 되고 있다.

이쯤 되면 이미 토착화 된 ESBL 균이라 하더라도 왜 감염 관리를 포기하면 안 되는지 수긍이 갈 것이다. 머리 수가 많은 상태에서 carbapenem만이 희망인 상황인데, 손 위생을 비롯한 기본적인 접촉주의를 게을리 하면 carbapenem 내성균(CRE, CPE)의 출현 시 걷잡을 수 없는 사태로 발전할 수 있기 때문이다.

결국 ESBL의 감염 관리는 사실상 궁극적으로 CRE와 CPE 를 겨냥한 방침이라 할 수 있다.

자, 그러면 이제부터 진짜 주인공인 CRE와 CPE를 다뤄 보기로 하자.

Carbapenemase
필수 지식 몇 가지

Carbapenemase producing Enterobacteriaceae (CPE)와 관련된 몇 가지 필수 기본 사항들을 점검해 보겠다.

*Carbapenem은 원래 beta-lactamase 억제제 가문 출신이다.

Carbapenem은 beta-lactamase 억제제(bI)를 개발하는 과정에서 나온 산물이다. 개발 초기의 원시적 물질인 olivanic acid에서 clavulanic acid가 만들어지는데, 그와 동시에 thienamycin도 덤으로 나왔다. 주위에 주렁주렁 달고 있는 기들의 덩치가 워낙 커서 웬만한 beta-lactamase에 끄떡도 안 하는 맷집을 갖추었다. 그래서 beta-lactam 항생제의 끝판왕 자리를 차지한 것이다.

*CRE 중에서도 CPE가 주류이다.

CRE의 내성 기전은 크게 세 가지로 요약된다. 들어온 항생제를 열심히 퍼내는 펌프(efflux pump)를 작동시키거나, 항생제가 들어오는 경로를 줄이거나 아예 없애버리는 짓을 하거나, 그리고 효소로 직접 항생제와 맞장 떠서 무력화시키거나 하는 식이다. 맨 마지막 기전이 바로 carbapenemase인데, CRE 중에서도 이 CPE가 내성의 주류를 이루고 있다. CRE 감염 관리는 사실상 CPE와의 싸움인 셈이다. Carbapenemase는 Ambler A, D serine protease와 Ambler B인 metallo-beta-lactamase (MBL)로 분류된다.

*CPE는 매우 빠르다.

CPE는 non-CPE보다 빠르다. 기동성 있는 transposon과 plasmid를 타고 종횡무진하기 때문이다. CPE 자체도 매우 빠르다. 게다가 똑똑한 special clone 이 이를 받으니 더 빠르다. 성능 좋은 경주차를 유능한 경주 선수가 운전하는 셈이다. 성능 좋은 경주차는 Tn4401이며, 똑똑한 균은 *K. pneumoniae*를 예로 들면 ST258 균이다.

*CRE는 진짜로 해롭다.

내성과 병독성, 예후에 인과 관계가 있느냐는 것은 항상 나오는 논쟁거리이지만, CRE/CPE의 경우는 지금까지 보고된 성적들에 의하면 분명히 예후가 나쁘다. CRE가 나올 정도의 환자라면 기저 질환 자체가 위중하고, 쓸 수 있는 항생제도 별로 없고, *K. pneumoniae*를 비롯한 *Enterobacteriaceae*의 펀치력이 무시무시하기 때문에 예후가 좋을 수 없을 것이다.

*CRE는 현재 이미 전 세계로 퍼져있다.

*K. pneumoniae*가 대표적인 KPC 효소는 유럽의 남부 그리스와 이태리, 동유럽, 미국과 남미에 이미 토착화되었다. MBL에 해당하는 NDM은 인도, 파키스탄을 중심으로 영연방 국가에 퍼져 있다. 그렇다면 대한민국은?

*인정하기 싫지만, 대한민국은.. 토착화가 멀지 않았다.

지금부터 약 1년여 전인 2017년 5월 말, 대한의료관련 감염관리학회 정기 학술대회가 성황리에 치러지던 중에 당시 회장이었던 필자를 비롯하여 학회 주요 임원들이 의료관련 언론사 기자들과 1시간여 동안 인터뷰 겸 간담회를 가졌다. 대한민국 의료관련 감염에 대한 여러 논제들을 가지고 의견을 주고받던 중에, 어느 기자가 다음과 같이 질문을 던졌다.

"현재 국내에서 CRE 증례가 증가하고 있는 추세인데, 이를 토대로 보면 MRSA처럼 이미 토착화 된 것이 아닙니까?"

여기서 우리 임원진들의 의견이 엇갈렸다. 어느 임원은 "그렇다"라고 대답했고, 나를 비롯한 다른 임원들은 "아직 아니다"라고 반박을 했다.

자, 그리고 1년이 지났다. 만약 "아니다"가 그 당시엔 정답이었다 할지라도, 1년이라는 세월은 그 정답이 오답으로 바뀌기엔 충분한 시간일 수 있다.

지금 의료계와 보건 정부 당국에서 가장 긴장하면서 주목하고 있는 것은 과연 CRE가 이제는 대한민국에 정착했는지 여부이다. 만약 정착했다는 게 사실이라면 MRSA, VRE, ESBL과 동급이 되는 셈이며, 완전 제거는 물 건너갔다는 뜻이 된다. 그래서 '토착화' 라는 용어는 민감하고도 심각한 의미를 내포

하고 있기 때문에 표현하는 데 있어서 신중할 수밖에 없다. 그렇다면 2018년
의 절반이 지난 현재, 대한민국에서의 CRE는 어느 위치에 있을까?

*CRE는 국내에서 급증하고 있는게 사실이다.

CRE가 국내에서 처음 검출된 것은 2008년이었으며 이후 몇몇 병원에서
산발적으로 보고가 되기 시작한다. 이에 질병관리본부에서는 2011년부터 100
여개 기관을 대상으로 표본감시를 시작했으며, 그 해에는 16건이 확인되었다.
그런데 2015년에 565건, 2016년에 1455건, 2017년 5716건(어째 기하급수적으
로 늘어난다?), 2018년 8월 현재 6670건이 신고 된다(박정완, 이은주, 이승재,
이형민. 2015~2016년 국내 카바페넴 분해 효소 생성 장내 세균속 감염 환자
발생 현황. 주간 건강과 질병 2017; 10(46): 1243-1247. 2017 감염병 감시 연
보 - 질병관리본부).

*CRE는 대한민국에 이제는 토착화(endemic) 되었는가?

그런데, 이와 관련해서 주목해야 할 출중한 논문이 올해 나왔다. Yoon
EJ, et al. Klebsiella pneumoniae Carbapenemase Producers in South Korea be-
tween 2013 and 2015. Front Microbiol 2018; 9; article 56 (doi: 10.3389/
fmicb.2018.00056)

2013년부터 2015년까지 전국 60개 병원에서 얻은 CRE-CPE (KPC-pro-
ducing)을 대상으로 분석한 연구 보고인데, 이 논문에서는 대한민국의 CRE가
endemic 단계라고 표현하고 있다.

전문적인 내용이라 아직 많은 이들이 접하진 못했겠지만, 이제 대한민국도 CRE endemic country로 올라서는 계기가 될 논문이라 매우 중요한 보고라 할 수 있다. 그러나 아직 endemic이라고 확정할 단계는 아닌 것 같다.

*Endemic이라고 확정하려면..

사실 Endemic이라고 간주하는 것은 expert의 주관적인 판단에 의해서 성립 되곤 한다. 그래도 이런 중대한 사안에 대해서는 보다 객관적이고 보다 정량 화된 기준이 필요하다.

Endemic 여부의 판정을 위해 현재 유용하게 사용할 수 있는 기준은 유 럽의 CRE 연구 기관에서 제시한 epidmiological stages안일 것이다. (출처: ① European Survey on Carbapenemase-Producing Enterobacteriaceae (EuSCAPE) Working Group, Glasner C, Albiger B, Buist G, Tambic Andrasevic A, Canton R, Carmeli Y, et al. Carbapenemase-producing Enterobacteriaceae in Europe: a survey among national experts from 39 countries, February 2013. Euro Surveill. 2013;18(28):20525. ② Albiger B1, Glasner C, Struelens MJ, et al. Carbapene-mase-producing Enterobacteriaceae in Europe: assessment by national experts from 38 countries, May 2015. Euro Surveill 2015;20(45). doi: 10.2807/1560-7917.)

이 기준안에 의하면 stage 1은 CRE가 어쩌다가 어느 한 병원에서 배양되어 나오며, 그 어떤 역학적인 관련성도 없는 경우이다. 어느 특정 병원에서 out-break이 있되, 역시 역학적으로 연관성이 없는 경우가 stage 2이다.

이 다음부터 역학적으로 연관성이 있는 경우이다.

어느 한 행정 구역, 예를 들어 경기도 내의 여러 병원에서 outbreak이 있으면서 역학적 연관성이 있으면 stage 3.

충청도에서 전라도, 경상도 등지의 여러 병원에서 역학적 연관성이 있는 CRE균에 의한 outbreak이 있으면 stage 4.

이러한 양상이 전국 거의 모든 병원에서 나타나면 비로소 stage 5이며 이때를 endemic situation, 즉 토착화라고 한다.

이상의 기준 잣대로 보면 대한민국의 CRE는 최소한 stage 4까지는 와 있다. (Jeong SH, Kim HS, Kim JS, et al. Prevalence and Molecular Characteristics of Carbapenemase-Producing Enterobacteriaceae From Five Hospitals in Korea. Ann Lab Med 2016; 36: 529-535. 우리나라 CPE는 OXA-232와 KPC-2 천지다.)

그렇다면 stage 5까지 넘어 왔느냐?

공식적으로는 Endemic의 기준인 '전국의 거의 모든 병원'을 대상으로 확인된 물증이 아직 없다. 그래서 토착화되었다고 확진을 내릴 수는 없을 것이다. 적어도 2018년 현재까지는. 그러나 심증적으로는 토착화가 의심되는 것도 사실이다.

아마도 질병관리본부에서 계속 진행 중인 표본 감시 조사가 확대되어 전국 거의 모든 병원을 대표할 수 있는 규모까지 도달하면 비로소 공식적으로 토착화를 선언할 시기가 멀지 않았다고 예상한다. CRE에 대한 경각심과 대비 상태가 현재 수준에 머물러 있다는 전제하에서 말이다. 따라서 질병관리본부,

보건 복지부, 전국의 모든 의료 기관의 감염 관리 담당자들은 CRE의 토착화가 현실이 되지 않도록 최대한의 노력을 경주해야 하며 이는 병원별 네트워크를 기반으로 하여 조직적으로 수행하는 것이 절실하다.

＊항생제 규제 및 관리는 CRE 발생 억제에 효과가 있다.

역시 논란이 있긴 하지만, carbapenem을 비롯한 광범위 항생제의 남용을 규제하고 적정 조정을 하면 각 환자의 장 내 colonization resistance를 저해할 확률이 줄기 때문에, 그만큼 CRE 출현의 기회도 감소시킬 수 있을 것이다. 이에 더해서 중환 치료시 가급적 carbapenem 이외의 항생제들을 씀으로써 역시 CRE 출현의 확률을 줄일 수 있다.

이러한 방침들이 제대로 준수되면 CRE 발생 억제에 효과가 있다는 연구 결과들이 계속 보고되면서 이를 뒷받침해 주고 있다.

자, 그럼 우리는 CRE/CPE에 어떻게 대처해야 할까?

CPE의 이상과 현실 -
Welcome to the real world

*Real world 1 – 치료 면에서의 현실

CRE/CPE는 beta-lactam의 최종 보스인 carbapenem마저 무용지물이 되었다는 상황이기 때문에, 치료해야 할 경우 꺼낼 수 있는 무기들의 선택 폭이 그다지 넓지 않다.

현재로서는 colistimethate이나 tigecycline 외에는 뾰족한 수가 없다. 그런데 tigecycline의 경우는 조직에 잘 파고 든다는 장점이 동시에 단점으로 작용한다. 다시 말해서 혈액 내로 약제가 들어오면 금방 혈관 밖의 조직으로 거의 다 사라진다는 것. 그래서 CRE/CPE 균혈증 내지 패혈증에서는 별 소용이 없다. 사실상 colistimethate 하나 밖에는 치료제가 없다는 얘기가 된다. 그리고 대한민국의 현 상황도 CRE/CPE 치료에 도움은 커녕...

대개 colistimethate 하나만 달랑 주면 그럭저럭 치료가 되지만, 제대로 치료되지 않는 경우도 적지 않다. 그래서 colistimethate + tigecycline + carbapenem 조합으로 치료하는 것이 현재 최선의 치료법으로 세계적으로 공인되어 있다. 그러나, 대한민국에서는 그렇게 주면 인정 받지 못하고 삭감된다.

사실 CRE/CPE 치료제는 colistimethate만 나와 있는 것은 아니며, 외국에서는 각종 신약들이 널리 쓰이고 있다. 신세대 beta-lactamase 억제제인 avibactam을 기조로 한 ceftazidime-avibactam, ceftaroline fosamil-avibactam, aztreonam과 avibactam 제제의 조합이 많은 희망을 주고 있다. 이들뿐 아니라 vaborbactam-meropenem, relebactam-imipenem-cilastatin도 참전을 하고 있다. 또한 새로운 aminoglycoside인 plazomicin, 트로이 목마 항생제 cefiderocol도 긍정적인 성과를 거두고 있다. *(더 자세한 내용은 졸저 항생제 열전에서 참조하시길)*

국내 도입이 시급합니다!

그런데...

이렇게 환상적인 신약들은 아직 대한민국에 들어오지 못하고 있으며, 사실상 요원하다. 들어온다고 해도 삭감 당하기 딱 좋은 먹잇감이 될 것이다.

갈라파고스...

*Real world 2 - 감염 관리에서의 현실

CRE/CPE의 임상은 어찌 보면 치료 상황이 감염 관리보다 낫다.

치료 상황은 모 아니면 도이지만 감염 관리는 긴 호흡으로 임하는 지루한 참호전에 가깝기 때문이다. 그뿐인가? 내부의 저항과도 마주해야 하는 매우 피곤한 작업이다.

치료가 공격이라면 감염 관리는 수비다. CRE/CPE 감염 관리는 크게 두 가지 상황으로 대별해서 임한다. 첫째, 외부에서 병원으로 CRE/CPE가 들어 오는 것을 최대한 저지한다. 둘째, 그럼에도 불구하고 병원 내에서 CRE/CPE가 집단 발생했을 경우 신속하게 조치한다.

물론 첫번째 상황에 최선을 다하는 것이 가장 중요하다. CRE/CPE 감염 관리는 요양 병원 같이 장기 입원하던 환자들이 갖고 들어오는 걸로 시작하는 일이 많기 때문이다. 여기서 오해하지 말아야 할 것이 있다. 요양 병원 등에서 CRE/CPE가 원내로 들어오므로, 그곳이 마치 CRE/CPE의 생산지인 것처럼 보일 수 있다.

분명히 해 두자. CRE/CPE의 생산지는 엄밀히 따지면 다름 아닌 종합 병원이다. 종합 병원에서 장기간 입원하면서 CRE/CPE를 보유하게 된 환자들이 요양 병원이나 준종합병원 등으로 가면서 거기서 전파된 것이다.

요양 병원이나 다른 준 종합 병원의 감염 관리 체계가 종합 병원만큼의 수준까지 하기는 현실적으로 어려울 것이다. 따라서 CRE/CPE는 조절이 잘 되기는 힘들며, 다시 요양병원/준종합병원과 종합병원 사이의 주거니 받거니 악순환이 계속되는 것이다. 이는 우리나라만 유달리 그런 것이 아니고, 전 세계 모든 국가의 CRE/CPE 역학이 그러하다.

궁극적으로는 이 악순환의 고리를 끊는 것이 중요하며, 이는 곧 요양병원/

준종합병원 감염 관리의 강화가 필요함을 의미한다. 그러나 현실적으로 이를 달성하기는 매우 어려우며, 국가 공공기관이 나서서 해야 제대로 돌아갈 것이나, 이에 대한 협조 문제 등등 해결해야 할 숙제들이 적지 않다. 이는 다른 나라들도 마찬가지인데, 예외적으로 이스라엘이 이를 제대로 성공시킴으로써 해결책을 많이 시사해 주고 있다.

다시 종합병원으로 돌아오자. 외부 병원에서 CRE/CPE 보유 환자가 진입할 수 있다는 전제하에서 병원 내로 입원 시키는 건 잠깐 보류하고, 그 환자에게 그러한 일이 생길 수 있는 위험인자가 있는지를 먼저 평가한다.

위험 인자는 질병관리본부의 지침에 준하여 결정하는데, 핵심은 '1년 내에 CRE와 접촉한 경력'이다. 환자 자신이 CRE가 배양되었던 경력이 있건, CRE 환자와 접촉했건, CRE가 만연한 의료 기관에 있었건, 어찌 됐든 '1년 내에' CRE 관련 이벤트가 있었다면 무조건 위험 환자군이라고 보면 된다. 1년이라는 기준의 근거는 CRE를 보유하는 평균 기간이 대략 380일 정도라는 연구 결과에 두고 있다. 하지만 여기서도 또 현실의 벽 하나가 기다리고 있다.

보험 기준에서는 아직도 '3개월'로 제한하고 있다. 같은 국가 공공 기관들인데 이렇게 기준이 엇갈린다. 우리는 어느 쪽을 택한다? 당연히 삭감 안되는 쪽을 택할 수 밖에 없다.

갈라파고스..

그래도 다행인 것은, 실제로는 대부분의 전원 환자들이 타 병원에 있다가 오기때문에 사실상 3개월 기준으로 해도 큰 지장은 없다.

다만, 극단적인 예로써 3개월+1일 환자가 전원왔다고 가정하면, 실제로 CRE를 가지고 있다 하더라도 선별 검사 대상에서 쏙 빠짐으로써 CRE 무혈 입성을 속수무책으로 당할 수 밖에 없다는 것도 충분히 가능하다. 어쨌든 기준에 해당하여 선제격리를 하는 동안 CRE/CPE 여부를 검사한다.

음성이면 모두가 행복해지지만, 양성이 나오면 당연히 격리 내지 cohort, 그리고 엄격한 접촉주의가 뒤따른다. 주기적으로 CRE 배양을 해서 3번 연속 음성이 나와야만 비로소 격리가 해제된다. 무난하게 진행될 것 같지? 현실은 잔인하다.

일단 입원 및 격리 시점부터 적어도 한 달 동안은 아무리 용을 써도 CRE 배양이 음성으로 나오는 일은 없다. 즉, 최소 한 달동안은 배양 나가는 것을 지양한다. 3번 연속 음성이라고? 그런 행복한 결말은 거의 없다.

이미 언급했다시피, 자연스럽게 CRE가 사라지는 데 걸리는 시간은 평균 1년 정도 잡아야 한다. 현실에서는, 환자의 입원 사유가 되었던 질환을 다 치료하고 나면 다시 CRE 환자를 받아 줄 수 있는 요양 병원이나 준 종합 병원으로 전원하거나, 가능하다면 집으로 퇴원시킴으로써 일단락 된다. 대부분은 그렇게 해결하지만, 그 과정에서 환자측과 병원측 사이에 심한 갈등과 민원 사례도 종종 일어난다. 감염 관리란 이렇게 피곤한 일이다.

두 번째 상황으로, 집단 발병한 경우도 전반적인 과정은 크게 다르지 않다. 즉각 역학 조사가 가동됨과 동시에 격리 내지 cohort를 들어간다. 그리고 진짜 큰 일은 접촉자 관리이다. 발생한 병실 내의 다른 환자들, 그 환자들과 관련된 가족이나 간병인들, 그리고 담당 의료진들 등등, 챙겨야 할 접촉자들은 백여

명이 우습게 훌쩍 넘어간다. 일일이 찾아서 설명하고 양해를 구하고, 가끔 항의에도 시달리면서 균 배양 작업들을 완수해야 한다. 공기 전파가 아닌 것을 다행으로 알아야지. 어쩌다가 딱 한 사람이라도 추가로 CRE/CPE가 나오면 업무는 증폭이 된다. 역시 환자측과의 갈등, 민원 등에 시달린다.

Laborious and devastating !! 다시 말하지만 감염 관리는 이렇게 피곤한 작업이다. 차라리 중환 치료가 낫지. 이런 저런 애로 사항들이 많다고 해도, 그나마 이러한 선별 검사 체제를 시행할 수만 있다면 행복한 것이다. 아예 이 선별검사 자체를 시작하기까지의 과정도 험난하기 짝이 없다.

내 개인적인 생각으로는 감염 관리에 있어서 세균의 resistance보다 훨씬 강한 것은 human resistance이다. 소위 말하는 pushback.

아시다시피 감염 관리는 병원 입장에서는 돈을 벌어주기는 커녕, 힘들게 벌어 놓은 돈을 쓰는 일이다. 물론 길게 보면 원내 감염으로 인한 비용 발생을 절감해 주니까, 사실상 감염 관리도 돈을 벌어주는 셈이지만, 어디 그렇게까지 이해하기가 쉬운가? 그래서 감염 관리 관련해서 무언가 새로운 체제를 시작하려고 하면 병원 측에서는 썩 달가울 리가 없다. 그래서 CRE 선별 검사를 시작하겠다고 포부를 보이면, 병원 측에서는 비용 대비 효율부터 따져볼 수밖에. 이건 내가 병원측 입장이라 해도 비난할 일이 아니고 당연한 것이다. 그래서 당장 시작을 못하고 오랜 기간을 검토해 보면서 보내게 되었다. 우여곡절 끝에 병원의 승인이 떨어진다. 그럼 다 해결된 것인가?

CRE 선별 검사라는 것은 단순하지가 않다. 병원 내 온갖 부서들이 다 가담해야 하는 다학제 사업이다. 감염내과 의사와 감염 관리실을 시작으로, 응급

의학과, 간호부, 원무팀, 진단검사의학과, 구매팀, 시설팀, 홍보팀, 병동 간호팀, 중환자실 실장과 중환자 간호팀, 임상 진료팀 등등. 특히 현장에서 환자와 직접 접해야 하는 부서들, 예컨대 응급 의학과나 병동, 중환자실 간호팀등도 입이 한줌 나온다. 환자 하나 하나 보기도 바쁜데, 직장 도말이며 접촉주의 시행, 환자 및 보호자에게 설명(이것도 만만치 않다), 배양 처방은 누가 낼 것이며 등등.. 평소보다 업무가 크게 가중되니 달가울 리가 있나. 그래서 시행 이전에 수없이 많은 회의를 통해 가능한 모든 경우들에 대비하여 어떻게 할 것인지에 대해 섬세하게 조율해야 한다. 그리고 해당 임상과들을 대상으로 CRE 관리에 대하여 간단히 교육을 한다.

그리하여 드디어 숙원이던 CRE 관리가 시작된다. 벅찬 마음으로 CPE 관리 안내문을 병동마다 붙인다. 그리고 시작 첫 날. 이 포스터를 유심히 보던 어느 내과 의사가 물어본다.

"CRE가 머시여?"

"....? -_-;"

이거, 처음부터 징조가 좋지 않다. 다음 날 되짚어 보니, 배양 검사 처방들이 여기 저기 누락되어 있다.

감염 내과 이외의 과들이 CRE가 뭔지 알게 뭔가. 배양 처방 내 달라고 사전에 간곡히 부탁했어도, 자기 코가 석자인 전공의들이 일일이 이것까지 챙기기가 어려운 건 당연지사. 부랴부랴 뒤늦게 배양 검사 처방을 추가로 내서 누

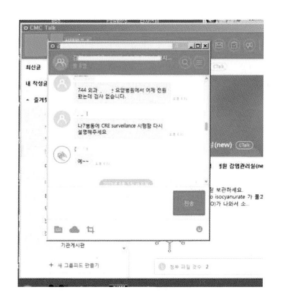

락을 메꾼다. 회진을 돈다. 격리실을 보니 날씨 덥다고 문을 활짝 열어 놓고 있다. 간병인들은 가운 안 입고 해맑게 환자를 보다가 밖으로 나갔다 들어왔다 한다. 일일이 잔소리하고 문도 일일이 닫도록 당부하지만 그 때뿐, 마이동풍이다. 내일 가보면 아마 다시 원상 복귀되어 있을 것이다.

체제를 세우고 시작하는 것이 그리 만만하지 않지만, 그보다 더 강적은 이렇게 교과서나 지침안에는 절대 기술되어 있지 않은 잔인한 현실이다.

어쩌겠는가?

발품 팔고, 될 때까지 펑크 메꾸고 다녀야지.

오늘도 평화로운 감염 관리의 하루를 보낸다.

감염 관리도
감사(audit)가 필요하다

누가 봐도 완벽하게 잘 짜여진 감염 관리 지침안이 마련되어 있고, 병원에서 승인하였고, 각 부서들끼리의 협력 관계도 잘 구축되었으며, 실시하는 병동의 의료진들도 교육이 잘 되어 있었다. 그리고 시작하면 원활하게 잘 진행될 줄 알았는데...

막상 뚜껑을 열어보니, 여기 저기 구멍 투성이다. 이렇게 이상과 현실의 괴리는 큰 것이다. 어디 감염 관리 뿐이겠는가? 매사가 그런 법이다. 그렇다면, 실제 상황에서 예측 불허로 발생하는 애로 사항들을 해결하기 위해서는 어떻게 관리해야 할까?

어떻게 하긴. 수시로, 그리고 꾸준히 점검하고, 감시하고, 문제점 있으면 feedback 주고 하면서 부지런히 보살피는 수 밖에 없다. 그래서 '관리'라는 용어가 붙는 것이다.

감염 관리 분야에서는 이를 audit라고 부른다. Audit는 사전적으로 번역하면 '감사'라는 뜻이다. 어느 회사의 회계 및 제반 업무들에 대하여 얼마나 투명하고 공정하게 운영해 왔는지에 대하여 꼬치꼬치 다 따지고 검증하는 행위. 누구나 꺼려하는 바로 그것이다. 오디오(audio)같이 유사한 단어들이 많아서 어원을 쉽게 짐작할 수 있을 것이다. 라틴어로 audire, 즉 듣는다는 단어에서 유래하였다. 감사 업무를 할 때 각 회계 장부나 공문 서류 등을 누군가가 읽어주는 걸 들으면서 수행하였다는 데서 이 용어를 쓴 것이다.

어찌 됐건 감사라는 단어는 듣기에 썩 어감이 좋지는 않다. 그래서 감염 관리 영역에서 이 단어는 원어 그대로 audit라고 사용하기로 하겠다.

감염 관리에서의 audit는 꽤 포괄적인 용어로, 각 병동마다 행하는 업무나 시술 등을 감염 관리 문제와 연관해서 철저히 검토하는 것을 일컫는다.

이는 주로 환자 안전에 초점이 맞춰져 있으며, 업무들마다 감염 관리 면에서 허점은 없는지 여부를 집중적으로 짚는다. 여기서 발견된 문제점은 곧장 feedback이 이루어지며, 무슨 징벌을 하고자 함이 아니고(그렇게 오해를 많이 사서 갈등의 단초가 종종 되곤 한다), 감염 관리에 대한 경각심을 상기시키고, 과학적 근거에 기반을 둔 감염 관리 지침을 정착시키는 데 최종 목적을 두고 있다. 다시 말해서 동기 유발에 목표를 두고 있다고도 할 수 있다.

결국 checking을 함으로써 얻는 자료를 근거 삼아, 실제 행위에 긍정적인 영향을 끼치는 셈이다.

Audit를 하려면 크게 두 가지를 갖추고 시작해야 한다. 하나가 CHECK-

LIST 이고 나머지 하나가 BUNDLE이다. 어찌 보면 checklist나 bundle이나 사실상 같다고 볼 수 있는데, 전자가 점검과 반성(?)에 초점을 맞춘 반면에 후자는 행동에 비중을 더 두고 있다.

주요 점검 대상은 표준 지침에 맞춰서 감염 관리가 제대로 정착되고 있는지 여부를 대표하는 항목들이다. 예를 들어 손 위생, 격리 주의를 잘 수행하는가, 환경 및 의료 기구 관리와 청소 그리고 소독을 잘 하는가, 폐기물 처리를 제대로 하는가 등등. 또한 격리 조치 시에 개인 보호 장구를 정확하게 다루는가, 혈관이나 도뇨 카테터 삽입 시 지침을 잘 준수하는가, 혹은 수술 후 창상 관리를 제대로 잘 하는가 등도 점검 대상이다. Bundle은 까먹기도 쉽지만 특히 위험 소지가 많은 시술들을 하나로 모아 놓은 것이다.

특히 무언가를 인체에 꽂는 행위, 즉 기관지 삽관이나 각종 카테타 삽입 행위시 반드시 준수해야 할 일련의 과정들을 모아서 하나하나 점검하게끔 정리한 것이다. 궁극적으로 인공 호흡기 폐렴, 카테터 연관 요로 감염 내지 혈액 감염등을 예방하기 위하여 최선을 다하는 노력인 셈이다.

정말 고맙게도 질병관리본부에서 지침을 만들 때마다 이미 각종 check list들을 꼼꼼하게 만들어서 별책 부록으로 배포해 주시고 있다. 우리는 이것을 감사히 받아서 사용하면 된다. 이렇게 준비를 잘 해 놓고 audit에 임한다. 그렇다면 어떻게 진행하는가? 일단, 어느 병동을 대상으로 할 지 결정한다. 물론 위험도가 높은 곳이 우선 순위다. 당연히 중환자실 같은 곳이 주로 점지될 것이다. 그 다음은? 잘 봐야지. 진짜 육안으로 생김새를 조사하는 것이다.

해당 병동이 물리적으로 어떻게 구성되어 있고 어디에 허점이 있는지, 예를 들어 청결 구역과 오염 구역이 잘 분리되어 있는가, 투약이나 수액 준비하는 곳에 문제점은 없는가, 의료 기구의 위생 및 감염 관리 문제, 병동 구조 자체의 한계로 인한 문제점은 없는지 등등이다. 그리고 그 다음은? 아직 본격 활동에 들어가면 안 되고, 평소 어떻게 행위를 하는지에 대한 파악이 우선되어야 한다.

흔히 설문지를 사용하여 일차로 조사를 완료하고, 이를 바탕으로 어느 분야에 중점을 두고 시정을 해야 하는지를 파악한다. 그리고 그곳 의료진을 대상으로 교육을 시행한다.

여기까지 하고 나서 본격적으로 해당 병동 의료진들이 근무 시간에 어떻게 일하는지를 점검한다. 손 위생을 얼마나 제대로 하고 있는지, 격리실에 관련되어 주의 사항을 잘 준수하는지, 폐기물 처리는 어떻게 하는지 등등이다. 그리고 해당 병동에 비치된 업무 매뉴얼들을 대상으로, 표준 지침안을 잘 준수하고 있는지 여부를 검증한다. 물론 지침안에 위배되는 항목들이 있으면 시정 대상이 될 것이다.

이 모든 것이 완료되면 보고서를 작성해야 하는데, 서론, 방법, 결과, 고찰식의 완벽한 논문 1편을 쓴다고 생각하고 작성한다. 또한 보고에 그치는 것이 아니고 시정안을 제시해서 제대로 feedback해야 한다. 이 audit는 원칙적으로는 준비 과정의 일환이라 할 수 있다. 그러나 이는 일회성이 아니며, 감염 관리가 본격적으로 시작된 이후에도 꾸준히 점검하고 시정하는 활동으로서 수행해야 한다.

이래저래 감염 관리는 체력전이다.

너무 익숙한 빌런, 녹농균

Hello, darkness my old friend.

I've come to talk with you again.

– Simon & Garfunkel 'the Sound of Silence'

*Pseudomonas*라는 이름의 유래는 1894년 독일의 식물학자 Walter Migula가 명명한 데서 비롯되었다. Pseudo-는 그리스어로 '가짜'라는 뜻인 건 다들 아실 것이고 -monas는 라틴어로 '단위' 혹은 '단일성 개체'를 뜻한다.

미생물학 영역이니까 '단세포 생물'로 해석하면 될 것이다. 문제는 왜 '가짜 단세포 생물'이라고 이름을 붙여줬느냐는 것인데, 사실 Migula박사의 입장에서는 무슨 심오한 뜻이 있었던 건 아니었다. 일종의 원충인 Monas와 외모가 비슷해서 별 생각 없이 그냥 붙인 이름이었다.

*Pseudomonas aeruginosa*에서 aeruginosa는 라틴어 aerugo에서 유래했는데, 이는 구리가 녹이 슬면 볼 수 있는 초록색을 의미한다. 이를 verdigris, 즉 푸른 혹은 초록 빛깔 녹이라 한다. 이 색깔은 다음 사진과 같다.

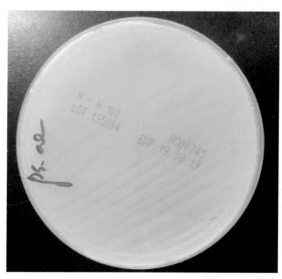

초록 색의 주범은 녹농균이 내는 pyoverdin이다. Pyo-는 고름이니까 pyoverdin은 초록 색 고름을 만드는 물질이란 뜻임은 직감적으로 알 수 있다.

이 물질은 그냥 색깔만 담당하는 장식용 물질이 아니고 사실은 매우 중요한 역할을 맡고 있다. Pyoverdin의 정체는 *siderophore*다. 즉, 녹농균이 먹고 살기 위해 인체와 치열하게 철분 쟁탈전을 하는 물질인 것이다. 녹농균은 초록색 말고도 종종 푸른 색도 보인다. 이는 pyocyanin이 만든다.

아시다시피 cyan은 푸른 색, 즉 푸른 색 고름을 만드는 물질이란 뜻이다. 물론 이것도 색기 담당이 아니다. 알고 보면 진짜 무서운 물질인게, 산소와 반응하여 산소 라디칼을 만드는 물질이다. 그 결과 녹농균이 인체에 감염시 이 라디칼로 신나게 조직을 파괴하는 역할을 한다.

추가로, −osa (−osus)를 붙이면 일종의 형용사로써 초록색이 매우 많다는 뜻이 된다. 즉 *aeruginosa*는 이 균이 자라서 초록색을 왕창 보이는 양상을 묘사한 것이다. 우리 말, 혹은 한자어로는 초록 녹(綠)에 고름 농(膿)자를 써서 녹농균으로 부른다.

수술 받은 창상에 초록색 고름이 생기는 현상은 19세기 중엽부터 여러 의사들이 보고를 하기 시작했었는데, 1882년에 처음으로 이 균이 순수하게 분리되었고 *P. aeruginosa* 혹은 *Bacillus pyocyaneus*로 불렸다. 이 균이 임상적으로 매우 위중한 균이라는 것이라고 본격 알려진 것은 20세기 초반부터였다.

그람 음성 막대균이고, 필요하면 산소 없는 환경에서도 혐기균처럼 살아갈 수 있으며, 입맛이 까다롭지 않고 아무거나 잘 먹어서 각종 험악한 환경에서도(심지어 소독액 속에서도) 끈질기게 생존하는 능력을 갖추었다. 그러니 병원 환경 어디에서나 서식할 수 있으므로 병원 감염의 주요 원인균으로써 위세를 떨치고 있다.

인체 내에서 정상적인 정착민(normal flora)은 아닐 것 같지만, 실제로는 피부나 점막 등에 원주민으로 살고 있기도 한다. 물론 2%에서 많아야 5% 선으로 극히 드물지만. 그러나, 병원에 입원하면 flora가 변하게 되어, 인체 내 서식하는 확률이 50%를 종종 넘어간다. 이는 특히 피부 점막 장벽이 무너진 경우, 예컨대 인공 호흡기를 날고 있거나 각종 카테터를 꽂고 있거나, 수술을 받거나, 심한 3도 화상을 입은 경우에 확률이 더 올라간다. 물론 면역 저하 환자의 경우도 마찬가지의 조건이다. 그래서 방어 능력이 유의하게 감소된 환자에서 주로 질환을 일으키는 기회 감염, 즉 강자에 약하고 약자에 강한 이 녹농균의 야비한 속성이 발휘되는 것이다.

녹농균은 *Escherichia coli*나 MRSA와 더불어 오랜 세월 우리와 전쟁을 치루어 온 숙적이라서, 이 균이 배양되어 나올 때마다의 반응은 요즘 최고 인기(?)인 CRE나 MRAB 만큼 열광적이진 못 하다. '응, 또 나왔어?' 정도의 반응이랄까. 그리고 역시 CRE 처럼 격리하네, 마네하면서 법석을 떠는 것도 상대적으로 덜 하다. 어찌 보면, 이 균 또한 전 세계적으로 모든 병원에 토착화되었으니까.

토착화라는 게 이렇게 무서운 것이다. 너무나 익숙하다는 것 말이다. 그렇다고 해서 이놈들을 소홀히 대한다는 것은 아니다. 왜냐하면 이놈들은 *Acinetobacter*나 VRE와는 달리 진짜로 펀치력이 세고, 파괴력과 전투력이 극강인 놈들이기 때문이다. 이놈들이 무장하고 있는 병독성 인자(virulence factor)들은 앞서 언급한 pyoverdin, pyocyanin 뿐 아니라 다른 균들은 비교도 되지 않을만큼 양적으로나 질적으로나 많고 강하다. Pili, flagella, type 1, 2, 3 secretion system, endotoxin, alginate, 등등 수십가지 병독성 인자들을 현란하게 구사하여 질병을 일으킨다. 물론 biofilm 형성은 기본이다.

이것 뿐인가? 내성 능력 또한 극강이다. 날 때부터 갖고 있는 저항성만 해도 porin의 변질, efflux pump, 항생제 파괴 효소(주로 AmpC beta-lactamase) 등 다양하게 갖추고 있다. 거기에다가 plasmid를 매개로 한 ESBL, carbapenemase, fluoroquinolone 내성까지 무장하고 있다. 그래서 웬만한 항생제에 대한 내성률이 매우 높다. 최근 필자가 근무하는 병원의 한 분기 내성률 자료를 예로 들겠다.

Amikacin (R: 내성 건수)

Organism	R	Total	%R
A. baumannli (anitratus)	69	121	57.0
C. freundii	0	9	0.0
E. aerogenes	0	18	0.0
E. cloacae	0	31	0.0
E.coli	7	546	1.3
K. pneumoniae ss. pneumoniae	3	307	1.0
M. morganii	1	15	6.7
P. mirabilis	6	42	14.3
P. aeruginosa	83	262	31.7

Ceftazidime

Organism	R	Total	%R
A. baumannli (anitratus)	88	121	72.7
C. freundii	1	9	11.1
E. aerogenes	4	18	22.2
E. cloacae	7	31	22.6
E.coli	296	546	54.2
K. pneumoniae ss. pneumoniae	114	307	37.1
M. morganii	2	15	13.3
P. mirabilis	29	42	69.0
P. aeruginosa	93	262	35.5

Fluoroquinolone

Organism	R	Total	%R
A. baumannli (anitratus)	93	121	76.9
C. freundii	4	9	44.4
E. aerogenes	0	18	0.0
E. cloacae	6	31	19.4
E.coli	291	546	53.3
K. pneumoniae ss. pneumoniae	87	307	28.3
M. morganii	0	15	0.0
P. mirabilis	28	42	66.7
P. aeruginosa	149	262	56.9

Imipenem

Organism	R	Total	%R
A. baumannli (anitratus)	86	121	71.1
C. freundii	0	9	0.0
E. aerogenes	0	18	0.0
E. cloacae	0	31	0.0
E.coli	9	546	1.6
K. pneumoniae ss. pneumoniae	29	307	9.4
M. morganii	0	15	0.0
P. mirabilis	0	42	0.0
P. aeruginosa	120	262	45.8

보시다시피 중요한 항생제들에 대한 내성률이 30-50% 선을 우습게 넘어 가고 있다. 솔직히 2010년도 전까지만 해도 이 정도는 아니었는데, 이 자료만 보아도 확실히 2010년 이후 녹농균의 내성률 양상은 전국적으로 급격히 나빠 진 건 사실이다. 녹농균이 나오면 *Acinetobacter*나 VRE처럼 colonization인지 진 짜 감염 질환인지를 따지는 차원은 넘어 선다. 물론 예외도 있지만 사실상 진 정한 감염 질환으로 판단하는 경우가 더 많다.

다시 언급하지만, 펀치력이 강한 놈이고 내성이 악랄하여 치료제 선택의 폭이 좁기 때문이다.

21세기 전만 해도 carbenicillin이나 piperacillin이 잘 듣던 좋은 시절도 있었 다.

물론 지금도 들을 수는 있겠지만 위험 부담이 너무 크다. 일단은 anti-pseudomonal cephalosporin인 ceftazidime이나 sulbactam/cefoperazone, 4세대인 cefepime 등을 선호하게 되고, 아울러 Pipercillin/tazobactam, aminoglycoside, fluoroquinolone, aztreonam 등도 선택의 대상이지만, 이 또한 요즘 내성률이 만 만치 않다. 게다가 carbapenem에 대한 내성률도 어느덧 위험 수위이다. 역시 *Acinetobacter*처럼 colistimethate까지 동원하는 일이 잦아지고 있다. 결국 항생 제 감수성 결과들을 면밀히 검토해서 적절한 무기를 선택해야 하는 현실이다. 어쨌든 이놈들과의 전투 전황은 썩 좋은 편은 아니다.

최근 개발된 ceftoloazane/tazobactam은 녹농균의 PBP에 친화성이 강하고, porin이나 efflux pump로 구사하는 저항에도 별로 영향을 받지 않기 때문에 많 은 희망을 주고 있다.

현재까지 보고에 의하면 3, 4세대 cephalosporin 내성균들은 물론, carbape-nem 내성균들에서도 반절 이상은 역전극에 성공하고 있다. 그래도 metallo-beta-lactamase에는 별 효과가 없는 게 단점이긴 하지만, 그나마 몇 없는 신약으로서 당분간은 괜찮은 무기가 될 듯 하다. 의학계의 갈라파고스인 국내에서도 뒤늦게나마 시판이 되기 시작했으니 다행이다.

원내 어디서든 서식하고 특히 물이 있는 곳이라면 가능성이 높으므로, 이에 대한 조치를 철저히 해야 한다.

무엇보다도 원내에서의 전파/전염은 역시 의료진의 손에 묻어서 이루어지므로, 녹농균의 감염 관리 또한 손 위생을 철저히 하는 것이 가장 중요하다. 너무나 당연한 사실이지만, 그만큼 잘 지켜야 나중에 고생을 덜 한다.

조금 뜬금 없는 *Enterobacter*

슈퍼스타 K나 프로듀스 101 같은 서바이벌 프로그램에서 소수의 최종 결선 진출자들 명단이 결정되고 나면 '어? 얘가 왜 이 명단에 들었지?'하며 어리둥절하는 경우가 꼭 있다. 못 하는 건 아닌데, 그렇다고 해서 최종전에 나올 수준에는 모자라 보이는 그런 인물 말이다. ESKAPE 여섯 빌런의 말석을 차지하는 마지막 E의 경우도 그러하다. 당연히 우리의 숙적 *Escherichia coli*의 자리라고 여겼던 그 자리에 *Enterobacter*가 떡 하니 앉았으니 말이다.

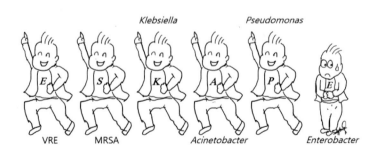

*Enterobacter*는 *E. coli*처럼 *Enterobacteriaceae*에 속하는 장내 세균으로,

임상적으로는 *E. aerogenes*(최근 *Klebsiella aerogenes*로 족보를 다시 바꾸었
다), *E. cloacae, E. sakazakii*(역시 2007년 이후 *Cronobacter sakazakii*로 개명)가
주로 문제되고 있다.

추가로, 한때 *Enterobacter*에 속했으나 시집 가서 이름을 *Pantotea agglomer-
ans*로 바꾼 과거의 *E. agglomerans*도 아직은 *Enterobacter*를 다룰 때 같이 넣어
주고 있다. 여러 차례 이름을 바꾼 데서 알 수 있듯이, 무슨 전국 시대 일본도
아니고... 이 놈들은 정말 족보 없는 놈들이다(여러 모로 맘에 안 든다).

배양하면 끈적거리는 점액상 집락(mucoid colonies)모양으로 자란다는 점과
임상 질환 양상 등이 *Klebsiella*와 상당히 유사하다.

다만, 동정 과정에서 보면 urease 음성 및 ornithine decarboxylase 양성이라는
생화학적 특징의 차이와 꼼지락거리며 움직일 수 있다(motile)는 점으로 이 둘
을 구별한다(*K. aerogenes*는 motile 하다. 정말 유별난 집안이다...).

AmpC 효소가 잘 가동되어서 선천적으로 ampicillin에 내성이며 cephalospo-
rin 2세대까지 저항할 수 있다. 이 선천적 내성 능력은 *Klebsiella*보다는 더 악
랄한 셈이다. 문제는 자체 돌연변이에 의해서 3세대 cephalosporin에게까지 반
항하는 균들이 최근 늘어났다는 것. 또한 plasmid를 매개로 한 ESBL, carbapen-
emase 등도 발현한다. 한 마디로 ESKAPE 멤버에 손색 없게 할 짓은 다 하는
균이다. 그럼에도 불구하고 여섯 악당들 중 한 자리를 차지하고 있다는 사실
에 대하여 어색함을 느끼는 이유는 하나다. 분명히 악당으로서의 능력은 있으
나, 발생 빈도가 너무 적다는 사실이다.

필자가 근무하는 병원에서의 1/4분기 통계만 봐도 그렇다. 그 기간동안 분리된 *E. aerogenes, E. cloacae*는 전체 균주들 중 0.6~1% 정도다. 3세대 cephalo-sporin에의 내성률은 22.2~38.7%로 제법 많아서, 3세대 내성이라는 최근 추세도 따르고 있다. 하지만 건수가 너무 적다.

Fluoroquinolone 내성은 0%와 19.4%, carbapenem 내성은 모두 0%(가끔 1건씩은 나온다), 그리고 ESBL도 둘 다 0%다. 적어도 필자가 근무하는 데서는 대세에 지장을 줄 정도의 균은 아니다. 지역마다 편차는 있겠지만 전세계적으로 문제가 될 수준은 아직 아니지 않나 싶다. 물론, 나라 별로는 양상이 다르겠지만 적어도 여기는 그러하다.

아마도 ESKAPE 멤버 심사시에 Rice LB 선생께서 근무하시는 곳에서는 유의할 정도 수준이 수준이 아니었을까 한다. 그래도 병독성은 웬만한 *Entero-bacteriaceae* 소속 균들만큼은 하고, 내성 능력만 놓고 보면 ESKAPE 이름에 부끄럽지 않을 만큼의 실력은 되니까 혹시 모르지. 나중에 급격히 증식하여 다른 멤버들 처럼 전세계적인 문제거리가 될지. 어쨌든 아직은 경보 단계라고 보는 것이 좋겠다.

현재로서는 *Enterobacter*로 인한 감염 질환 시 꺼내들 무기에 특히 신경을 써야 할 것이다. 앞서 언급했듯이 *Enterobacter* 내성의 현 시점에서의 핵심은 3세대 cephalosporin 사용이 위험 부담이 높다는 사실이다. 따라서 우선적으로 4세대 cephalosporin부터 일차 선택 약제로 삼아야 함을 명심해야 한다.

*Clostridium difficile*이 아니고 *Clostridioides difficile*

*Clostridium*은 대표적인 혐기균으로 그람 양성 세균이며 포자(spore)를 형성하여 장기간 잠복하는 능력도 있다. 그리스어로 kloster라는 단어에서 유래했으며, 이는 물레가락(spindle)을 뜻한다. '잠자는 숲 속의 공주'에서 오로라 공주의 손가락을 찌르는 바로 그 물건이다. 배양했을 때 관찰되는 모양이 물레가락과 흡사한 데서 그런 이름이 붙었다.

이번에 다룰 *C. difficile* (CD)의 종명은 라틴어 difficilis에서 따 왔다. 이는 1935년 Hall과 O'Toole이 처음 이 균을 발견하고 규명하던 과정에서, 이 균이 하도 잘 안 자라고 분리하는 데에도 개고생을 해서 약간 악감정을 실어 명명한 것이다. '까다로운 세균놈' 정도로 해석될까?

C. difficile 자체도 다른 *Clostridium*처럼 인간의 창자 내에서 정상적인 세균총의 일원이긴 하다. 다만, 독소를 내는 놈들이 병을 일으켜서 그렇지.

식중독이나 괴사성 피부연조직 감염을 보이는 *C. perfringens*나 지독한 독소 내지는 보톡스로도 유명한 *C. botulism*과 비교해 보면, 위막성 대장염을 일으키는 *C. difficile*는 어딘지 모르게 *Clostridium* 가문에서 좀 이질적으로 보이기도 하였다.

역시나, 최근 들어 분자 수준에서 염기서열 분석을 해보니 *C. difficile*는 다른 Clostridium 종들과는 외모만 비슷했지 거의 남에 가까운 종임이 밝혀진다. 그래서 현재는 *Clostridium*을 닮은 균, 즉 *Clostridioides*로 개명을 하게 되었다.

발견 이후 *C. difficile*에 의한 장염은 1970년대 말까지도 별로 주목을 받지 못 했고, 보고도 두 건 정도였다. 그런데 1978년에 접어들어 clindamycin 항생제와 *C. difficile*에 의한 위막성 대장염(pseudomembranous colitis, PMC)사이에 인과 관계가 있음이 처음 제시되었고, 이를 신호탄으로 하여 봇물 터지듯이 "미투, me, too!"하며 보고들이 급증하였다. 이후로 다들 아시다시피 현재에 이르기까지 원내 감염에 있어서 주류 중 하나로 자리 잡았다.

건강한 사람의 장 속에서 거주를 하긴 한다. 극소수 민족이고 그나마 독성이 없는 순박한 균으로서 말이다. 하지만 병원에 입원하는 경우라면 거주하는 비율이 급상승해서 20-40% 정도의 입원 환자에서 CD가 터를 잡고 산다.

아시다시피 포자(spore, 정확히는 endospore)를 조성하는 놈이기 때문에 생존력이 강하다. 그래서 병원 내 어디서나 spore로 데굴데굴 내려 앉아서 수개월을 버티어 낸다. 오랜 기간을 개기니까 다른 곳으로 옮겨 붙을 확률도 늘어나고, 특히 의료진의 손에 슬쩍 달라 붙어서 여기 저기 전파된다. CD가 내는 독소(toxin)는 그리 다양한 편은 아니다.

웬만한 균들이 구사하는 proteases, phospholipase C, lipase 같은 거 없다. 몇 안 되지만 그래도 꽤 강력한 독소 2가지를 대표적 무기로 사용한다.

먼저 toxin A. 308KDa짜리이며 장독소(enterotoxin)의 구실을 한다. 그리고 진짜 중요한 toxin B. 270kDa짜리이며, 실제 장 세포에 해를 가하고(cytopathic toxin), CD의 병리 기전에 있어서 사실상의 주인공이다.

병리 기전이 성립되려면 적과 내통하는 내부의 배신자가 있는 법. 인체 장 세포에는 LSR (the lipolysis−stimulated lipoprotein receptor)이 그 역할을 맡아서 toxin A와 B와 접선하여 내부로 끌어들이는 짓을 한다.

독소 A는 장차 염증을 거하게 펼쳐지게 하는 호중구를 잔뜩 끌어 들인다. 또한 독소 B와 더불어 세포 뼈대(cytoskeleton)의 유지 보수를 관장하는 GTP−결합 단백을 망가뜨려서 세포 내부 구조를 엉망으로 만든다. 그 결과, 세포는 푹 꺼져서 너덜거리고, 세포들끼리의 결속도 다 파괴됨으로써 온갖 물질들이 다 새어 나가 버린다. 결국은 네덜란드 둑이 터지듯이, 튼튼했던 장 상피 벽들이 붕괴된다.

이러한 혼란의 와중에 진행된 염증으로 인해, 백혈구나 장세포들의 시체들과 섬유소, 점액 등으로 이루어진 진물들이 여기저기서 뭉치며 노리끼리한 작은 막들이 만들어지는데, 이것이 바로 위막(pseudomembrane)이다. 이들이 장 전장에 걸쳐서 보기 흉하게 깔리면서 CD 장염의 병리적 소견인 위막성 대장염(pseudomembranous colitis, PMC)을 형성한다. *C. difficile* 감염(CDI)은 전혀 무증상인 경우부터, 설사, 위막성 대장염, 심지어 패혈증과 사망에 이르기까지 다양한 임상 양상을 보인다.

반드시 다 그런 건 아니지만, CDI가 발생하는 선행 원인의 대부분은 항생제의 사용에 있다. 항생제 사용으로 정상적인 장 microbiota의 균형이 깨지고, 운 나쁘게 독소를 내는 CD가 들어오고, 이에 대하여 인체가 염증 반응을 일으키는 일련의 과정이 딱딱 맞아 떨어지면서 CDI가 이루어진다. 흔히 CDI를 초래하는 항생제로 clindamycin이 제일 먼저 언급되며 도처에서 미움을 받고 있다. 실제로 clindamycin과 연관되는 경우가 많기는 하지만, 좀 억울한 면도 있다. 사실은 거의 모든 항생제가 다 원인이라고 봐도 무방하다.

오늘날 clindamycin을 사용하는 경우가 상대적으로 많지는 않기 때문에 실제로는 더 많이 선호되는 cephalosporin이나 fluoroquinolones 등이 원인인 경우가 더 많다.

병원 환경에 포자로서 잠복하고 있고, 손 위생을 게을리 할 경우에 잘 전염되기 때문에 CDI에 대한 감염 관리는 매우 중요한 비중을 차지하고 있다. 철저한 환경 관리와 철저한 손 위생이 필수라는 것은 새삼 더 강조할 필요도 없다. 흔히 손 위생으로 사용하는 alcohol이나 chlorhexidine은 spore에 효과가 없으므로 CDI 환자 병실에서의 손위생 수행시에는 반드시 비누와 물을 사용해야 한다. 병실 소독도 spore를 죽일 수 있는 것, 예를 들어 락스(sodium hypochlorite) 5,000ppm으로 시행하여야 한다는 것도 역시 두말하면 잔소리.

최근 들어 아예 초기 예방을 목적으로 ribaxamase가 새로이 검토되고 있다. 이는 Bacillus licheniformis가 내는 beta-lactamase로 항생제를 투여 받고 있는 환자에게 경구 투여해서 장에 도달하면, 장 내에 잔류하고 있는 beta-lactam 항생제들을 분해하여 잔류 항생제로 인한 장내 세균총의 교란을 사전에 방지한다.

그 결과 *Clostridium difficile*, VRE, 다제 내성균 출현을 예방할 수 있을 것이라는 데에 목적을 두고 있다. 게다가 장에서 흡수 안 되므로 혈중에는 나오지 않는다. 즉, 기존에 투여된 항생제 본연의 업무를 방해하지 않는 것이다.

2019년 현재 3세대 cephalosporin까지 잘 분해하는 것이 확인되었으며 임상 시험에서 꽤 긍정적인 성과를 거두고 있다고 하니 기대해도 좋을 듯 하다.

치료는 metronidazole 혹은 vancomycin 경구제를 기본으로 깔지만, rifaximin, rifalazil, fidaxomicin 등이 새로운 치료제로 부상하고 있다. 그리고 또 하나 획기적이면서 많은 희망을 안겨주고 있는 방법인 똥 이식(fecal microbiota transplantation, FMT)이 있다. 똥 이식이 과연 효과가 좋을 것인가?

이번엔 이에 대해서 짚어보기로 하자.

똥 이식으로
개가를 올릴 수 있을까

똥 이식(Fecal microbiota transplantation, FMT)이란 똥의 구성원들인 micro-biota(미생물총)을 환자에게 넣어 줘서 정착시키는 시술이다. 미생물총이란 미생물(微生物)이 모여있는(叢) 것을 의미한다.

우리 몸 속에는 100조마리의 미생물이 정식 시민권을 가지고 살고 있으며. 세균만 해도 4,000 여종으로 총 1.5~3 kg 정도를 차지하고 있다. 그런데 순수한 인간의 세포 갯수는 미생물의 1/10 정도이다. 유전자도 미생물은 4백만여 개를 넘는 반면, 인간은 21,000 가지이다. 얼핏 보면 주객이 전도된 것처럼 보인다. 내 몸의 주인은 내가 맞는가? 미생물이 주인 아닌가? 그러나 따지고 보면 인간 세포들은 모든 일을 일일이 하기보다는 9/10에 해당하는 미생물들에게 외주 용역을 주고 서로가 서로를 원원으로 이용함으로써 더불어 살아가기 때문에 오히려 더 효율적인 삶을 영위하고 있다.

미생물총의 주류를 구성하는 것은 *phylum Firmicutes*와 *Bacteroides*가 크게 투 톱을 이루며, 이 밖에 *Proteobacteria, Fusobacteria, Verrucomicrobia, Cyano-bacteria, Actinobacteria*도 지분을 가지고 있다.

이들이 평소에 하는 본업은 위에서 미처 소화되지 못한 잔반들을 소화시키며, 그 과정에서 각종 비타민(예를 들어 vitamin-K)을 생성한다. 잔반 처리 업무를 하면서 생기는 부산물들이 장내 미생물총의 균형과 평화를 유지하는 데 필요한 역할을 한다. 이것이 바로 앞서 언급했던 텃세, 즉 colonization resistance이다. *C. difficile* (CD)도 이 텃세에 기를 펴지 못하고 살아간다. 따라서 CDI가 생기기 위한 필요충분 조건은 바로 이 텃세 기전의 붕괴이다.

텃세의 기전들을 좀 더 자세히 들여다 보자. 투 톱 중 하나인 *Bacteroides*는 잔반 탄수화물을 소화시키는 과정에서 얻은 부산물들을 장 세포에게 공급하며, 또한 short chain fatty acids (SCFAs, 특히 butyrate)로 장 상피 세포의 에너지원을 공급해 준다. 이렇게 배불리 먹게 해 줌으로써 방벽을 더욱 튼튼히 강화하게끔 한다. 이런 작업들을 원활히 하려면 장 내에서도 좋은 자리들을 확보해야 할 것이다. 그래서 이들 주류 세균들은 앞다투어 목이 좋은 터들을 선점함으로써, 웬만한 잡균(CD 포함)들은 명함도 못 내밀게 한다.

혹시라도 이 자리를 탐내면 항생 물질을 쏘아대어서 사살해 버린다. 그런데, CD의 입장에서 텃세 기전의 핵심은 담즙산(bile acid)이다.

*Secondary bile acids가 CD 포자를 억제한다.

담즙산의 본래 의무는 지방을 소화시키는 데 있다. 간에서 생성되어 작은 창자로 들어가 이 업무를 하며, 다시 재흡수되어 간으로 돌아간다. 소위 말하는 enterohepatic circulation 되시겠다. 그러나, 일부는 간으로 돌아가지 않고 큰 창자까지 흘러 들어간다.

그곳에서 만난 세균, 특히 phylus Firmicutes 소속 균들의 주도 하에 화학적으로 성상이 바뀌게 된다. 큰 창자까지 들어온 담즙산이 primary bile acid이고, 화학적으로 바뀐 담즙산이 secondary bile acid이다.

Primary bile acid 중에서 cholic acid는 secondary bile acid인 deoxycholic acid로 바뀐다. 이름 그대로, cholic acid에서 수산화기(−OH)가 떨어져 나가면서 생긴 것. 또 다른 primary bile acid인 chenodexoycholic acid는 secondary인 lithocholic acid로 바뀐다. (cheno−는 거위라는 뜻이다. 담즙산들은 대개 동물들에서 추출된 경우가 많기 때문에, 접두어로 해당 동물 이름을 붙인다. 예를 들어 우루사로 유명한 ursodeoxycholic acid는 urso− 즉 곰에서 유래하였고 taurocholic acid는 taur− 즉 황소에서 유래하였다. 그리스 로마 신화에 나오는 미노타우로스, Minotaur도 크레테 섬의 미노스(Mino−)왕의 아들로 황소(−taur)의 머리를 하고 있는 괴물이라는 뜻.) **Primay bile acids는 CD의 발흥에 촉진제가 되는 반면, secondary bile acids는 CD spore를 철저하게 억제한다.** 또한 장내 세균들이 내는 항생 물질의 작용도 도와 줌으로써 CD 억제에 힘을 보태준다.

자, 정리를 해 보자.

장 내에 터잡고 있는 원주민들은 각종 대사와 항생 물질 분비를 하며, 물리적으로도 목이 좋은 자리를 독점하고 있어서 CD가 감히 발흥할 수 없는 환경을 유지하고 있다. 만약에 항생제 융단 폭격 등으로 인하여 이 평화로운 평형이 깨진다면?

평소에 CD를 방해하던 것들이 거의 다 사라지고, 좋은 자리들도 여기 저기 나고, 특히 primary bile acids의 뷔페 향연이 펼쳐지므로 CD는 자기 세상이 왔다고 신나게 설쳐대게 된다. 그렇게 하여 CDI를 일으킨다. 그렇다면 그런 상황을 다시 되돌리면 CDI는 치료되지 않겠는가? ..라는 발상으로 시도되는 치료법이 바로 똥 이식인 것이다.

똥 이식을 통해 원래 미생물총을 지배하던 균들을 귀환시킴으로써 다시 예전의 균형잡힌 평화 상태로 되돌리는 것이 핵심이다.

이는 CDI 뿐 아니라 염증성 장염(inflammatory bowel disease), 과민성 대장염 등에도 시도되고 있으며, 특히 다제 내성균의 치료에도 최후의 카드로 시행되고 있다. 그런데, 과연 효과는 어느 정도일까?

현재까지 CDI에서는 매우 뛰어난 성과를 거두고 있는 것이 사실이다. 같은 이치로, CRE나 VRE에는 어떨까? CRE의 경우는 비교적 긍정적인 성과를 거두고 있는 반면에 VRE에서는 썩 희망적인 편은 아닌 것으로 보인다.

물론 이는 앞으로도 더욱 검증이 필요할 것으로 보이지만, 감염 분야에서는 완치와 내성 해결에 매우 희망적인 전망을 안겨 주고 있다.

PART 03

벌레와의
싸움

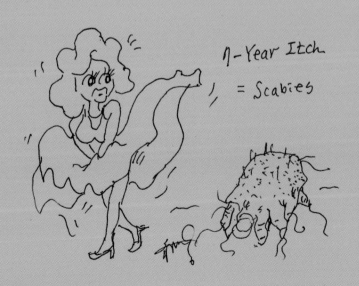

매릴린 몬로와
scabies(옴)

옴(scabies)은 진드기에 해당하는 Sarcoptes scabiei var. hominis에 의해 생기는 질환인 건 오늘날 누구나 다 알지만, 옛날에는 당연히 그 원인을 몰랐을 것이다. 기원전 4세기경 아리스토텔레스는 이 질환이 벌레에 의해 생기는게 아니냐고 눈치를 채긴 했었다. 단, 이(lice)에 의해 생기는 걸로 비록 잘못 찍었지만.

Scabies의 어원은 라틴어로 scabere = to scratch, 즉 가려워서 박박 긁는다는 뜻에서 나왔다.

이 명칭은 고대 의학자인 Celsus가 붙였으며, 17세기 말엽에 이탈리아 의사 Bonomo(보노보노가 아니다)와 Cestoni에 의해 벌레로 유발된 피부 질환이라고 윤곽을 잡는다. 이렇게 어느 정도 감을 잡기 전까지는 막연하게 '전염성 있는 피부질환'이자 성병의 일종으로 간주되었으며, 특히 '7년동안 앓는 가려움증(7-year itch)'라는 표현이 주로 쓰였다.

왜 굳이 '7'년으로 규정했는지는 여러 설이 분분하지만, 확실한 것은 이 표현이 19세기에 나왔다는 것이다. 당시 이 옴에 대한 여러 치료법과 약제들이 제시되고 팔아대었는데, 물론 아무런 효과도 없었다. 그런데, 1839년 미국에서 '메이슨 박사의 인디언 약초 제조 비법으로 만든 만병 통치약'이라는 제품을 선전하면서 '7년간의 가려움증'이라는 표현을 처음으로 사용하였다. 즉 일종의 과장 광고 카피로서 '7년'이라는 표현이 쓰인 것이었다.

아마도 당시에는 단기간도 아니지만 평생 가는 장기간에도 해당하지 않되, 오래 간다는 뉘앙스를 주는 기간을 7년 정도로 감 잡고 있었던 듯 하다. 10년으로 딱 떨어지지도 않고 7년이라고 하면 어딘지 모르게 현실감을 주기도 해서 그랬던 것일까? 이 7년 가려움증이라는 표현은 1950년대에 와서 엉뚱하게 변질되어 쓰이게 된다.

1955년 미국 할리우드에서는 당대 최고의 미녀 매릴린 몬로(Marilyn Monroe)가 주연을 맡은 역사적인 영화 한 편을 개봉한다. 이름하여 'The 7-year itch'였다.

국내에서는 7년만의 '외출'이라고 번역이 되었지만, 원제의 맛을 제대로 못 살린 감이 있다. 이는 1952년에 크게 성공한 같은 제목의 연극을 원작으로 한 영화로, 결혼 후 7년이 지나 권태기에 접어든 어느 유부남의 망상 대 향연으로 가득찬 코메디이다. 원작 극본을 쓴 George Axelrod는 집필 과정에서, 결혼 후 바람피고 싶은 권태기를 어떤 단어로 표현할까 고민을 하고 있었다고 한다. 그러다가 라디오에서 우연히 들었던 어떤 코메디언이 내 뱉은 말 하나가 기억났다고.

그 코메디언은 "저 여자는 스물 한 살이 틀림없어. 왜냐하면 7년 가려움증을 네 번이나 겪었거든!"하며 좀 저질스러운 막말을 했던 것이다.

그런데 Axelrod의 극본 초고에서의 주인공 유부남은 결혼 10년차로 설정되어 있었다. 그래서 이 '7년 가려움증'이라는 표현을 제목으로 사용하기 위해 결혼 7년차로 내용 설정을 고치는 식으로 개작했다고 한다(출처: https://www.pharmaceutical-journal.com/opinion/blogs/seven-year-itchiness/11095853.blog?firstPass=false).

사실 대부분이 영화 내용은 잘 모르고 오로지 몬로의 그 장면(!) 딱 하나만 기억할 것이다. 앞서 '역사적인' 영화라고 표현한 이유도 바로 오로지 그 장면 하나 때문이었지, 뭐.

그 영화에서 비유적 표현으로 쓰인 7-year itch는 오늘날 심리학 분야의 용어로 사용되게 되는데, 결혼 후 7년 정도 되면 찾아오는 권태기를 일컫는 것이 되어 버렸다.

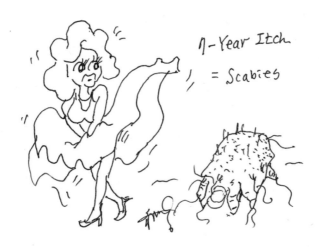

실제 어느 연구에 의하면 결혼 후 7년 째에 이혼률이 높더라는 보고도 나왔다. 그런데 이 표현을 쓰려면 한 가지 기준이 더 충족되어야 한다.

바로, 배우자가 아닌 다른 이성과 성관계를 하고 싶다는 욕망까지 있어야만 이 표현을 쓸 수 있다. 이 용어는 바로 그 영화와 몬로 때문에 일종의 유행어 내지 meme이 되어, 원래 뜻인 scabies보다는 권태기 + 바람피고 싶은 욕망이란 의미로 더 사용된다.

Scabies는 과거 우리나라에서도 요즘보다 흔했을 것이다. 그래서 그런지 우리나라 옛 문화에서 슬쩍 보이고 있다. 대표적인 것으로 별산대 놀이에 등장하는 씬 스틸러 '옴중'이 있다. 옴중은 승려인데, 파계하고 속세에 내려와 나쁜 짓을 많이 하다가 천벌을 받아 피부병에 시달리는 인물이다. 아마 성병으로서 옴을 앓는 걸 그렇게 표현한 듯 한데, 이걸 봐도 과거에 피부병은 천벌로 간주되었다는 걸 알 수 있다. 이 옴중 캐릭터에서 옥의 티 치고는 매우 큰 오류가 하나 있긴 하다.

뒤에 가서 다루겠지만, 옴은 이 옴중처럼 얼굴에 생기지 않는다는 것. 뭐, 풍자를 정색하고 다큐로 받을 필요까지는 없겠지만 말이다.

자, 서두가 길었으니 본격적으로 옴에 대하여 더 들어가 보자.

본 저작물은 "문화포털"에서 서비스 되는 전통문양을 활용하였습니다(출처: https://www.culture.go.kr/tradition/designPatternView.do?seq=696&did=61572&reffer=shape).

평생 삽질만 하다 가는
싱글맘 옴 진드기

Scabies(옴)의 원인은 Sarcoptes scabiei var. hominis라는 절지 동물이다. Sarcoptes는 육신을 뜻하는 그리스어 sarx (flesh)와 절개 한다는 뜻의 koptein (to cut)을 합친 단어다. 그리고 hominis는 사람이란 뜻이니까,

풀어서 쓰면 육신을 절개하는 (굴을 파는)벌레다. 다시 말하자면, 전적으로 사람에게 달라 붙고(hominis) 기어다니고 구멍을 파는(Sarcoptes) 등으로 인해 그 사람이 가려워서 긁게끔(scabiei) 만드는 벌레라는 말씀. 그래서 우리 말 용어(정확히는 한자 용어)로 구멍 파는 옴 벌레라는 뜻으로 천공 개선충(穿孔 疥癬蟲)이라 한다.

족보를 정리해 보자. 일단 Phylum(문)이 Arthropoda이다. 즉, 절지 동물 문. Class(강)가 Arachnida이다. 다시 말해 머리, 가슴, 배로 절편화 된 다리 6개짜리 곤충이 아니고, 통짜 몸매를 지닌 거미 사촌이다.

Subclass는 Acari. 즉, 진드기 부류라는 뜻이다. 그리고 order(목) Sarcopti-formes, Family(과) Sarcoptidae이고 Genus(속)과 species(종)은 서두에서 밝힌 바와 같다.

이 놈에 대해 좀 더 알아보고 싶으면 종이와 연필을 들고 한 번 그려보는 것도 괜찮다. 생각보다 어렵지 않다. 좀 징그러워서 그렇지. 주구장창 동그라미를 여러 크기로 그려대다가 마지막에 suckers라 불리는 보조 다리(빨판)까지 그리면 완성이다. 참 쉽죠?

그림에서 보는 바와 같이 옴 진드기는 앞다리 두 쌍과 뒷다리 두 쌍, 총 여덟 개의 숏다리를 가지고 있다. 최전방 앞다리 2개와 주둥이는 나중에 피부에서 굴(burrow)을 디립다 팔 때 굴착 도구로 사용하는 것이다. 그런데 이런 숏다리 구조로 그냥 굴을 팠다간 균형을 잡을 수가 없어서 나동그라지기 십상이다. 그래서 각 다리마다 기다란 보조 다리가 장착되어 있는데, 이를 suckers(빨판)라 한다.

Sucker란 일상 생활에서는 잘 속아 넘어가는 멍청이를 뜻하지만, 옴 진드기

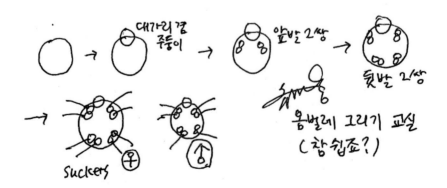

의 경우에는 굴을 팔 때 안 넘어지게 든든히 받쳐주는 빨판을 의미한다. 이 빨판으로 암수 구별이 가능한데, 수컷의 경우는 3번째 쌍에만 빨판이 없다.

나중에 설명하겠지만, 수컷은 굴을 팔 필요가 없으니까 그런 게 아닌가 한다. 암컷은 평생 굴을 파야 하기 때문에 덩치도 수컷보다 곱절로 더 크다.

이것들은 오로지 기어가는 재주 밖에 없지만 체온 정도로 따스한 온도에다 적당한 습기만 갖춰지면 분당 2.5 cm의 속도로 전진할 수 있다. 생각보다 꽤 빠른 편이다.

옴의 별칭이 7년 가려움증이라서, 옴 진드기의 수명이 7년 쯤이라고 오해하기 쉬운데, 실제로는 최대 1-2 달 산다. 다시 말해서 그 대에서 그치지 않고 세대 교체를 계속하면서 인간을 괴롭힌다는 것. 그렇다면 어떻게 대대손손으로 우리를 괴롭힐까? 일단 성충부터 시작해 보자.

어떤 경로를 거쳤건 인간의 피부에서 암컷과 수컷이 만나면 일단 성관계부터 한다. 단 한 번일 뿐이었음에도 불구하고 암컷은 성공적으로 임신이 된다. 임신을 하면 암컷은 본능적으로 삽질 모드로 들어가 피부에 굴을 파기 시작한다. 계속 파고, 또 파면서 하루에 두 세 개씩 알을 낳으며 돌 같은 똥도 싼다.

이 똥을 scybala라고 부르는데, 같은 똥이라도 무른 똥이 아니라 오랜 기간 변비로 고생하다 나오는 돌처럼 단단하게 굳은 똥을 일컫는다. 똥에도 종류가 많아서, 참으로 다양한 용어들도 많다.

scybala는 희랍어 skubala에서 온 단어다. 이 단어는 놀랍게도 성경에서 쓰이기도 하였다. 바오로가 쓴 빌립보서(Philippians) 3장 8절을 보면 다음과 같다. "또한 모든 것을 해로 여김은 내 주 그리스도 예수를 아는 지식이 가장 고상하기 때문이라 내가 그를 위하여 모든 것을 잃어버리고 배설물로 여김은 그리스도를 얻고.." 여기서 '배설물'은 다음 영어 성경 문장을 보면 국내에서 의도적으로 점잖은 단어로 순화시켜 번역한 것임을 알 수 있다.

"Yea doubtless, and I count all things but loss for the excellency of the knowledge of Christ Jesus my Lord, for whom I have suffered the loss of all things and count them but dung, that I may win Christ."

오늘날의 우리가 보는 성경은 히브리어에서 희랍어로 번역된 것을 다시 킹제임스 등이 영어로 번역하고, 그걸 한글로 번역한 것으로 읽고 있는 것이다. 희랍어 원본에 보면 dung이라는 단어는 skubala로 적혀 있다.

자, 다시 제 자리로 돌아 옵시다. 이 알과 단단한 똥, 그리고 옴 진드기의 이동 모두가 가려움증의 원인이다. 그 자체가 가려운 것 만이 아니고, 알과 똥에 대해 제4형 과민 반응이 야기되는 것도 가려움의 또 다른 중요한 원인이기도 하다.

첫 번째 가려움이 시작되기까지 대략 3-6주 걸린다. 다시 말해서, 난생 처음으로 가려움을 느낀다면 그 시점부터 약 6주 전이 바로 옴 진드기가 달라붙은 날이라 추정할 수 있다. 싱글 맘 옴 진드기는 이렇게 계속 삽질을 하다가 대략 3-4주 정도 되면 파 놓은 굴의 끝단에서 한 많은 생을 마친다. 한편 그녀가 낳아 놓은 알에서는 3-10일 정도 지나면 유충이 알을 깨고 나온다. 이 유충(larvae)는 굴을 떠나 모낭을 찾아 이동하며, 거기에서 다리 여덟 개짜리 nymph로 변신을 한다. 수컷인 경우는 한 번이면 충분하고, 암컷인 경우는 세번 정도 nymph 변신을 거쳐야 성충이 된다.

이 과정은 대략 2주 정도 걸린다. 이게 참 다행인게, 만약 암컷이 수컷처럼 단 한 번 변신만 해서 성충이 되었다면 현재 옴 질환은 적어도 3배는 더 증가했을 것이다. 이 또한 개체수 조절을 위한 자연의 섭리인 듯 하다.

어쨌든 암수가 피부 위에서 조우를 하게 되면 곧장 성관계에 들어간다(이거 근친 상간이잖아). 그리고 임신한 암컷은 다시 굴을 파기 시작함으로써 다음 세대가 시작된다. 그런데 뭐 잊은 거 없는가? 누이를 싱글 맘 만들어 놓고 나 몰라라 했던 수컷 말이다. 얘는 굴도 팔 줄 모르니 정착할 곳도 없고, 도대체 어떻게 될까?

사실은 얘도 또한 안타깝게도 성 관계 이후 사망한다. 가만히 보면 수컷 절지동물들 중에 교미 후 죽거나 살해당하는(예를 들어 사마귀) 것들이 꽤 많다. 적어도 벌레 세계에서의 수컷은 씨앗을 제공하고 자식을 위한 영양제로 일생을 마치는 참으로 불쌍한 존재인 듯 하다.

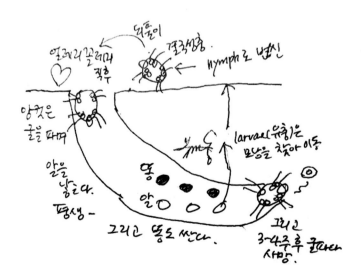

만에 하나 교미 후 살아 남을 수도 있겠지만, 그래도 가혹한 운명인 건 마찬가지다. 옴 진드기는 사람에게서 떨어져 나오면 곧장 혹독한 환경에 놓여지게 되고, 최대 48-72시간까지 밖에 견디지 못하고 죽기 때문이다.

이래 저래 수컷은 암컷보다 수명이 훨씬 짧다.

옴은 시한부 CRE 같다

옴은 피부를 이루는 다섯 층 중에서도 가장 표면층인 각질층(stratum cor-neum)을 활동 무대로 삼는다. 옴은 해충으로 간주되지만, 사실 모기처럼 피를 빠는 것도 아니고 무슨 바이러스를 매개하는 것도 아니며 그냥 본능적으로 굴을 파고, 자식 낳고, 각질을 먹고 살 뿐이다.

이렇게 아무런 악의가 없음에도 불구하고 인간에게는 본의 아니게 해충이 된 것이다. 세상 사는 게 다 이렇다. 해 끼치겠다는 의도가 없이 무심코 하는 행동이 남에게 폐가 될 수 있고, 심지어는 선의로 행한 행동이 남에게 피해를 줄 수도 있다. 그래서 어떤 행위에 선의가 담겨 있다고 해서 모두 다 정당화될 수는 없는 것이다.

인간의 옴은 동물에게도 옮아갈 수 있으며, 그 반대로 동물의 옴 또한 인간에게 옮겨올 수 있다. 다만, 동물의 옴 진드기는 인간에게는 최적화되어 있지 않아서, 살아 있는 동안 괴롭히기는 하되, 결국 수명 다하고 죽으면 저절로 낫는 경우도 많다. 그래도 뒤에 설명할 약을 주면서 치료하긴 해야 한다. '한 달 정도만 참지, 뭐' 하면서 극심한 가려움을 견디어 낼 자신이 없다면.

각질을 지향해서 굴을 파기 때문에, 가급적이면 털이 없고, 각질층이 얇은 만만한 부위를 선호한다. 예를 들어 손가락 발가락 사이, 오금, 손목이 굽혀지는 부위, 사타구니 접히는 곳, 엉덩이, 유방 바로 아래 접히는 곳 등이다. 접히고 습기 차고 은밀한 곳으로는 성기 부위 또한 호발 부위이며, 따라서 성매개 질환이기도 하다.

발긋발긋 돋아나 있고, 굴을 파 놓아서 선모양으로 융기된 모습(burrow)이 특징적이지만 가끔 비 전형적으로 심하게 딱지가 앉은 모양의 옴도 있다. 즉, 과도하게 각질이 켜켜이 쌓여 있어서 burrow가 전혀 보이지 않는다. 이를 노르웨이 옴이라고 하는데, 전형적인 옴보다 숫자도 훨씬 많고 그만큼 전염력도 장난 아니게 강하다. 그래서 일반 옴보다도 치료하기가 수월하지 않다.

이 노르웨이 옴은 이환된 환자의 기저 상태가 매우 안 좋은 경우에 잘 생긴다. 특히 집단 생활을 하는 사람들, 예를 들어 빈민 수용소나 군인, 정신 지체자들이 취약하다. 그리고 최근에는 면역저하 환자, 특히 HIV/AIDS 환자에서도 호발하고 있다. 피부에서 활동하는 진드기이므로, 피부와 피부가 접촉하는 상황에서 옮겨가기 십상이다. 피부 뿐 아니라 침대, 담요 등에도 묻어 있다가 옮기도 한다. 그래서 실제 현장에서는 요양원이나 요양 병원에서 옴에 걸린 상태로 오는 환사분들이 꽤 있으며, 이를 입원 초기에 놓치면 밀접 접촉한 가족, 간병인 뿐 아니라 의료진까지도 얻어 걸리는 불상사가 생긴다.

216

내원 초기에 외부에서 온 환자를 먼저 접하는 의료진은 환자의 피부에 각질이 좀 많으면서 불긋불긋 어딘지 모르게 지저분해 보인다는 느낌을 받으면 즉시 개인 보호 장구 잘 갖춰서 자기 자신 수비에 만전을 기함과 동시에 곧장 진단 과정으로 들어가야 한다.

옴의 진단법은 여러 가지가 있지만, 우리가 신경 쓸 것 없이 무조건 피부과 선생님께 맡겨야 한다. 그분들 보다 옴을 잘 진단하는 의사는 절대로 없기 때문이다. 이 옴이라는 질환은 외부에서 들어 오고, 전염력이 꽤 높으며 격리를 해야 한다는 점에서 어쩌면 CRE/CPE와도 참 유사하다.

실제 이 두 곤란한 상황에 대처하는 감염 관리 원칙, 특히 접촉주의 방침은 사실상 똑같다. 다만 불행 중 다행인게, 격리 뿐 아니라 치료 대책까지 서 있다는 것이 큰 차이점이다. 그래서 CRE/CPE와는 달리 옴은 치료만 완료된다면 입원 기간동안 격리 해제까지 해 줄 수 있다.

치료는 환자 뿐 아니라 환자와 접촉한 모든 사람들을 한 명도 빼 놓지 말고 다 해 주어야 한다. 소위 말하는 '옴 치료 파티'가 대대적으로 벌어지는 것이다. 잊을 만 하면 한 번씩 병원에서 벌이게 되는...

원내 옴 감염 관리에 대한 지침은 질병관리 본부에서 매년 배포하고 있다. 2019년 지침은 다음 링크로 가서 지침서를 참조하시면 된다.

http://asq.kr/huv5PM8fRnWmq

옴은 살충제로
치료한다

옴은 어떻게 치료할까? 옴은 벌레라는 사실을 잊지 마시라. 그러므로 살충제로 치료한다. 옴을 치료하는 약은 살충제이고 모두 다 신경계를 마비시키는 독약이다. 독은 독인데 벌레의 신경계를 주로 마비시키고 사람이나 다른 동물들의 신경에는 해를 끼치지 않는 독이다. ...라고 말하고 싶지만, 세상에 그렇게 완벽한 살충제가 어디 있는가? 정도의 차이가 있을 뿐, 모든 옴 치료제는 곧 살충제이자 신경독이므로 항상 부작용을 신경 써야 한다.

먼저 Permethrin이 있다. 이 약제의 원조는 pyrethrum에서 추출한 pyrethrin물질인데, pyrethrum은 우리 말로 제충국이

Pyrethrin (출처: Wikimedia)

라 한다. 除蟲菊. 즉, 벌레를 죽이는 국화라는 뜻이다. 이름 그대로 국화(Chry-santhemum)에 있는 살충 성분이다. 주로 벌레의 신경계를 마비시키며, 사람을 비롯한 온혈 동물에는 무해하다. 그리고 빨리 분해되기 때문에 뒤끝을 남기지 않아 환경에도 유해하지 않다.

이게 장점이겠지만, 사실 살충 효율을 놓고 보면 오히려 단점이기도 하다.

빨리 분해되면 만족할 만큼의 효과를 보기 어려우니까. 그래서 이 화학 물질을 기반으로 하여 효과는 더 좋고 빨리 사라지지는 않는 화학물을 만들기 위한 연구가 시작되었다. 이를 주도한 곳이 영국의 비영리 농업 연구 기관인 Rothamsted연구소인데, 1960년대에서 1970년대에 걸쳐 pyrethrin 유도 물질,

즉 pyrethroid 계열의 화학물을 여럿 만들어낸다. 그 중에 1974년에 만들어 낸 것이 바로 permethrin이다. 이는 기존 pyrethrin 구조에 chlorine(염소)를 두 개 붙여서 살충 효과를 크게 높인 약이었다.

원래 농업용 살충제 용도로 쓰였으며, 임상에서는 머릿 니와 옴 치료제로 쓰이게 된다. 크림 형태로 되어 있어서, 옴 환자의 목 아래 전신에 발라주고 8-14시간 후에 씻어낸다. 그리고 혹시나 있을 유충이나 nymph, 성충 잔당들을 소탕하기 위해 1주일 후 다시 발라 주고 씻어냄을 한 번 더 한다. 물론 옴 진드기만 죽이고 사람에 대한 독성은 걱정할 수준은 아니지만 아주 드

Permethrin (출처: Wikimedia)

물게 신경 독성이 있을 수도 있으니 주
의하는 게 좋겠다. 그리고 고양이에게는
진짜 치명적이다. 따라서, 이 약을 바르
신 분들 중에 고양이 집사 노릇을 하시
는 분들은 이 약을 바른 동안은 아무리
자기 야옹이가 귀여워도 꼭 끌어안는 행

동은 삼가시는 것이 어떨까 한다. 임산부에 대한 안전성은 미 식품의약국 기
준 B에 해당한다. 2개월 미만 영아와 수유부는 금기이며, 당연한 얘기지만 이
약제에 알레르기 경력이 있는 이도 금기이다. Lindane은 6각형 hexane에 염소
(chlorine)이 무려 6개가 다 달려 있는 무지막지한 구조를 갖고 있다.

소위 gamma-hexachlorocyclohexane인 셈인데, 염소가 6개나 되니 독성도 엄
청 강할 것임을 충분히 예상할 수 있다. 1825년 Faraday가 처음 합성했지만,
1912 년에도 이를 만든 네덜란드의 Teunis van der Linden의 이름을 따서 Lin-
dane이란 명칭이 붙었다. 이 화학물이 살충 능력을 갖고 있다는 사실은 1942
년 되어서야 알게 되었고, 이후 농업용 살충제로 널리 쓰이게 된다. 하지만 여
러 독성 등으로 인하여 21세기 들어 사용 금지된다.

단, 예외적으로 옴 치료에는 허용이 되어 있다. 역시 신경독 작용이 주 기
전인데, permethrin과는 달리 사람에게도 신경 독성이 작용할 수 있으며, 간,
신장 등에도 만만치 않게 축적되고, 특히 암 유발 물질이기도 하다.

한 마디로 꽤 위험한 약이다. 그래서 옴 치료에 사용하되, 1차 치료 약제가
실패했을 경우에 한하여 2차 치료 약제로서 선택한다.

보통 30-60 mL를 바르고 8-12 시간 후 씻어 낸다.

Ivermectin (출처: Wikimedia)

임신, 수유부는 금기이며, 6개월월 미만의 아이나 경련 경력이 있는 이 또한 금기이다. Crotamiton도 치료제로 쓰이는데, 이틀 연속 밤마다 발라 주고, 두 번째 발라 주고나서 24시간 후 씻어낸다. 합병증이나 부작용은 별 걱정이 없지만, 그만큼 효과는 다른 약제에 비해 영 신통치는 않다.

그리고 문제의 Ivermectin이다. 이 약제는 키타사토 대학의 Satoshi Omura가 Streptomyces avermitilis에서 Avermectin을 분리하고, Merck사의 William Campbell이 순수 정제하여, 기존 avermectin 보다 독성을 완화하고 치료 효과를 더 높인 ivermectin을 만들어내어 1981년에 시판한다.

이 약제는 살충제와 구충제(기생충 약제) 분야에 그야말로 큰 반향을 몰고 온다. 살충제니까 옴과 이, 그리고 빈대는 기본으로 잘 죽인다. 이 약의 진가는 구충제로서의 성과에 있다. 사상충증(river blindness, onchocercariasis), 림프절 사상충증(lymphatic filariasis), 분선충증(strongyloidiasis), 편충증(trichuriasis) 등에 특효약이다.

오무라와 캠벨은 그 공로를 인정 받아 2015년 노벨상을 수상하는 영광을 안는다. 이 약제 또한 GABA 억제를 위주로 하는 신경 독성을 주 무기로 한다. 옴 치료할 때의 용량은 200 ug/kg로 경구 복용을 한다. 한 번으로 충분하다고는 하나, 이 약은 성충은 죽여도 알은 죽이지 못하기 때문에 알을 깨고 성장하여 다시 성충이 나타날 수 있는 보름 후에 한 번 더 복용을 시킨다. 부작용은 오심 구토 정도이며, 5세 미만 혹은 15 kg 미만의 아이는 금기다.

특히 옴 중에 악질인 노르웨이 옴을 치료할 때 이 ivermectin이 필요하다. Permethrin과 환상의 콤비로 같이 사용하여 치료한다. 국내에서는 이보멕이라 하여, 주로 개 사상충 치료약으로 사용되고 있다. 주의할 점은, 같은 개라도 코리 종에겐 위험할 수 있다. 코리 종이라는 단어에서 래시(Lassie)를 떠 올린다면 아재 인증이다. 본의 아니게 부잣집에 팔려간 암컷 코리인 래시가 주인 아들을 잊지 못해 천리 먼 길을 온갖 고생을 하며 걷고 또 걸어서 결국 옛 주인에게 돌아온다는 감동의 소설과 영화 'Lassie come home'을 기억해 낸다면 말이다.

어렸을 때 주말의 명화로 몇 번이나 감상했었고, 이를 토대로 드라마가 만들어져서 선풍적인 인기를 끌었었다. 내 기억에도 무슨 개가 저리도 연기를 잘 하는지 정말 신기했었다. 이 약은 고양이에게도 안 좋으니 permethrin처럼 매우 주의해야 한다. 사람에게 주는 건 이보멕이 아니고 스트로멕톨(Stromec-tol)이다. 같은 성분인데...

PART 04

바이러스와의
싸움

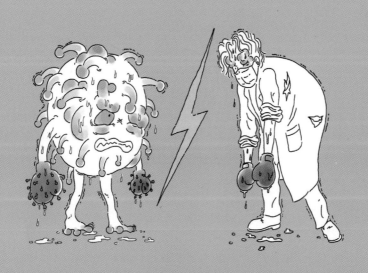

우리는 바이러스와도
싸워야 한다

의료관련 감염 관리를 논할 때 주로 다루는 대상은 세균, 특히 내성균이지만 이에 못지 않게 우리를 괴롭히는 또 하나의 무리가 바로 virus(바이러스)다. 바이러스는 DNA나 RNA 쪼가리이지만 무슨 사고든 칠 수 있는 최소한의 생명체이다.

우리가 의료 현장에서 맞서야 할 바이러스는 종류도 많아서, 어느 바이러스가 어디에 속하는지 매우 헷갈린다. 차라리 세균이나 기생충, 곰팡이균이 훨씬 상대하기 낫다. 그런데, 그 많은 바이러스들 중에 사실 우리 임상의들이 알아야 할 건 얼마 안 된다.

미생물학 선생님들은 다 숙지하셔야 하겠지만 말이지, 낄낄. 그래서, 꼭 필요한 바이러스만 평소에 요렇게 정리해두고 있다:

일단 DNA virus와 RNA virus로 나눈다. DNA 바이러스는... 감염내과는 딱

한 놈만 팬다. → human herpes virus (HHV). 이들 여덟 식구는 일련 번호와 더불어 세 종류로 나뉘는데, 이걸 외우는 비법은 1,3 − 5,7 −4,8로 외운다. 1, 3은 alpha, 즉, HHV 1~3. 5, 7은 beta, 즉, HHV 5~7. 4, 8은 gamma, 즉 HHV−4 & 8. 그리고 3, 5, 4, 8은 이름이 붙는데.. : 더 흔하게 생기는 놈에게 3을 부여하자. → varicella−zoster : 자연스럽게 5번은 cytomegalovirus (cytomegal 오virus) : 4와 8은 사람 이름이다.

− 역시 더 흔한 놈에게 4를 주자. → Epstein−Barr

− 자연스럽게 8번은 Kaposi.

또 다른 DNA 바이러스는 ? (예를 들어 Papilloma, hepatitis..) → 그냥.. 신경 끄련다. 이렇게 되면 신경을 써야 할 나머지 바이러스는 모조리 RNA 바이러스다. 이들 중에서 의료관련 감염과 엮이는 놈은 크게 두 가지다. 출혈열 바이러스(viral hemorrhagic fever, VHF)와 왕관 바이러스(coronaviridae). Coronaviridae에는 그 유명한 MERS−CoV(메르스; 중동 호흡기 증후군 코로나바이러스)와 SARS−CoV(사스; 중증 급성 호흡기 증후군 코로나바이러스)가 있다.

출혈열 바이러스도 문제인데, 이는 풍토병으로 간주하기 쉽지만 의료기관에 진입하는 순간, 의료관련 감염병 내지 집단 감염의 원인이 된다(코로나바이러스도 마찬가지). 그리고 이역만리 외국에서 생기던 질환이라 신경 안 써도 될 것으로 간주되어 왔지만, 교통의 발달로 지구촌이 위아더 월드가 된 현재 더 이상 남의 일이 아니게 되었다. 아차 방심하는 사이에 언제라도 대한민국 전역에 재앙을 몰고 올 소지가 다분하며, 이는 의료 기관을 매개로 확산 가속도가 붙을 위험 또한 높다.

피 터지는 바이러스들

출혈열 바이러스에 해당하는 놈들 중에서도 사람끼리의 전염이 가능하다는 이유 때문에 의료 관련 감염으로 둔갑하는 것은 대략 두 종류다. 하나가 Filoviridae이고 나머지 하나가 Bunyavirales이다. Filoviridae를 다루기에 앞서서 하나 짚고 넘어갈 게 있다.

이 Filoviridae과(family)의 상위 분류인 Mononegavirales 목(order)이다. 이 목은 이름에서 소속 바이러스의 특징을 진짜 일목요연하게 보여준다. Mono-는 다들 잘 아시다시피 simple, 단순, single, 단일 등을 뜻한다. nega-는 negative를 의미한다. virales는 바이러스 목이라는 뜻이다. 이는 소속 바이러스가 RNA 바이러스이되, 단일 가닥(single stranded)이고 negative polarity라는 묘사이다. 이게 무슨 말인고 하니... RNA라고 다 같은 RNA가 아니다.

바이러스가 재생 증식되기 위해서는 주형(틀)이 필요한데, 그 기능을 하는 것이 소위 positive polarity 혹은 positive sense (+)RNA, mRNA다. 그렇다면 mRNA 및 (+) sense의 거울 모양은? 바로 negative polarity 혹은 negative sense, 즉 (-)RNA이다.

다시 정리해 보자. Mononegavirales 목은 negative sense single stranded RNA로 이뤄진 바이러스들이다. 약자로 (-)SS RNA. 정말 이름 잘 지었다.

이 (-)RNA는 최종 틀이 아니므로, 이 자체만으로는 뭔가를 일차적으로 만들어낼 수가 없다. 따라서 인체 세포에 침투한 이후에는 곧장 활동을 하지 못하고, 우선 틀(positive sense, mRNA)부터 만들어내야 한다. 이를 위해서는 핵산들을 하나하나 모아 늘려나가는 중합작용(polymerization)을 해야 한다. 이 일에 관여하는 절대적인 도구(효소)가 RNA-dependent RNA polymerase (RdRp)이다. 그래서 어느 바이러스가 (-)SS RNA라고 한다면, '아, 이 바이러

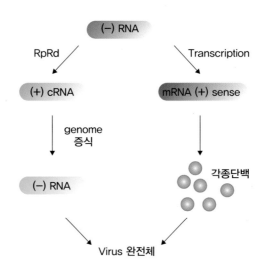

스는 RdRp를 항상 휴대하고 다녀야 하는구나'하고 추정할 수 있다.

이게 중요한 의미를 갖는데, 아직 뚜렷하게 성공은 못했지만 장차 개발될 항바이러스제는 바로 이 RdRp를 주요 공략 대상으로 해야 한다는 것도 시사한다. 한편, 또 다른 (−)SS RNA 집단으로 우리가 잊지 말아야 할 것이 Orthomyxoviridae이다. 다름 아닌 독감 바이러스 집단. 고로, 독감 바이러스를 잡을 급소 중의 하나가 바로 그들이 휴대하는 RpRd임을 알 수 있다. 현재까지 나온 이에 준하는 약제로 favipiravir가 있다. 그래서 독감 바이러스의 RpRd를 방해하는 favipiravir는 곧 에볼라 바이러스에도 적용이 가능할 것이라는 전망이 자연스럽게 나오고, 이에 대한 검증이 행해지고 있다.

말 나온 김에, 그럼 (+) RNA 바이러스는 어떨까? 당연히 RdRp를 휴대할 필요성이 없으며, 침투 이후 곧장 인체 세포의 시설물들을 무단으로 사용하기 시작한다. 따라서 (−) RNA와는 달리 favipiravir는 사용해 봤자 별 효과 없을 것이라는 것도 충분히 유추할 수 있다. 나중에 다룰 Coronaviridae, 황열이나 dengue로 유명한 Flaviviridae가 좋은 예이다.

Mononegavirales의 소속 바이러스들은 envelope(외피)를 두르고 있다. 이 외피는 사실 인체 세포로부터 강탈한 재료로 만들어진 것이다. 그리고 이 외피를 두르고 있다는 것으로 또 하나 알 수 있는 사실은 호흡기를 통해 전염될 수 있다는 것을 시사한다. 외피는 단순히 보면 일종의 기름 옷이다. 기름을 두르고 있으니, 역시 기름으로 된 점막 세포에 잘 침투하지.

이를 뒤집어 말하면 외피를 두르지 않은 바이러스는 호흡기 감염이 불가능하며 주로 소화기 증상과 fecal−oral route로 전염이 이루어짐 또한 알 수 있다.

대표적인 예가 Norovirus, Rotavirus, Poliovirus다.

한 번 더 정리해 보자. Mononegavirales 소속 바이러스는 (−) SS RNA이고 장차 인류가 공격할 급소가 될 지도 모를 RdRp를 휴대하고 다니며 침방울이나 aerosol로도 전염이 될 소지를 갖고 있다. 그런데 이 Mononegavirales는 임상적으로 중요한 질병 바이러스들 중 웬만한 것들은 거의 다 어벤져스급으로 모여 있다. 예를 들어 곧 다룰 Ebola virus, Marburg virus를 비롯하여 홍역, 볼거리, Nipah virus, respiratory syncytial virus, 공수병 바이러스 등등.

Order(목)의 하위 분류인 family(과)로 들어가서 나누어 보면 paramyxoviridae(홍역, 볼거리, Nipah, Hendra 등), pneumoviridae (RSV, metapneumovirus 등), Rhabdoviridae(공수병 바이러스), 그리고 Filoviridae가 있다.

이 중에서 바로 Filoviridae가 의료관련 감염과 엮이는 출혈열 바이러스인 것이다. Filoviridae는 라틴어로 filum, 즉 영어의 filament에 어원을 두고 있다. 이름 그대로 필라멘트 모양을 한 (−) SS RNA로 envelope를 두르고 있다. (필라멘트 모양인데, 발음은 파일로우비리디이..)

그 유명한 Ebola와 Marburg바이러스가 소속되어 있다. 사람끼리의 전염이 가능한 출혈열이므로 의료관련 감염에서 중요한 관리 대상이다. 그리고 Bunyavirales... 이는 과거에는 Bunyaviridae 과(family)로 분류되던 것들이었는데,

최근에 Bunyavirales로 일계급 특진을 하였다. 역시 (−) SS RNA에다(positive sense짜리도 섞인 ambisense인 경우도 있긴 하다) envelope를 두르고 있으며 모양은 공 모양(spherical)이다. 여기에 해당하는 family(과)로는 Hantaviridae (hantavirus), Phenuiviridae(중증 호흡기 증후군 혹은 SFTS 바이러스), Arenaviridae (Lassa 열 바이러스, 베네수엘라 출혈열 바이러스), 그리고 Nairoviridae (Crimean-Congo 출혈열 바이러스) 등이 있다. 이 바이러스들을 보면 출혈열이라는 것에 더해서 뭔가 공통점이 보이지 않는가? 그렇다.

절지 동물(벌레)과 설치류(쥐). 크림-콩고와 SFTS는 진드기, hantavirus와 Lassa는 설치류 배설물을 매개로 생긴다. 상상을 해 보면, 풀숲이 우거진 곳에서 걸리는 질환들이고 마침 이름도 박스 버니와 유사하다(bunya...). 마침 출혈열에 걸리면 눈이 토끼 눈이 된다는 점에서도 연상하기가 쉽다.

이 두 요소를 잘 연결시켜서 암기하면 잘 안 잊어먹을 것이다(조금 억지 같지만, 웬만큼 자잘한 것은 외우는 것이 장땡이다). 이들 중 사람끼리 전염 가능한 것은 크리미안콩고열과 Lassa 열등이다(베네수엘라 출혈열, SFTS 도 원내 전염이 가능하긴 하지만 매우 드물게 일어나는 일이다).

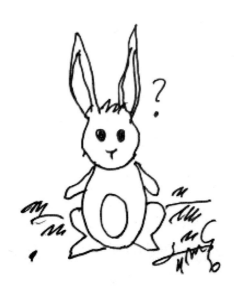

박쥐가 범인이다

메르스를 옮기는 건 무엇인가? 하는 질문에 열에 아홉은 낙타라고 대답할 것이다. SARS를 옮기는 건? 아마 대부분이 사향 고양이(palm civet)이라고 답할 것이다. Ebola는? 아마 몇 번 고개를 갸웃하다가 몇몇은 고릴라라고 답할 것이다.

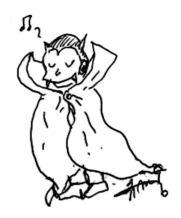

이것이 우리 대부분이 가지고 있는 통념이다. 유감스럽게도 모두 오답이다. 낙타와 사향 고양이, 그리고 고릴라는 억울하다. 진짜 배후는 따로 있기 때문. 이들 모두 다 박쥐가 정답이다. 더 정확히 말하자면 과일 박쥐이다. 이쯤되면 박쥐에 대해 궁금증이 안 생길 수가 없지. 감염 관리를 다루다보면 세균, 바이러스에 벌레도 모자라 하다하다 이렇게 박쥐까지 공부해야 한다. 그렇다고 해서 학술적으로 파고 드는 것부터 하지 말고, 일단 대중적인 자료로서 이 귀여운 책부터 먼저 소개한다. 손성원 저 박쥐(지성사 출간). 국내 박쥐 전문가께서 아마도 청소년들을 위한 교양서로 저술하신 것 같은데, 그래도 중요한 정보는 다 적혀 있다. 약 200여페이지로 양도 적어서 금방 읽을 수 있다. 박쥐에 대한 저자의 애정이 듬뿍 담긴 교양서이다. 강력 추천.

박쥐는 Order Chiroptera(익수목)으로 분류된다. chiro는 희랍어로 Cheir, 영어로 hand이다. 화학에서 구조를 논할 때 쓰이는 chirality라는 용어의 어원도 Cheir에서 왔다. 두 화학물이 같은 구조식을 갖고 있지만 화학물 하나가 나머지 화학물에 딱 일치되게 겹쳐질 수 없는 경우를 분자 비대칭성(chirality)라고 한다. 양 손(cheir)을 서로 마주대고 있는 거울 모양이라서 그렇다. pteron도 희랍어로 날개라는 뜻이다. 그리하여 날개 익(翼)자, 손 수(手)자, 하여 익수목 (翼手目)이다. 왜냐하면 박쥐의 날개는 새의 날개와는 달리, 잘 보면 손가락 사이사이의 갈퀴에 가깝다. 즉, 실제로는 보이는 바와 달리 날개가 아니라 넓게 펼쳐진 손이다! 그래서 익수다.

아목(suborder)으로 다시 분류하면 Megachiroptera(과일 박쥐)와 Microchiroptera(벌레 잡아먹는 박쥐)로 나뉜다. 후자는 우리가 흔히 알고 있는 초음파 발사해서 위치 파악하는 그런 박쥐다. 요즘은 음양 박쥐(yinpterochiroptera vs yangchiroptera) 아목으로 나눈다. 뭐 우리는 이것까지 따지고 알 필요는 없다. 과일 박쥐의 외국 명칭이 flying fox, 즉 날아다니는 여우라고 하는데, 진짜 코가 뾰족하고 예쁘게 생긴게 영락없는 여우다. 이게 큰 박쥐과에 해당하고, 우리가 흔히 생각하는 납작코 얼굴은 작은 박쥐과라고 한다. 작은 놈일수록 못생겼고, 육식을 한다. 일부는 흡혈도 한다. 큰 놈은 과일을 먹지만 본질적으로 곤충을 먹는 놈이다.

과일 박쥐는 원래 곤충을 먹었는데, 그러다 보니 자연스럽게 벌레가 먹은 과일도 접촉하게 되고.. 맛을 알게 되어 과일 박쥐가 되었다고 한다. 박쥐는 과일, 벌레 외에도 별미 취향이 있는 종류들이 몇몇 있다. 생선을 잡아 먹는 놈도 있지만, 보통 우리가 관심이 가는 놈은 아마 흡혈 박쥐(vampire bat)일 것이다.

드라큘라 때문이겠지. 드라큘라 하면 루마니아를 기원으로 하지만 주로 영국이 연상될 것이다. 그러나 영국에는 흡혈 박쥐가 없다. 흡혈 박쥐는 미 대륙, 그것도 주로 중남미에 서식하며 겨우 3종뿐이다. 기전이 모기와 똑같다.

주로 가축을 흡혈 대상으로 삼는데, 자고 있는 동안 조용히 날아와서 알아채지 못하게 은밀하게 흡혈을 한다. 흡혈하는 동안에 침에 있는 항응고제로 피가 굳지 못하게 하는 것도 모기와 똑같다. 단, 모기와 다른 점은 배불리 먹고나서 휘익 날아 도망가는 게 아니라 뛰어서 도망간다고 한다. 무거워져서 잘 날지도 못하기 때문이라나. 영국의 드라큘라를 생각하면 참으로 모양 안난다. 아마 가장 궁금한 건 이것일 거다: 사람도 흡혈할까?

흡혈 박쥐 뿐 아니라 모든 박쥐들이 가장 무서워하는 것이 사람이다. 그래서 사람을 문다는 것은 거의 희박한 일이다. 다만, 2010년 페루에서 4명의 아이가 물려서 죽은 사례가 있긴 하다. 그러나 그 사인은 실혈이 아니고 공수병으로 죽은 것이었다. 진짜 운 없었던 사례다.

우리나라에는 당연히 흡혈 박쥐는 살지 않는다. 따라서 박쥐에게 물려서 공수병 걸릴 일은 없다. 잘 아시다시피 우리나라의 공수병은 주로 미친 개보다는 너구리에게 물려서 생긴다. 개에게 물리면 공수병보다는 파상풍을 먼저 걱정하심이 좋겠다.

국내에는 20여종의 박쥐가 사는데, 모두 작은 박쥐다. 예쁜 과일 박쥐가 살았다면 모를까, 모두 못 생긴 박쥐라서 아마도 그렇게 구박받은 게 아닐까 한다. 반면에 예쁜 과일 박쥐가 한 종류라도 살았다면, 눈은 호강했겠지만 그 무시무시한 Ebola병이 대한민국에서도 창궐했을지 모른다. 그나마 다행.

박쥐가 구박받는 또 하나의 이유는 음침한 동굴에서 살고, 주로 밤에 다니는 등의 부정적 이미지 때문일 것이다. 왜 낮에 안 다닐까? 낮에 안 다니는 이유는 사람이 무서워서가 아니고 일사병에 걸릴까봐서 그런 것이다.

농담이 아니라 진짜다. 그들의 날개엔 혈관이 잔뜩 분포되어 있어서 낮에 날아다니면 햇볕 복사열을 지나치게 잘 흡수 및 열 전도를 한다. 그 결과 박쥐는 일사병으로 추락할 수 밖에. 그러니 낮에는 안 다니는 것이 아니라 못 다닌다. 박쥐는 동굴에 떼거지로 매달려 생활하다 보니 쉬야와 응가도 거기서 해결한다. 응가가 잔뜩 모여서 생성된 것을 guano라고 하며 최고 품질의 비료로 쓰인다.

감염 분야의 시각에서 보면, 과일 박쥐는 각종 인수공통 전염병의 보유고이다. 앞서 언급한 공수병을 비롯하여 호주 등지에서 창궐했던 Nipah와 Hendra바이러스, 그리고 그 유명한 에볼라 바이러스, MERS-CoV, SARS-CoV 등이 박쥐의 배설물에서 비롯되었다.

그런데 이렇게 무시무시한 병원체들을 체내에 갖고 있는 박쥐들은 왜 탈이 안 날까? 아직 확실히 규명되지는 않았지만 부분적으로는 설명이 된다. 먼저, 박쥐는 평소 정상 체온이 섭씨 40도에 달한다. 그래서 이들 병원체들이 제대로 행패를 부리기가 어렵다. 그리고 박쥐는 독특한 면역체계를 가지고 있어서, 바이러스 억제하는 물질, 예를 들어 interferon이 항상 높은 농도로 존재하고 있다. 그래서 박쥐에게는 아무 일도 안 일어나는 것이라 한다.

잠깐 기분 전환하는 의미로 박쥐에 대하여 이것저것 얘기해 보았는데, 어쨌든 우리가 맞아 싸우게 될 Ebola나 메르스 등 질환의 시작이 고릴라나 낙타가 아니고 박쥐라는 사실은 잊지 말자.

목포는 항구이고
Ebola는 백마강이다

앞서 설명했듯이 Ebola 바이러스는 Filoviridiae과에 속하며 (−) SS RNA이다. 1976년에 자이레(Zaire, 오늘 날의 콩고 민주 공화국), 그리고 수단(Sudan)에서 집단 발생하였다. 원인 바이러스는 마침 벨기에에서 자이레로 와서 의료 봉사를 하고 있던 Piot 박

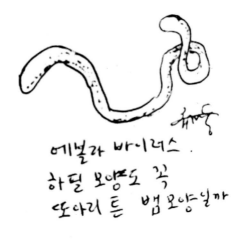

에볼라 바이러스.
하필 모양도 꼭
또아리 튼 뱀 모양일까

사 일행들에 의해 규명되었다. 이 분은 Ebola 규명 뿐 아니라 아프리카에서의 HIV/AIDS 역학도 낱낱이 정리하였으며 훗날 세계보건기구에서도 맹활약을 한 위대한 의학자이다.

그의 책, No time to lose(빈둥거릴 시간이 없다는 뜻인데 국내에서는 '바이러스 사냥꾼'이란 제목으로 번역되었다)에 보면 에볼라 바이러스를 처음 규명하고 명명하게 된 사연이 나온다. 원래 그들이 규명한 바이러스가 나온 곳은 얌부쿠였고 처음엔 얌부쿠 바이러스라고 이름 붙이려고 했었다. 그러나 맘을 바꿔서(그 지역에 피해가 갈까봐?) 근처 흐르는 강 이름을 따기로 했다고 한다. 그 강 이름은 현지에서 '하얀 강'으로 불렸다.

'하얀 강' 하면 우리나라의 백마강이 연상된다. 호남쪽을 가로지르는 금강의 일부로, 금강 자체가 옛 명칭이 백강(白江), 즉 하얀 강이었다. 백제 멸망 후 부흥 세력이 나당 연합군과 최후의 전쟁을 했던 곳이 바로 백강이며, 이를 국사에서는 '백강 전투'라고 부른다.

어쨌든 이 '백강'을 슝슝 프랑스어로 하면(벨기에 사람이라 당연히 불어 구사) L'ebola가 된다. 그래서 Ebola라는 이름이 탄생하였다. 어찌 보면 Ebola 강은 억울한 셈이다. 얌부쿠 바이러스라고 명명되었어야 했는데.

현재까지 총 6가지 종류가 발흥하였다. 먼저 자이레와 수단에서 생겼던 Zaire 에볼라 바이러스(EBOV)와 Sudan 에볼라 바이러스(SUDV)가 있다.

앞서 언급했듯이 1976년에 처음 발생했는데, 당시엔 이 바이러스에 대한 지식이 전무했고, 병원 감염 관리의 개념에도 무지했으며, 각종 인프라도 열악하였다. 그래서 에볼라 환자를 입원시킨 의료기관에서는 격리는 커녕 제대로 된 관리가 안 되었고, 환자에게 사용했던 주사기를 비롯한 의료 장비도 여러 번 재사용하는 등, 아주 병을 크게 키우게 된다. 그리하여 원내에서 다른 환자들 뿐 아니라 의료진들까지 하나 둘 쓰러지기 시작하여 짧은 시간 내로 좌악 퍼졌다. 사태의 심각성과 원내 감염 관리의 중요성을 인지하여 관리를 강화하였을 때는 이미 늦은 시기였다. 자이레에서는 총 318건이 발생하였고 무려 280명이 죽었으며, 수단도 284명이 발생하여 151명이나 세상을 하직하였다.

이후로도 자이레를 비롯한 다른 중앙 아프리카 국가에서도 간헐적으로 발생하다가 1995년에 자이레에서 또 다시 집단 발병이 일어나 총 315명이 걸리고 80% 이상의 환자가 사망하였다. 2000년에는 다시 수단에서 집단 발병이 생겼고, 2004년에 다시 수단에서, 그리고 2011년에는 우간다에서 집단 발병이 일어났다. 그런데 2013년에 새로운 양상이 발생하였다.

여태까지 자이레, 수단, 가봉 정도에서 발생하던 에볼라가 느닷없이 서 아프리카에서 발생한 것이다. 그리하여 라이베리아, 기니(샘 오취리의 고향 가나가 아니다), 시에라 리온(Sierra Leon, 사자의 골짜기라는 정말 멋있는 이름이다), 나이지리아까지 에볼라의 영역권에 들어간다.

이는 무려 2년이나 지속되어 총 2만여명의 환자가 나왔으며 거의 반 수가 사망하였다. 결국 자이레와 수단 에볼라는 해당 국가에만 국한된 것이 아니고 보다 넓은 아프리카 국가들로 퍼져 나갈 수 있다는 매우 우려되는 선례를 남긴 셈이다. 정치적으로나 경제적으로나 불안정한 아프리카 국가들의 사정을 감안하면 방역 관리가 제대로 될 일이 없으니 이 재앙은 당분간 계속될 것으로 전망된다.

세 번째로 출현한 것이 Reston 에볼라 바이러스(RESTV)이다. 이는 1990년에 버지니아 주 레스톤의 연구기관에서 발생했는데, 당시 필리핀에서 수입한 원숭이들을 대상으로 실험을 하다가 수백 마리의 원숭이들이 집단 감염된 사건이 일어난다. 감염된 원숭이들의 상당수가 죽었으며, 이 원숭이들을 돌보던 요원들 네 명에서도 이 바이러스에 대한 항체가 나왔으나 다행히 아무런 증상도 보이지 않았다.

이후 미 다른 지역과 유럽의 연구 기관에서도 같은 집단 감염이 원숭이들에게서 발생하였고 이는 1996년까지 지속되었다. 결산을 해 보면, 유인원들에 국한해서 감염이 발생하였고 사람이 질환을 앓은 경우는 한 건도 없었다. 이 소동은 에볼라 병에 있어서 또 하나의 중요한 면을 부각시켰는데, 필리핀의 유인원에서 비롯되었다는 점에서 아프리카에서만 생긴다는 통념을 깼고, 동남 아시아도 완전히 안심할 수는 없는 지역이라는 경각심을 일깨워 주었다.

실제로 필리핀에서 간헐적으로 레스톤 에볼라 감염 사례가 종종 일어났으며, 최근엔 진짜 황당한 일이 일어났다. 이번엔 바로 그 필리핀에서 유인원이 아닌 사육 돼지에서 에볼라 병이 발생한 것이었다.

이쯤 되면 에볼라는 반드시 영장류에서만 발병하는 것도 아니라는 얘기가 된다. 이래 저래 레스톤 에볼라 바이러스는 그동안 갖고 있던 통념 - 아프리카와 영장류에만 국한된 질환 - 을 보기 좋게 깨어 버린 셈이다.

네 번째로 출현한 것은 Tai Forest 에볼라 바이러스(TAFV)이다. 이는 드록바의 나라인 코트디브와르(Cote d'Ivoire) 혹은 Ivory Coast, 이것마저 발음하기 힘들면 그냥 '드록국'에서 1994년에 처음 발생하였다.

다섯 번째로 발견된 것은 잘못 발음하면 경상도 사투리처럼 들리는 분디부교(Bundibugyo) 에볼라 바이러스(BDBV)인데, 우간다에서 2007년에 집단 발병으로 나타났다. 이 또한 자이레, 수단에 못지 않게 치명적인 양상을 보였다. 이 바이러스는 2012년에 에볼라의 원조 격인 콩고 공화국에서도 집단 발병으로 발생한다.

마지막으로 Bombali 에볼라 바이러스(BOMV)가 2018년 시에라 리온에서 발견된다.

이는 박쥐에서 분리한 것으로,

임상적으로 질환을 일으킨 사례는 아직 없다.

Ebola는 과다 출혈로
죽는 게 아니다

에볼라 바이러스 질환 하면 어떤 모습이 상상되는가?

아마 대부분이 온 몸에 출혈 반점이 가득하고, 그것도 모자라서 피까지 토하는 모습을 연상할 것이다. 실제와 어느 정도 차이는 있지만 사실이다. 그러니까 출혈열 범주에 있지. 그렇다면 왜 출혈을 할까?

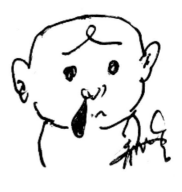

사실 완전히 규명된 것은 아니다. 지금까지 알려진 지식들만 가지고 잠정적인 결론부터 내리자면, 혈액 응고 체계에 붕괴가 오고 범발성 혈관내 응고증(Disseminated intravascular coagulation, DIC)가 엮이면서 혈관 손상까지 합쳐져 출혈 양상으로 나타난 것이다.

이를 이해하기 위하여 에볼라 바이러스가 체내로 들어와서 어떻게 엉망을 만들어 놓는지에 대하여 찬찬히 짚어 보자. 에볼라 바이러스는 공기로 전염된다고 아는 분들이 의외로 많은데, 실제로 그렇지는 않은 것으로 결론이 나고 있다, 현재까지는. 물론 아직도 그렇게 의심하는 학자들이 적지 않지만. 에볼라는 주로 환자와의 접촉에 의해 감염된다. 즉, 피부에 난 상처나 점막으로 침투하면서 감염이 시작된다.

정말로 공기 전염이 된다면 아마 에볼라 집단 발병은 훨씬 더 큰 규모로 일어났을 것이고 아마도 나라가 망할 정도의 수준까지 갔을 것이다. 그나마 다행이 아닐까.

접촉 후에 일어나는 과정은 여타 바이러스 감염 질환 전개의 과정과 동일하다. 우선 피부나 점막에 공항 택시처럼 대기하고 있던 수지상 세포(dendritic cells, DC)나 단핵구 및 대식구(Monocyte/Macrophage, Mo/MΦ)가 "어서 옵쇼!" 하고 반기며 태워준다.

이렇게 에볼라 바이러스를 태운 DC나 Mo/MΦ 택시는 뻥 뚫린 림프관(lymphatics)을 씽씽 달려서 림프절(lymph node)에 도착하고, 에볼라 바이러스는 그곳에 여장을 푼다. 거기서 각종 면역 세포들의 공격을 절묘하게 피하면서 성공적으로 증식을 하고 나면 본격적으로 전신으로 퍼져서 활개를 치게 된다. 이 때가 바로 잠복기가 끝나고 질환이 본격 시작되는 시점이며, 전염력 또한 시작되는 시점이기도 하다. - 이 대목은 잘 기억해 놓으시기 바란다.

잠복기에는 전염력이 없고, 증상이 시작되는 순간부터 전염력이 생긴다는 사실. 이는 환자 및 접촉자 감염 관리에 있어서 핵심 기본 지식이다.

그럼 에볼라 바이러스는 어떻게 인체 여기 저기에 손상을 입히게 되는가?

우선, 에볼라 바이러스 자체가 인체 세포들을 파괴한다. 그런데 이렇게 직접 파괴하기도 하지만, 인체 내 방어기전을 꼬드겨서 결과적으로 자해하게끔 유도하기도 한다. 이 과정이 극단으로 치달으면 간, 신장 등의 여러 장기들이 가동 불능에 빠지게 되는 것이다. 과정을 짚어보면, 일단 인체가 염증 반응을 과도하게 일으키도록 유도한다.

원래 방어용으로 작동되는 염증 반응이 오히려 인체 내 각종 장기를 망가뜨리게 되는 것이다. 또한 세포가 자살하게끔 유도한다(apoptosis). 그리고 결정적으로 tissue factor 작동의 방아쇠를 당긴다. 이 tissue factor가 작동한다는 것의 의미는?

응고 과정이 폭포수처럼 급격히 진행됨을 의미한다. 그 결과 섬유소가 촘촘한 그물을 짜면서 체내 조직들마다 가는 혈류를 거의 막다시피 함으로써 죽어가게 만든다. 그리하여 체내 각종 장기들이 작동 불능 상태로 빠진다.

소위 말하는 다장기 부전(multiorgan failure). 한편, 이미 과도하게 벌어진 염증 반응 또한 응고 반응을 걷잡을 수 없게 촉진시키고, 이후 응고 인자가 모두 고갈되면 결국 출혈이 야기된다.

작동 불능에 빠지는 장기 중에 특히 간의 손상도 이 파국에 촉진 역할을 한다. 또한 혈관내피 세포가 손상되면 혈관 벽이 헐거워져서 마구 새게 되며, nitric oxide 생성 증가로 인해 이 상황이 더 악화되어 결국 출혈로 간다.

결국 에볼라 바이러스의 각종 병리 기전들은 모두 한 마음 한 뜻으로 출혈이라는 하나의 종착역을 향해 폭주하는 셈이다. 그래서 출혈 양상을 보인다.

244

그런데, 에볼라 환자라면 무조건 다 피를 흘린다는 통념은 실제보다 약간 과장된 감이 있다. 아마도 1976년 첫 보고됐을 때 환자의 2/3 이상이 출혈하는, 겉 보기에도 무시무시한 양상이었기 때문일 것이다.

이때부터 '에볼라 바이러스 = 살벌하게 피 흘리며 죽는다'는 고정 관념이 생긴 것이다. 무엇보다 2013년 서 아프리카 국가에서 에볼라가 창궐했을 때가 결정적이었다. 당시 우리는 해외 TV 보도에서 강렬한 장면을 하나 목도한다.

에볼라 환자로 보이는 아프리카 주민이 카메라 앞에서 비틀거리며 걸어오다가 갑자기 피를 토하며 쓰러진다. 그것도 벌건 대낮에. 이만큼 적나라한 장면을 직접 본 건 처음이었고, 이를 계기로 에볼라는 피를 토하고 죽는다는 고정 관념이 각자의 뇌리에 새겨졌다. 그런데 1990년대 이후 보고되는 사례들을 되 짚어 보면 그 정도까지는 아니었다.

1995년 발생 당시에는 환자들의 41%에서, 2001년 수단에서의 발생 당시에는 환자들의 30%에서, 2007년 Bundibugyo 에볼라 발생 시에는 46.5%에서 출혈 양상이 동반되었다. 이렇게 실제로 출혈 증상은 모든 환자에서 보이는 것은 아니며, 대략 절반 미만 정도에서 나타난다고 알면 될 것이다. 물론 그 정도도 많은 것이긴 하지만.

정리하자면, 에볼라 질환으로 죽는 이유는 피를 너무 많이 흘렸기 때문이라는 오해부터 벗어나야 한다. 에볼라 환자가 죽는 진짜 이유는 다장기 부전에 의해서다. 한 마디로 패혈성 쇽이라고 해도 무방하다. '어? 패혈증은 세균이 원인이잖아? 가끔 Candida 같은 진균도 일으키지만, 바이러스?' 하시는 분분명히 계실 것이다.

비록 주류는 아니지만 바이러스도 엄연히 패혈증의 원인으로 소수나마 말석을 차지하고 있다.

패혈증은 결국 '원인'이 아니라 '결과'를 의미하기 때문이다. 염증 지향성 cytokine이 과도하게 분비되어, 염증 반응이 항염증반응을 압도하는 상황이 된다면 이를 유발한 것이 세균이건, 바이러스건 패혈증은 패혈증인 것이다. 특히 이 Ebola를 비롯한 출혈열 바이러스 질환이 야기한 최악의 상황인 패혈증은 곧 다장기 부전을 의미하며, 가장 주된 사망 원인이 된다.

Ebola는 놀랍게도
콜레라를 흉내낸다

에볼라는 사나흘 혹은 열흘 정도의 잠복
기(최대 3주까지)를 가진다. 그 동안은 아
무런 낌새도 없다가 정말로 느닷없이 발열,
불편감, 등등으로 증상이 시작된다. 마치
감기처럼.

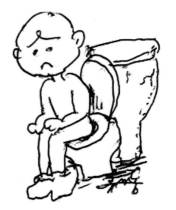

첫 주.

이때부터 가장 전염력이 강하다. 5일경
부터 쌀 뜨물 같은 설사를 하루에도 열번 스무번 대량으로 좍좍하기 시작한
다. 이거 어디서 많이 보던 소견 아닌가? 맞다. 콜레라.

다시 말해서, 분명히 콜레라 임상 양상을 보이는데 동남아나 인도 쪽이 아
닌 아프리카에서 온 사람이라면 콜레라보다 에볼라를 먼저 의심해야 한다는

247

애기가 된다. 대량 설사를 하는데 열은 없고 동남아/인도에서 왔으면 콜레라. 대량 설사를 하는데 열까지 나고 아프리카에서 왔으면 에볼라. 어쨌든 대량으로 설사를 하니 수분량이 절대적으로 소실된다. 즉 벌써부터 쇼크에 빠지거나 전신 장기 부전에 빠진다. 그리고 출혈 양상이 나타나기 시작한다.

둘째 주.

이때가 신체 각종 장기의 작동 불능이 최고 극한에 달하는 기간이다. 즉, 죽을 확률이 최대치에 달한다. 출혈은 물론이요, 신부전, 간부전, 호흡 부전, 뇌수막염 등등 정신 없이 몰아친다. 다시 말하지만, 이때 가장 많이 죽기 때문에 집중 치료도 가장 최선을 다해야 할 시기이다.

셋째 주.

둘째 주와 거의 동일하게 질환의 피크를 달린다.

이때 쯤에서 심장 기능 이상이 나타나기 시작하며,

포도막염 등과 같이 나중에 에볼라에서 회복되더라도 꾸준히 괴롭힐 뒤끝이 시작된다.

넷째 주.

운 좋으면 이때부터 회복이 시작된다. 그래도 후유증은 남는 경우가 많다. 그리고 툭툭 털고 일어나 일상으로 돌아간다 하더라도 에볼라 바이러스는 의

외로 오래간다. 대략 한 달이상은 체액에 남아 있으며, 심한 경우 정액에는 무려 531일 동안이나 버티고 있었다는 기록도 있다. 그래서 생존하는 행운을 누리더라도, 뒤끝이 있는지 1년 후까지 정액을 검사해 보아야 한다.

현재까지 똑 부러지게 확실한 치료제는 없다. 백신의 개발도 만족스럽지는 않은 형편이다. 항바이러스 치료제로 Ribavirin을 써 보기도 했으나 성적은 매우 실망스러웠다. 현재 ribavirin은 에볼라 및 Marburg 바이러스에 사용하지 말라고 하고 있다. 앞서 언급했듯이 에볼라 바이러스는 RdRp를 사용하기 때문에 공략하기 좋은 과녁이다. 그래서 원래 독감 바이러스용으로 개발된 RdRp 방해하는 작용을 지닌 Favipiravir가 에볼라 바이러스의 쓸만한 치료제로 주목받고 있다.

이론적으로는 희망적이지만 좀 더 검증이 필요하다. 또 하나의 신약인 remdesivir 또한 밝은 전망을 보였으나 콩고 집단 발병 시 시험 사용된 이후 효과가 별로였다고 당국이 공표하여 주춤한 상태다. 비슷한 구조와 기전을 지닌 galidesivir도 가능성을 보이고는 있으나 아직은 동물에서만 검토 중이다. 그리고 에볼라 앓은 환자들에게서 얻은 항체들의 집합인 ZMapp이 치료제로 쓰였다. 상식적으로는 매력적이다. 그러나 실제로는 글쎄요... 역시 검증이 더 필요하다. 결국 다장기 부전에 대처하여 집중 치료가 현재로서는 최선이겠다.

치료도 치료지만, 사람끼리의 전염이 가능하기 때문에 혹시라도 국내에 유입시 빨리 발견해서 빨리 조치를 취하여 더 널리 퍼져나가는 것을 기민하게 막는 것이 무엇보다 우리에게 중요하겠다.

우리나라에서는 생소한 질환들이기 때문에 얼마나 민감하게 인지하느냐가 관건이다.

이는 비단 에볼라 뿐만 아니라 앞으로 기술할 외국의 다른 출혈열과 왕관 바이러스에 의한 호흡기 감염, 그리고 정체 모를 그 무엇들에 대한 제대로 된 대처의 문제다.

Marburg는 Ebola보다
선배다

에볼라의 사촌인 Marburg 바이러스 출혈열은 사실 에볼라보다 먼저 발생했다. 1961년 독일의 도시 Marburg에서 먼저 생겼으며, 두 번째 증례는 Frankfurt에서, 그리고 세 번째 증례는 당시 유고슬라비아의 Belgrade에서 총 3연속으로 발생하였다.

이는 백신을 개발하던 연구 기관에서 일하던 연구원들을 중심으로 발생하여 이들을 치료하던 의사와 간호사들까지 전염되었다.

결국 총 31명이 걸려서 일곱명이 사망하였다. 원인은 실험 동물로서 우간다에서 들여온 아프리카 녹색 원숭이였던 것으로 밝혀진다. 이후 2년동안 간헐적으로 발생해 오다가 1998-2000년, 콩고 민주공화국에서 금광 캐던 광부들 154명에서 집단 발병하는 대형 사고가 벌어진다.

이들 중 무려 83%가 사망하였다. 2004-2005년에는 북 앙골라에서 252명이 걸려서 역시 90%나 사망하였다.

특히 이 경우는 원내 감염으로서 퍼져나갔다는 데에 큰 의미가 있었다. 2007-2017년에는 간헐적으로 우간다에서 꾸준히 발생하였다.

Marburg 출혈열은 에볼라보다는 비교적 덜 발생하여 주목을 덜 받았지만, 생겼다 하면 거의 9할이 죽는 등, 에볼라 출혈열보다 훨씬 더 치명적인 양상을 보이고 있다. 역설적으로 그나마 다행(?)인게, 이렇게 지나치게 치명적이다보니 자기들 삶의 터전인 숙주들을 거의 다 죽여 놓아서 사촌인 에볼라 출혈열보다 상대적으로 덜 발생하는 것이다.

임상 경과나 병리 기전, 치료 및 감염 관리 방침은 에볼라와 동일하다고 보면 된다.

크림 전쟁은 참혹했다

나이팅게일은 매일 밤 환자들을 돌보기 위해

작은 등불을 들고 병실을 찾아 갔어요.

— 흔하디 흔한 어린이 위인전에서

이제 Crimean-Congo hemorrhagic fever (CCHF, 크리미안콩고 출혈열)을 다루어 보자. CCHF는 1944년 크림 반도에서 복무하던 러시아 병사들에게서 처음 발생하였다.

1956년 벨기에령 콩고에서 발생한 출혈열 질환의 원인 바이러스가 규명되었는데, 이를 Congo 바이러스라 명명하였다. 이는 크림 반도에서 발생하는 출혈열 바이러스와 동일한 것으로 밝혀진다. 그래서 이름을 다시 조정하게 되었는데, 상식적으로는 Congo-Crimean virus로 명명되었어야 했지.

그런데 엉뚱하게도 순서가 뒤바뀌어 1973년 Crimean-Congo virus로 명명된다. 왜 그렇게 됐냐고? 콩고가 소련보다 힘이 없으니까 그랬지. 농담 아니라 진짜 그래서 그렇게 됐다. 억울하면 출세하라는 말은 예나 지금이나 진리라는 교훈을 주고 있다.

크림 반도하면 무엇이 연상되는가? 당연히 세계사에 큰 흔적을 남긴 크림 전쟁이지. 크림 전쟁 하면 '백의의 천사' 플로렌스 나이팅게일을 먼저 떠올리는 분들이 대부분일 것이다. 거기다 전쟁 이름은 크림이다.

백의의 천사에다 무슨 아이스 크림이나 생크림 케익처럼 달콤한 크림까지 얹었다. 어딘지 모르게 낭만이 느껴지는가? 그렇다면 그 낭만을 지금부터 무참히 깨뜨리겠노라. 일단 크림의 철자는 cream이 아니고 Crimea다.

크림 반도는 지도를 펼쳐 보면 19세기 당시 러시아 제국의 영토로 흑해에 대롱대롱 매달려 있는 모양으로 위치하고 있다. 그리고 그 남단에는 오스만 투르크(터키)가 마주하고 있다.

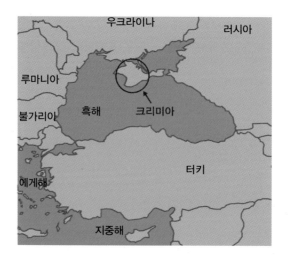

오스만 투르크는 한 때 잘 나갔지만 서서히 내리막을 걷고 있었고 반면에 러시아 제국은 그 당시에 잘 나가고 있으면서 투르크를 윽박지르고 있었다. 전쟁 나기 딱 좋지 않은가? 그래서 두 나라가 한 판 붙었다. 바로 크림 반도에서 1853년부터 1856년까지. 그런데 역사를 보면, 전쟁이라는 건 나라와 나라가 일대일 맞장 뜨는 그런 단순한 게 아니다.

물리적 충돌이 일어나면 인접 국가들에게도 영향을 미치고, 손익을 따지게 되며 그런 연유로 인하여 졸지에 같이 말려들어가는 경우들이 비일비재하다. 이 크림 전쟁도 그래서, 러시아를 견제하려는 영국과 프랑스가 오스만 투르크 편을 들며 연합군을 결성하여 참전한다.

곧 이어 오스트리아까지 말려든다. 오스트리아는 원래 러시아 편이었는데, 크림 전쟁에서는 뒤통수를 치고 연합군 편에 붙는다. 결국은 러시아가 패전하면서 끝나지만, 러시아 쪽이 50만, 연합군 쪽이 30만, 도합 무려 80만명이나 전사하는 생 지옥도를 연출한 진짜 지저분한 전쟁이었다. 낭만? 전쟁에 낭만이 어디 있냐?

크림 전쟁은 그냥 유럽에서 벌어진 수많은 전쟁 중 하나로 보기엔 세계사와 오늘날 우리 문화에 끼친 나비 효과가 엄청나게 다양했다. 대략 정리해 보면 다음과 같다. - 그 유명한 플로렌스 나이팅게일의 활약으로 오늘날 간호사들의 롤 모델이 만들어졌다. 그런데 나이팅게일이 크림 반도에 가서 환자들을 돌본 걸로 오해하시는 분들이 많을텐데, 사실은 오스만 투르크의 이스탄불에 차린 병원에서 활약하였다. 상식적으로 생각해 보라. 어떻게 전쟁터 중심에 갈 수 있었겠는가 그리고 진짜 중요한 나이팅게일의 나비 효과는 본격적 간호학 롤 모델의 시작뿐이 아니다.

정작 나이팅게일이 일생에서 환자를 돌본 기간은 몇 년 되지 않는다.

나이팅게일이 평생 가장 많이 종사한 일은

병원 감염 관리, 의학 통계, 병원 행정이었다.

특히 오늘날의 역학을 한 단계 더 급격하게 발전시키는 데에 큰 공헌을 하였다.

이것이 바로 나이팅게일의 진정한 업적이자 역사적 의의이다.

- 앙리 뒤낭에 의해 적십자가 처음 시작되었다. 그리고 제네바 협약도.

- 러시아는 패인을 잘 분석하여 개혁에 착수한다. 특히 나라 땅 덩어리가 지나치게 넓어서 전쟁 당시 병력과 군수 물자 수송에만 3개월이나 걸렸던 사실을 직시하여, 횡단 철도를 세운다. 이것이 오늘날 유라시아 철도의 시작이다. 이는 훗날 1차 세계대전 때 독일을 박살 내는 데에 특히 진가를 발휘한다.

- 오스트리아는 어차피 잃을 것도 없던 오스만 투르크보다 더 피해를 입었다. 크림 전쟁 당시 러시아와 의절하는 바람에 차르가 삐졌고('오스트리아, 너~~~~!?'), 전후에 반란을 일으킨 독일과 이탈리아와의 싸움에서 러시아의 도움을 못 받는다. 그 결과, 가리발디가 이끈 반군에 의해 이탈리아가 독립에 성공하고, 특히 그동안 억누르고 있던 독일과의 관계가 역전되어 그대로 밀려난다. 이렇게 강성해진 독일이 나중에 1차 세계 대전을 일으키는 시작점이 된다.

- 그리고 영국 지휘관의 귀족 호칭에서 비롯된 단추 달린 스웨터인 카디

건(cardigan, 가디건)과, 전쟁터 이름에서 비롯된 발라클라바라는 방한 마스크도 이 전쟁을 계기로 대중화된다. 그런데 방한보다는 주로 무장 은행강도나 테러범들이 애용하는 것이란 이미지가 더 강한 건 기분 탓 이겠지?

크리미안콩고 출혈열은 러시아와 아프 리카에만 국한된 것이 아니고 발칸 반도, 중동, 중앙 아시아, 심지어 중국 서부에서 도 꾸준히 발생하고 있다. 현재는 파키스탄 과 아프가니스탄에서도 발생한다. 질환을 매개하는 것은 Hyalomma 진드기이다. 주로 목축업자들이 잘 이환된다. 환자의 체액이

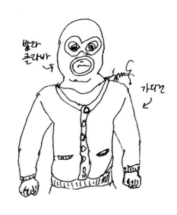

나 시술 중 발생할 수 있는 aerosol에 의해 사람끼리의 전염이 가능하기 때문에 아차하면 병원에서 일파만파로 퍼져갈 수 있는 소지가 많다. 그래서 의료관련 감염 관리의 대상이다. CCHF는 전반적으로는 가볍게 앓고 지나가곤 하지만, 종종 생명을 위협할 정도로 심한 출혈열로 발전하기도 한다.

출혈열이 다 그렇듯이 잠복기, 출혈 직전 시기, 출혈기, 그리고 회복기를 거친다. 잠복은 빠르면 하루, 늦어도 5일내로 종료되고 본격적인 증세가 시작 된다. 얼굴이 벌개지면서 열감이 있고 목이 아픈 등 감기처럼 시작해서 곧장 피부 발진이 생기며, 이는 점점 번져서 사나흘이면 점상에서 더 큰 자반 출혈 로 발전한다. 출혈 양상은 전신에서 나타나며, 눈이 시뻘개지는 건 기본이고 피를 토하기까지 한다.

마치 우리나라에서 자주 보는 유행성 출혈열과 같다고 보면 될 것이다. 같은 Bunyavirales계통의 바이러스이니 당연하다. 일부는 설사 같은 소화기 증세를 보이기도 한다. 뇌 출혈이나 폐 출혈 및 폐렴, 전격성 간 부전 등 극단적인 양상까지 가기도 하는데, 당연히 이런 상황이 되면 예후가 나쁘다.

다른 출혈열 질환이 그렇듯이, 첫 주에서 둘째 주 사이에 임상 양상이 가장 나쁜 정도까지 달하기 때문에 이 시기에 가장 많이 죽는다. 사망률은 평균 30%나 되는데, 최악의 경우 80% 이상일 수도 있다. 이 고비를 넘기면 회복기에 들어가서 간신히 살아 남는다.

치료는 역시 다장기 부전에 대한 집중 치료를 할 수 밖에 없으며, 항 바이러스제로 Ribavirin을 사용한다. 이는 Filoviridae와는 달리 효과가 있는 것으로 인정되고 있다.

의외로 무서운
Lassa 출혈열

Lassa열은 1969년에 나이지리아의 작은 마을인 Lassa에 있는 어느 의원에서 근무하는 간호사에게서 처음 발생했다. 공식적으로는 그 간호사가 첫 증례로 역사에 남겠지만, 엄밀히 말해서는 두 번째 증례가 맞을 것이다. 그 질환이 어디서 갑자기 나타난 것도 아니고, 분명히 누군가에게서 옮았을 것이니까. 어쨌든 그 운 없는 간호사는 발병하고 약 일주일을 버티다가 사망한다. 이후 그 간호사를 돌보던 동료 간호사 두 명이 잇달아 전염되어 앓기 시작하고, 한 명이 죽는다. 그들에게서 얻은 검체를 조사한 결과, 바이러스가 분리되었고, 발생한 마을 이름을 따사 Lassa열이라 부르게 되었다. 다른 출혈열 바이러스 병이 그랬듯이, 이 질환도 하필이면 나이지리아나 기니, 시에라 리온, 드록국 같이 서 아프리카에서 주로 발생하였다.

사람끼리 전염이 되기 때문에 독일에서도 생긴 적이 있었다. Lassa바이러스는 쥐(multimammate mouse, Mastomys natalensis)가 보유하고 있으며, 배설물에서 발생한 aerosol을 접하면서 감염이 된다. 아 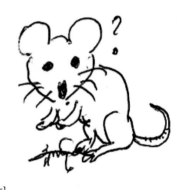 프리카 국가의 생활 및 위생 수준을 감안해 보면 마을마다 쥐와 접촉하는 것은 일상이 었을 것이기 때문에 Lassa열이 토착화된 지 역에서는 감염이 수시로 일어나고 있을 것이다.

잠복기는 1주에서 3주 정도로 제법 긴데, 이 시기를 지나면 역시 감기 처럼 발열과 전신 무력감, 기침 등등으로 증상이 시작된다. 대개 오심, 구토 및 설사를 주로 보이며, 더 진행되면 출혈 양상을 보이기 시작한다. 역시나 다른 출혈열과 마찬가지로 증상 발현 일주일을 지나 2주차 중엽쯤 접어드는 시기 에 다장기 부전 등의 양상이 가장 심해져서 이때 가장 많이 죽는다.

이 고비를 넘기면 회복되기 시작하지만, 역시 뒤끝을 남긴다. 가장 흔한 뒤 끝은 청력 상실이다. 환자의 1/3 정도가 청력 이상을 앓는데, 대개 낫지만 평 생 귀머거리가 되는 일도 잦다. 대략 환자의 20% 정도가 사망한다. 그러나 임 산부의 경우는 대부분 다 죽는다.

무섭지?

치료는 역시나 중환자실 치료에 준한 집중치료이며 ribavirin이나 interferon 을 투여하기도 한다. 단, 기대 수준은 낮추는 것이 좋겠다.

Ribavirin은
도대체

지금까지 출혈열을 다루다 보면 은근히 자주 출몰하면서 신경쓰이게 하는 약제가 하나 있다. 바로 ribavirin이다. 가뜩이나 무시무시하고 난치성 질환들인데 그나마 한 줄기 지푸라기 같은 인상? 그래서 한 번 짚고 넘어가 보도록 한다. 구조는 다음과 같다.

(Ribavirin)

(guanosine)

carboxamide 구조는

↓

adenosine guanosine 흉내

↓

uracil, cytosine 에 결합

↓

과도한 mutation

261

기본적으로 ribofuranosyl 구조를 한 물질이다. 그래서 ribose구조를 한 항 바이러스제라는 뜻으로 riba + virin = ribavirin. 항바이러스 제제들이 그렇듯이 역시나 짝퉁 nucleoside 이며 이들 중에서 guanosine을 흉내내고 있다.

기전은 크게 두 가지이다. 우선, 바이러스의 RNA합성을 방해한다. 구조상 guanosine 짝퉁이므로 당연하다. 이 짝퉁이 진품을 제치고 바이러스 RNA에 달라 붙으면 이 약제의 1번기로 붙어 있는 carboxamide가 guanine, adenine을 흉내내기 때문에 바이러스 RNA의 cytosine, uracil을 가로채서 붙는다.

그 결과, 원래 바이러스가 의도했던 과정이 진행되지 못하고 아무 짝에도 쓸모 없는 엉뚱한 RNA를 만들게 된다. 한마디로 돌연변이가 과도하게 일어나게 되는 것이다. 이는 곧 바이러스의 죽음을 가져온다. 또 다른 기전은 바이러스가 인체 mRNA로 부터 RNA 쪼가리를 일부 도둑질해다가 자기꺼 합성 도구로 쓰는 짓을 방해한다. 소위 말하는 mRNA capping 방해. 이는 최근 개발된 독감 바이러스 치료제 baloxavir (Xofluza)와 흡사한 기전이다.

주요 치료 대상은 Respiratory syncytial virus, C형 간염 바이러스, 그리고 출혈열 바이러스(VHF)다. VHF 중에서도 CCHF, Lassa열에 주로 쓰이며 효과도 인정되었다. 다만 같은 출혈열이라 해도 Filoviridae (Ebola Marburg)와 Flaviviridae (Dengue, Zika)에는 효과 없는 걸로 최종 결론이 내려졌기 때문에, 아무리 한 줄기 지푸라기라 해도 쓰지 않는 게 좋겠다. 그리고 SARS, MERS에서도 열렬하게 쓰였으나 치료 효과가 입증된 것도 아니며 in vitro에서도 효과 없는 걸로 나왔다. 즉, coronavirus에는 효과가 없다.

기전에서 봤듯이 RNA에 특화된 약제임에도 불구하고 herpes simplex virus

나 poxvirus같은 DNA 바이러스에도 작용을 한다. 이론적으로는 아무 효과도 없어야 하는데도 왜 그런지는 미스테리.

크게 두 가지 부작용이 있다. 본질적으로 RNA에 돌연변이를 유발하는 기전이므로, 아무리 바이러스에 특화되어 있다 하더라도 사람의 RNA에도 영향이 아주 없다고 할 수는 없다. 그래서 기형아 유발 소지가 있다.

나머지 하나 중요한 부작용이 빈혈이다. 주로 적혈구를 깨 버리는 용혈성 빈혈이지만 골수에서 적혈구 생성 작업을 방해하기도 한다.

에볼라가
국내에 들어온다면

돌발 퀴즈: 미국 드라마 '브레이킹 배드'에서 월터 화이트, 일명 하이젠버그(브라이언 크랜스턴)와 제시 핑크먼(아론 폴)이 마약을 제조할 때 입고 있는 방호복은 무슨 색깔일까요? (정답은 이 글 말미에...)

이렇게 무서운 출혈열 질환들은 아프리카 오지에서나 생기는 것들이라 신경 안 써도 되는 건 아니다. 현 시대 지구촌은 위아더 월드라서 아프리카 밀림의 고릴라가 앓던 병이 언제라도 대한민국에 들어올 수 있고, 심지어는 전국으로 퍼져나갈 수도 있는 것이다. 그래서 이제는 먼 나라 일로만 간주했던 질환들에 대해서도 잘 파악해야 하고, 심지어는 직접 대면해서 싸워야 하는 시대가 되었다. 그럼, 만약 출혈열 환자를 만나게 되면 어떻게 해야 하는가?

이에 대한 대처법은 이미 질병관리본부가 잘 준비하고 있고, 아주아주 자세한 지침서들이 마련되어 있다.

질본을 비롯한 정부 공공 기관들은 그 지침서에 따라 각자 알아서 충실히 맡은 바 임무를 수행하시면 되고 우리는 우리가 할 일들을 철저히 하면 된다.

원칙만 말하자면 환자는 빨리 국가 기관이 인수 받아 처리하도록 최선을 다하고(질본 지침서를 준수해서 하면 된다), 환자 외에는 나머지 관련된 사람들을 제대로 처리해야 한다. 이는 해당 질환이 어떤 경로로 전염이 되는지 (mode of transmission)를 숙지한 것을 기반으로 하여 누가 그 환자와 엮였는지를 파악해서 신속 정확하게 처리하여야 한다. 소위 접촉자 관리되시겠다. 이는 의료진일 수도 있고, 환자의 가족일수도 있고, 운 없게 환자와 접촉한 사람일 수도 있다. 그렇다면 '접촉자'란 무엇인가?

이는 획일적으로 간단하게 정의 내릴 수 있는 게 아니고 위험도에 따라 세 가지로 분류를 한다. 환자의 체액에 접촉한 사람은 고위험 접촉자다. 환자와 같은 하늘을 이고 있었지만 체액에 접촉하지 않았고, 밀접한 반경(통상 1-2 미터) 밖에서 있었다면 저위험 접촉자다. 암만 봐도 저위험보다는 심하지만 고위험까지는 아니라면 중간 위험 접촉자다. 다시 말해서 환자와 밀접 반경 내에 있었지만 체액에 접촉이 없는 경우이다.

질병관리 본부 및 보건소의 입장에서 접촉자 분류의 예를 들어 보자. 내가 콩고에서 출발한 비행기를 탔는데 옆 좌석에 앉은 사람과 대화를 나눈다.

"관광 다녀 오시는 길이세요?"

"네."

"주로 어딜 다니셨어요?"

"고릴라 투어를 했습니다."

"재미있으셨겠네요. 하하하.."

대화가 무르익다보니 서로 침(!) 튀기며 수다를 떤다. 그런데 대화 나누는 동안 그 사람 상태가 영 그렇다. 뺨도 눈도 벌겋고 열도 난다. 도착 후 나중에 환자로 밝혀진다. 그렇다면 나는 고위험 접촉자다.

만약 내가 그 비행기를 탔는데 나는 이코노미석 맨 뒷쪽에 앉았고 탑승 시 저 멀리 힐끗 얼굴만 봤던 그 사람은 비지니스 석에 앉았다. 그렇다면 나는 저위험 접촉자다.

만약 내가 그 비행기에 탔는데 내 옆 자리에 그 사람이 앉았지만, 워낙 피곤해서 잠만 자느라 단 한 마디도 나누지 않았다. 그렇다면 나는 중간 위험 접촉자다.

만약 하나 더. 그 사람이 나중에 환자로 밝혀지지만 탑승하고 있었을 때는 멀쩡했고 귀국 후 며칠 지나서 발병했다면 나는 어느 정도의 접촉자일까?

정답은 : 접촉자가 아니다.

현재까지 밝혀진 바에 의하면 잠복기에는 전염력이 없기 때문이다.

병원에서 근무하는 우리들의 입장에서 예를 들어 보자. 출혈열 환자를 응급실에서 맞이했는데, 개인 보호구 갖추지 않고 진료를 보다 손에 피도 좀 묻혔는데, 나중에 출혈열이라는 걸 알고 부랴부랴 마스크 쓰고 장갑 끼고... 그러면 고위험 접촉자다. 적절하게 개인 보호구 착용을 먼저 한 상태로 진료를 봤다면 저위험 접촉자다.

환자 체액이 묻지는 않았으나 개인 보호구 착용이 불완전 했다면 중간 위험 접촉자다....라고 하지만 어디 사람 심리가 그런가? 아마 열에 아홉은 스스로 고위험 접촉자로 대우받기를 요구할 것이다.

저위험 접촉자는 기본 21일간의 수동감시 체제로 들어간다. 즉, 일상 생활은 가능하다. 중위험과 고위험 접촉자는 21일간의 능동감시 하에 들어가며, 의료진은 의료 업무가 금지된다. 그리고 고위험자는 자가격리 (혹은 병원격리.. 그래도 대부분은 자가격리할 것이다)로 들어가며, 출국도 금지된다. 만일 하필이면 격리 기간 동안 학회가 있다면? 못 가는거지, 뭐. 중위험자도 자가격리까지는 아니지만 웬만하면 집 안에서 나오지 않도록 한다.

사실 만약 내가 중위험자로 분류된다면 겁이 나서라도 아마 고위험자에 준하여 행동할 것이다.

수동/능동 감시에 대한 요약은 다음과 같다.

	능동	능동형	수동
전화 거는 이	보건소	보건소	본인
언제 몇 차례	매일 2번	매일 1번	발병시 1번
환자 접촉 시 반경	< 2 m	> 2 m	> 2 m
무증상이면	그래도 전화	그래도 전화	전화 안함
1일 2회 체온 자가 측정	한다	한다	한다

21일간 아무 일 없으면 해제된다. 물론 증상 발현되면 감시가 아니라 환자로서 치료의 체제로 들어가게 된다. 환자를 받는 국가 지정 병원의 관리 지침에 대한 자세한 사항들은 질본 지침서를 참조하시기 바란다.

그리고 각자도생인데.. 자기 몸은 자기가 지켜야 한다. 안 그러면 꼼짝 없이 능동이건 수동이건 감시당하는 신세가 된다. 그것도 3주일 동안이나. 그러므로 환자 접촉 전에 적절한 개인 보호구 착용이 중요하다. 물론 접촉 후 잘 벗어서 의료 폐기물 전용 용기에 적절히 폐기하는 마무리 작업도 중요하다.

이 정도를 입어야 할 사람들은 환자와 접촉할 요원들 모두 다 해당한다. 말하자면 먼저 마중나오는 의료진들, 환자 이송에 관여하는 검역관이나 역학 조사관, 휠체어나 들 것을 쥐고 나르는 요원들이나 이송 차량 운전하는 이, 그리고 환자 검체를 받아 검사하고 폐기하는 실험실 요원들 모두.

어떤 개인 보호구를 선택하느냐가 중요한데, 극단적이고 특수한 상황이 아니라면 보통 level C와 D수준에서 선택하게 될 것이다. 가장 높은 수준인 Level A는 천연두나 페스트 같은 생물 테러 상황에서나 입을 것이기 때문이다. Level D는 고위험 호흡기 병원체 오염이 우려될 때 입는 허연 색 보호구이다. Level C는 누런 색 보호구로, 고위험이되 액체를 차단하는 게 핵심이다. 그래서 재료도 내화학 보호복, 내화학 장갑, 내화학 장화 등으로 이루어져 있다. 이 정도를 입어야 할 사람들은 환자와 접촉할 요원들 모두 다 해당한다.

말하자면 먼저 마중나오는 의료진들, 환자 이송에 관여하는 검역관이나 역학 조사관, 휠체어나 들 것을 쥐고 나르는 요원들이나 이송 차량 운전하는 이, 그리고 환자 검체를 받아 검사하고 폐기하는 실험실 요원들 모두.

그런데, Level C나 D 보호구 착용해 보신 분 계십니까? 그냥 점잖게 스으 입으면 될 것 같지만 실제로 입을 때와 벗을 때 시간이 어마어마하게 걸리고 땀 뻘뻘 흘리며 무지무지 힘들다. 그리고 절대 혼자서 수행할 수가 없다.

반드시 누군가가 뒤에서 대기하고 있다가 매 과정마다 도와주어야 한다. 특히 벗을 때 꼭 도우미가 필요하다. 그리고 곧 설명하겠지만, 매 과정마다 일일이 손 소독을 해야하기 때문에 조그만 책상이나 걸상을 옆에 두고 소독제를 준비해 놓고 있어야 한다. 이런 사소한 건 지침서에 안 적혀 있다. 시행 착오를 해 보아야만 알게 되는 사실이다.

먼저 입는 과정(donning이라 하는데, 영어 'do on'에서 유래되었다. 14세기까지 옷을 입는다는 의미로 쓰였던 단어인데, 18세기 쯤에 일상 용어에서 사라지고 이 쪽 분야에서만 쓰이는 용어가 되었다. 어딘지 옛스럽고 격식있어 보이는 뉘앙스라 그런 듯 하다. 그래서 우리말로도 '입는다'라기 보다는 '착의한다'는 표현을 쓰면 뉘앙스가 맞을 것이다)부터 보자.

일단 손을 씻는다 → 속 장갑을 끼고 속 덧신을 신는다 → 전신 보호복을 착의한다 → 겉 장갑을 끼고 겉 덧신을 신는다 → N95 마스크를 착용한다 → 후드를 쓴다 → 안면 보호구를 착용한다. 일을 마치면 격리 구역에서 일단 벗어난 장소에서 탈의를 실시한다.

벗는 과정(doffing은 'do off'에서 유래되었다)을 보자. 가장 중요한 것은 매 과정마다 잊지 말고 반드시 손 소독을 실시해야 한다는 것이다.

겉 장갑을 소독한다 → 앞 치마 탈의 → 겉 장갑 소독 → 겉 덧신 제거 → 겉 장갑 소독 → 겉 장갑 제거 → 속 장갑 소독 → 안면 보호구 제거 → 속 장갑 소독 → 후드 제거 → 속 장갑 소독 → 전신 보호복과 속 덧신 벗는다 → 속 장갑 소독 → 새 장갑 교체 → N95 마스크 벗기 → 장갑 소독 → 장갑 제거 → 손 소독.

그리고 벗을 때마다 모든 보호구는 앞에 놓여 있는 적절한 전용 폐기물 용기에 잘 버려야 한다. 이때쯤 되면 맡은 바 임무를 헌신적으로 하는 숭고한 사명감은 개뿔.. 만사가 귀찮고, 목 마르며, 빨리 샤워실로 달려가고 싶을 것이다. 아울러 공포심도 함께. 참으로 현실은 이렇게 잔인한 것이다.

돌발퀴즈 정답: 누런 색. Chemical 로부터 보호해야 하니까. 즉, Level C 방호복을 입고 있다. 궁금하신 분은 구글 검색해 보시라. 해당 사진들이 우수수 쏟아진다.

메르스는 왜 유난히
우리에게 가혹했을까

메르스(MERS-CoV), 사스(SARS-CoV) 모두 Coronaviridae과에 속하는 (+) SS RNA 바이러스다. 1965 Tyrrell과 Bynoe에 의해 규명되었는데, 무려 전자 현미경까지 동원되어 이루어진 성과였다. 모양을 보면 표면에 돌기들이 삐죽삐죽 나 있는데, 얼핏 보면 왕관 모양을 하고 있다. 그래서 왕관(crown = corona)이라는 이름을 붙여서 coronavirus라 명명되었다.

이 이름은 절대 헷갈릴 수 없다. 메르스의 발원지 사우디 아라비아는 무슨 국가다? 왕국이다. 왕은 무엇을 머리에 쓰는가? 왕관이지. 왕관 바이러스는 기본적으로 호흡기 바이러스다. 좀 고상하게 표현한 것이라 그렇지, 쉽게 말해서 감기 바이러스다. 왕관 바이러스 자체만 놓고 보면 그리 위협적인 바이러스라 할 수 없다. 메르스니 사스니 하는 일부 몰지각한 별종들 때문에 싸잡아 욕 먹는 바이러스들인 것이다.

요즘은 사스의 사촌인 신종 코로나 바이러스(2019-nCoV)까지 가세하였다. Coronaviridae는 알파부터 델타까지 4 종류로 분류되는데, 메르스와 사스는 베타에 해당한다(참고로, 사람에게 감염되는 나머지 왕관 바이러스로 HCoV-NL63, HCoV-229E, HCoV-OC43, HKU1이 있다. 앞서 언급했듯이 박쥐를 고향으로 삼고 있지만, 예외적으로 OC43과 HKU1은 설치류에서 기인한 것으로 추정되고 있다. 대개 가벼운 감기 정도를 일으키지만 노약자에서는 치명적일 수도 있다. 사람 이외의 포유류 동물들에게서는 주로 위장관 염증을 일으킨다. 그래서 SARS나 MERS가 호흡기 증상 뿐 아니라 설사도 일으킬 수 있는 것이 새삼스러운 일은 아니다.).

사스는 2002년에 중국 남부에서 처음 발흥하여 홍콩, 대만, 싱가포르, 그리고 중국인들이 많이 사는 캐나다 토론토까지 퍼졌다. 처음엔 metapneumovirus가 의심되었으나, 그 누명은 금방 벗겨졌고, 결국 일종의 변형된 왕관 바이러스 종류로 밝혀진다. 딱히 붙일 이름이 없었는지, 그냥 환자들이 보이던 급성 호흡기 증후군을 그대로 바이러스 이름으로 삼아서 중증 급성 호흡기 증후군 코로나 바이러스(Severe acute respiratory syndrome corona virus; SARS-CoV)로 명명되었다. 그래도 국제 보건기구를 중심으로 즉각 대응하여 2004년 들어 집단 발병은 성공적으로 진화되었다. 그러나 총 8천여명이 걸리고, 이 중에서 700명 훨씬 넘게 사망하여 약 10%의 사망률을 보였으며, 이중 65세 이상은 과반수가 사망하였다. 처음엔 사향 고양이(palm civet)나 너구리가 매개체로 의심되었으나, 곧 박쥐가 일차 기원임이 밝혀진다. 그리고 2012년 이번엔 사우디 아라비아에서 새로운 질환이 시작된다.

사스와 비슷한 양상을 보였고 이번에도 왕관 바이러스가 원인으로 밝혀졌다. 중동에서 생긴 호흡기 증후군이라 하여 middle east respiratory syndrome (MERS)라 명명된다. 처음엔 전염 매개체가 낙타, 그것도 단봉 낙타 (dromedary camel)로 낙인이 찍혔었으나 얼마 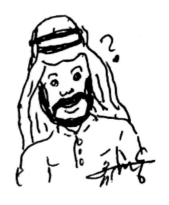 안 있어 낙타의 억울함은 풀리고, 역시 박쥐에서 출발한 것으로 규명되었다.

호발 국가는 중동 13개 국가이다. 그래서, 중동 갔다 왔는데 열이 난단 말이지. 그런데 중동 국가 중 어딜 다녀 왔느냐에 따라 메르스를 의심하네 마네 하는 과정을 거친다. 열 세개 국가를 어떻게 다 외워? 축구 잘하는 순서대로 외우면 된다. 그런데 이건 남자들이 절대 유리한데? 카타르, 이란, 사우디아라비아, 이라크, 아랍에미리트 – 2019년 아시안컵 성적 순서대로. 쿠에이트, 오만, 요르단, 시리아, 바레인 – 과거에 잘 했던 쿠웨이트를 비롯해서 박항서 감독의 베트남에게 한 번씩 졌던 중간 급 국가 '오요 시바'(베트남에게 졌다고 그들이 내뱉는 욕처럼 들리면 기분 탓이다). 레바논, 예멘 – 솔직히 하위권 국가. 그리고 이스라엘 따로. 그런데 다 세고 나니 그냥 중동 국가 거의 다이다. 한편, 중동 밖으로는 북아프리카 (이집트, 튀니지), 유럽 (영국, 독일, 이태리, 그리스), 동남아는 말레이지아, 필리핀, 그리고 미국에서 간헐적으로 있었다. 그러나 다들 잘 아시다시피 압둘라나 핫산이 앓던 그 질환이 2015년 대한민국에서는 아주 제대로 집단 발병을 하였다. 그것도 특히 심하게. 총 186명 환자들이 생겼고 그 중 38명이 사망하여 20.4%의 사망률을 보였다. 호흡기

증상이 주를 이뤘으나, 특히 첫 번째 환자의 경우 처음엔 발열, 기침 뿐 아니라 설사도 주 증상이었다. 이게 좀 의미가 있는게, 임상적으로 메르스를 의심하는 근거에서 설사 같은 소화기 증상을 넣느냐 여부가 잠깐 논란이었다.

이제는 설사 역시 메르스 시사 증상으로 인정하고 있다. 실제 메르스 환자의 15-20% 정도에서 소화기 증세가 나타난다. 치료제는 뾰족한 게 없지만, 잘 모르면 일단 주고 보는 전가의 보도인 ribavirin을 많이들 사용한다. 불안하니까 다른 약제와 병합해서 주는데, 주로 ribavirin + interferon alpha를 선호한다. 그리고 interferon beta, lopinavir/ritonavir (Kaletra)를 시도하기도 하며, 신약으로 remdesivir가 검토되고 있다.

대한민국의 경우에는 아예 3가지 약제를 병합해서 치료했었다. 먼저 언급한 ribavirin + interferon alpha에다가 Kaletra까지 추가하여 약 2주간 투여하였는데, 어떤 뚜렷한 근거는 아니었고 의료진의 과감한 판단이었기 때문에 향후 검증이 더 필요하다...고 하지만, 참으로 한가한 소리다. 당신은 우아하게 근거 확실한 약만 투여할 자신이 있는가? 나도 그런 상황에 처한다면 저렇게 세상에 좋다는 약이란 약은 다 끌어 모아다 줄 것이다. 하지만 적어도 ribavirin은 coronavirus에는 효과가 없다는 것이 검증되어 있으니, 이 약은 사용하는 데에 있어서 재고가 필요하긴 하다.

아시다시피 SARS나 MERS 바이러스는 angiotensin converting enzyme 2 (ACE2)를 수용체로 삼아서 침투하는데, 이 ACE2는 쥐 실험에서 폐 손상을 막아주는 것으로 보고되어 있다. 그래서 음... 혹시 유전자 재조합으로 ACE2를 만들어내서 주입할 수 있는 날이 온다면 완치의 길이 열릴까?... 하고 혼자 멋대로 공상을 해 보곤 한다. 2015년 대한민국의 메르스는 왜 유난히도 심한 양상이었는지 아직도 미스테리다. 일단 메르스 바이러스가 사람끼리 전염은 가능해도, 마치 독감처럼 걸리는 족족 다 전염되는 수준은 아니며, 오히려 사스 바이러스보다 덜한 것이기 때문이다. 그런데 왜 대한민국에게는 유난히 가혹했을까. 가장 먼저 추정할 수 있는 것은 우리에게 찾아온 바이러스가 유난히 악질스러운 돌연변이였을 가능성이다. 그러나 그 바이러스에 대하여 전체 유전체를 검증한 결과, 사우디 아라비아 낙타에서 통상적으로 볼 수 있는 낙타 바이러스로 정식 표기는 Camel/Riyadh/Ry159/2015이며, 조금씩의 변이는 있겠지만 특별히 별종은 아니었다. 그렇다면 첫 번째 환자가 유난히 초 강력 superspreader였나? 이건 규명할 길이 없다. 결국 현재로서 가장 타당한 설명은 의료기관 감염 관리 체계의 문제로 귀결될 수 밖에 없다.

메르스가 가혹했던 것이 아니라 우리가 가혹했던 것이었다. 어쨌든 2015년 재앙으로 인하여 대한민국 의료기관의 감염 관리 체계에 대한 반성과 이에 따른 보완이 시작된 계기가 되었으니, 메르스는 우리에게 불행만 가져다 준 것은 아니었다. 물론 아직도 가야할 길이 멀지만. 메르스가 휩쓸고 지나간 이후에 감염 관리 체계의 재무장이 대처능력의 성장을 가져온 것은 사실이다. 그 증거가 2018년에 다시 찾아 온 메르스였다.

2018년 9월 8일에 쿠웨이트를 거쳐 온 61세 남성이 메르스로 확진된다. 이번에는 2015년과 달리 질병관리본부를 비롯한 정부 공공 보건 기관과 의료기관이 신속히 대응 대처하여 더 이상의 확산이 일어나지 않았다. 접촉자가 438명이나 되었고 21명이 밀접 접촉자였음에도 말이다. 그 과정을 자세히 들여다 보면 여전히 문제점들은 있었지만 2015년과 비교하면 그 당시에 얻은 학습 효과의 보람이 있었음을 알 수 있다.

메르스에 대한 지침은 앞서 기술한 출혈열 대처 지침과 거의 같다. 다만, 메르스는 침방울이나 aerosol에 의한 호흡기 전염 경로를 갖고 있기 때문에 이에 준한 관리가 더 강조된다. 그리고 접촉자를 밀접 접촉자와 일상 집촉자로 대별하는데, 밀접 접촉자는 확진 혹은 의심 환자가 증상을 보일 때 적절한 개인 보호구 없이 2 미터 이내 접촉하거나 같은 공간에 머문 것으로 정의한다. 일상 접촉자는 개인 보호구를 적절히 갖추지 않은 상태에서 접촉하되 밀접 접촉자의 기준은 아닌 경우로 정의한다. 어째 좀 기준이 엄격하지 않고 너그러운 감이 있다. 게다가 둘 다 역학 조사관이나 의료진이 그렇다면 그런 것으로 여지를 더 열어두고 있다. 처음 정의는 꽤 엄격했겠지만, 질환의 심각성과 호흡기 전염의 가능성 때문에 부득이 감시 대상을 최대한 넓히기 위해 기준을 완화한 감이 없지 않다. 어차피 screening이라는 것은 이래야 하니까.

확진 환자의 밀접 접촉자는 당연히 능동 감시에 들어간다. 물론 출국 금지도 함께. 확진 환자의 일상 접촉자와 의심 환자의 밀접 접촉자는 수동 감시에 들어간다. 격리기간은 출혈열보다 일주일 정도 더 짧은 14일이다.

개인 보호구의 donning & doffing(착의 탈의) 과정은 출혈열에 기술된 내용과 대동소이하다. 자세한 대응 지침은 다음 질병관리본부 링크에서 다운로드 받아 참조하시기 바란다.

http://asq.kr/1nRA73mnFLorG

왜 계획대로 되질 않았을까
(동아시론)

신종 코로나바이러스 감염증(코로나19) 환자를 진료하는 것은 힘들고 무섭다. 보호복을 입으면 땀으로 전신 목욕을 하고, N95 마스크를 착용한 탓에 안면에 깊은 고랑이 파이고 콧등에 뾰루지가 나고 귓바퀴 위쪽이 헌다. 전염의 공포는 덤이다. 의사도 인간이다. 두렵지 않을까. 지켜야 할 성벽 위에 올라서서 긴 칼 옆에 차고 깊은 시름 속에 적들이 몰려올 전선(戰線)을 바라보다 보면 불과 두어 달 동안 일어난 일들을 반추하고, 앞으로 밀려올 시련을 근심하게 된다.

우리는 메르스(MERS·중동호흡기증후군)를 통해 충분한 경험을 축적했고 학습도 잘돼 있었다. 시청, 보건소와 협업하에 위원회도 구성하고 정기회의를 해왔고 역병이나 생물테러 가상 시나리오를 기반으로 대비 훈련도 꾸준히 했다. 아마 다른 지방자치단체와 의료기관들도 그렇게 대비해 왔을 것이다. 그런데 왜 실제 상황에서 인력 및 물자 부족에 시달리며 시스템이 삐걱거릴까.

방역을 전쟁에 비유해 따져 보자. 결론부터 말하자면 개전(開戰) 초기 우리는 어느 영화에 나온 명대사처럼 '계획이 다 있었지만' 기세를 잡는 데 적극적이지 못했다. 전쟁에 있어서도 실전은 기세다. 이를 잡지 못하면 시작부터 맥박이 엉킨다.

역사적으로 봐도 인수공통 전염병이 많이 돌았던 중국에서 이번 코로나19가 발생했다. 인간의 면역 체계가 전혀 준비 안 된 상황에서 호흡기로 전염되는 바이러스 질환이라 '대규모 유행'도 거의 확실했다. 이런 추정이 들면 처음부터 '심각' 단계까지는 아니더라도 적어도 '경계' 수준에서 대처하기 시작했어야 했다.

논란이 많았던 중국발(發) 입국 통제도 마찬가지다. 감염원이 있고 거기서 계속 병원체들이 우리에게 쏟아져 들어온다. 그렇다면 해결책은 하나다. 막아야 했다. 끝. 단순해 보이는가? 물론 깨끗이 도려낼 수 없을 만큼 서로 밀접하게 얽혀 있는 양국 간의 다면적 관계를 감안할 때 입국을 막는다는 결정은 그리 쉬운 일이 아니다. 하지만 우리 의료인들은 감염원을 막아야 한다는 원칙 이외의 다른 문제들은 상관할 이유가 없다. 그 문제들은 과학자인 우리의 몫이 아니기 때문이다. 하지만 이제는 불행하게도 입국 통제가 맞는지 아닌지 논하는 것은 더 이상 의미가 없어졌다. 성문은 열렸고 바이러스는 안시성을 함락시키기 직전의 당나라군처럼 물밀듯이 밀려온다. 기세에 밀리니 문을 닫지도 못한다. 한마디로 수성전은 끝났고 이제부터는 백병전이다. 그런데 그 백병전이 물자와 병상 부족에 시달리는 형세다. 이 또한 충분한 물자 비축과

동아일보

왜 계획대로 되질 않았을까

동아 시론

유 진 홍
가톨릭대 의대 감염내과 교수·대한감염학회장

신종 코로나바이러스 감염증(코로나19) 환자를 진료하는 것은 힘들고 무섭다. 보호복을 입으면 땀으로 전신 목욕을 하고, N95 마스크를 착용한 탓에 안면에 깊은 고랑이 파이고 콧등에 뾰루지가 나고 귓바퀴 위쪽이 헌다. 전염의 공포는 덤이다. 의사도 인간이다, 두렵지 않을까. 지켜야 할 성벽 위에 올라서서 긴 칼 옆에 차고 깊은 시름 속에 적들이 물려올 전선(戰線)을 바라보다 보면 불과 두어 달 동안 알아낸 앎들을 반추하고, 앞으로 몰려올 시련을 근심하게 된다.

우리는 메르스(MERS·중동호흡기증후군)를 통해 충분한 경험을 축적했고 학습도 잘돼 있었다. 사정, 보건소와 협업하에 위원회도 구성하고 장기영수를 해갔고 역학반이나 생물테러 가상 시나리오를 기반으로 대비 훈련도 꾸준히 했다. 아마 다른 지방자치단체와 의료기관들도 그렇게 대비해 왔을 것이다.

그런데 왜 실제 상황에서 인력 및 물자 부족에 시달리며 시스템이 삐걱거릴까.

방역은 전쟁에 비유해 따지 보자. 결론부터 말하자면 개전(開戰) 초기 우리는 어느 영화에 나온 명대사처럼 '계획'이 다 있었지만 기세를 잡는 데 적극적이지 못했다. 전쟁에 있어서도 실전은 기세다. 이를 잡지 못하면 시작부터 밀부터에 밀린다.

역사적으로 봐도 인수공통 전염병이 많이 돌았던 중국에서 어떤 코로나19가 발생했다. 인간의 면역 체계가 전혀 준비 안 된 상황에서 호흡기로 전염되는 바이러스 질환이라

> 메르스 사태 뒤 방역체계 만들었지만
> 실제 상황 닥치자 인력·물자는 부족
> 中 입국통제도 미적·초반작전 실패
> 뼈아픈 시행착오로 얻은 방역 노하우
> 이제 한국은 최고의 매뉴얼 구축 중

는 양국 간의 대면 관계를 감안할 때 입국을 막는다는 결정은 그리 쉬운 일이 아니다. 하지만 우리 의료인들은 감염원을 막아야 한다는 원칙 이외의 다른 문제들을 상관할 이유가 없다. 그 문제들은 과학자인 우리의 몫이 아니기 때문이다.

하지만 이제는 불행히도 입국 통제가 맞는지 아닌지는 하는 것은 더 이상 의미가 없어진다. 성문은 열렸고 바이러스는 안식처를 함락시키기 직전의 당나라군처럼 밀물듯이 밀려온다. 기세에 밀려서 문을 닫지도 못한다. 한마디로 수성전은 끝났고 이제부터는 백병전이다.

그런데 그 백병전이 물자와 병상 부족에 시달리는 형세다. 이

<hr/>

더불어 과감하게 전국 국립병원 병상들을 비워 놓고 준비하는 시스템을 준비했어야 했다. 최악의 경우 각 지자체의 공공시설, 체육관, 경기장 등을 확보해서 컨테이너라도 깔면서 환자들을 수용하는 큰 그림도 그렸어야 했다.

이 모든 게 평시(平時)에는 과잉으로 보일 것이다. 하지만 지금 현실은 어떤가? '가성비'를 의식해 처음부터 온건하고 신중하게 시작했지만 유감스럽게도 바이러스는 우리 사정을 봐주지 않고 자비 없이 빠른 속도로 온 나라에 퍼진다. 다시 강조하지만 핵심은 기세다. 나중에 일이 커져서 더 큰 욕을 먹으니 처음부터 핀잔 들을 각오를 하고 시작해야 결국 모두가 행복해진다.

앞으로 어떻게 될까? 언젠가는 사그라지겠지만, 신천지에 이어 세 번째 밀물이 오지 말란 법도 없다. 새 돌연변이의 출현은 어쩔 수 없다 하더라도 모임이나 해외로부터의 유입 통제를 통해 만반의 대비를 하는 것이 현재로서는 최

선일 것이다.

어쨌든 우리는 뼈저린 시행착오의 교훈을 얻었다. 크게는 보다 세련된 방역 체계부터 사소하게는 '안경에 김 안 서리게 마스크 쓰는 요령'에 이르기까지 값지고 두툼한 경험치를 얻은 것이다. 그 어떤 국가도 따라올 수 없는 최고의 매뉴얼을 우리는 구축하고 있는 것이다. 그래서 이번 전염병이 지나가면 나오게 될 우리의 피땀이 서린 '코로나 백서'에 거는 기대가 크다. 이는 전 세계 방역 체계를 선도할 수 있는 우리의 또 다른 자랑거리가 될 것이다. 그런 면에서 먼저 겪은 자기들에게 배우라고 훈계하는 '일부 저쪽 나라' 인사들에게 하고 싶은 말이 있다. 배워야 할 쪽은 우리가 아니고 바로 그대들이다. 자신 있게 권한다. 코로나 역병은 그대들이 시작했지만, 배우는 건 한국에 배워야 한다(동아일보 2020년 03월 12일).

코로나 논란 1-
발원지 입출국 통제는
의미가 있는가

열 포졸이 도둑 하나를 못 막는다.

－ 한국 전래 속담.

샤워 도중에 머리도 감으려다 보니 해바라기 샤워기에서 똥물이 나온다.

그렇다면 샤워기를 잠그는 게 맞나, 아니면 철저하게 샴푸질을 계속하는

게 맞는가?　　　　　　　　　　　　 － 내 페친이 든 기가 막힌 비유.

"고작 이 작은 벌레였구나.

사람들을 죽이고 경상 땅을 뒤엎고, 이 나라의 왕실을 뒤흔든 것이

고작 이 작은 벌레였어."

　　　　　　 － 왕세자 이창(주지훈 扮) '킹덤' 시즌 2 제 5화에서.

드라마 '킹덤'을 보면 왕세자 이창과 그의 colleagues는 질릴 정도로 좀비떼들과 수많은 전투를 치른다. 동헌에서, 상주성에서, 갈대밭/늪에서, 심지어는 궁궐에서도. 매번 치를 때마다 이창은 그때그때 상황에 맞게 지휘하면서 이끈다. 그런데 그 다양한 전투들에서 항상 일관되게 부르짖는 명령이 있다.

"칼을 뽑아라!"
아니다.
"조총을 장전하라!"
아니다.
과연 무엇?
"문을 잠그라!"이다.

좀비떼의 규모가 워낙 커서 결국은 문이 뚫리긴 하지만, 초장에 일단 문부터 잠그고 최대한 버티면서 준비할 시간을 벌어야 승산이 있기 때문이다. 실제로 그렇게 함으로써, 세자 이창과 그와 함께 한 동지들은, 비록 일부는 장렬히 전사했지만, 대부분이 드라마 말미까지 모든 전투를 이기며 기어코 살아남는다. 만약 문을 잠그는 가장 기본적인 전략을 생략하고 처음부터 백병전으로 갔으면 칼날을 아무리 예리하게 벼르고, 조총을 확실하게 장전하였어도 저 인해 전술을 감당할 수 있었을까?

방역은 공성전과 같다. 아니 수성전이라고 해야 하나. 일단은 적군들이 성을 뚫고 들어오지 못하게 해야 한다. 하지만 적군은 끊임없이 대포를 쏘면서 성벽에 균열을 만들며, 가끔씩 그 쪼개진 틈으로 들어오곤 한다.

어느 순간 성문이 활짝 열렸다. 그리고 적들이 물밀듯이 쏟아져 들어온다. 이러한 국면에서는 당연히 백병전으로 간다. 그런데 말입니다. 기왕지사 성문이 열려서 적들이 들어 왔고 당장의 백병전이 급하니, 성문을 닫는 건 아무 의미가 없는 것인가?

아니면, 그래도 성문을 닫아서 더 이상의 적 병사들이 들어오지 못하게 함과 동시에 성안에 갇힌 적들을 상대로 백병전을 치루면서 함락이냐 아니냐의 사생 결단을 보는 게 맞는가?

심지어 중국도 제일 먼저 취한 정책이 우한 및 후베이 봉쇄였다. 물론 중국 전역에 이미 퍼진 뒤라 타이밍이 늦었지만, 그래도 후베이 봉쇄를 했기에 어느 정도까지는 버티었다고 본다. 사실 이러한 방침은 꼭 전문가가 아니더라도 누구나 상식선에서 생각할 수 있는 것이다. 집단 감염이 일어났고, 발원지도 확실하다. 그리고 그 발원지에서 감염자, 혹은 잠재적인 감염자들이 내가 사는 터전으로 몰려 들어온다. 그렇다면 당연히 그리고 본능적으로 취하는 행동은 일단 막는 것이다. 그런데, 상식이란 것이 항상 맞는 것은 아니다.

상식은 일종의 고정 관념이라서 실제 검증해 보면 진리가 아닌 경우도 종종 나온다. 이 '검증'하는 과정이 바로 과학이다. 수시로 우리의 상식과 고정 관념을 무참히 깨 버리는 것이 바로 과학이다. 감염 발생국가로부터의 입출국 제한을 반대하는 이들의 주장과 근거를 들어보자.

"우리나라와 중국은 정치, 경제, 외교, 문화, 민간 교류 등 여러 방면에서 너무나 밀접하게 서로 얽혀 있다.

입출국 제한을 함으로써 야기되는 후폭풍을 어떻게 감안할텐가?"

"입국 제한을 해도 들어올 사람은 들어온다. 밀입국을 조장해서 오히려 통제가 안 된다."

－ 어느 정도는 타당하다. 그런데 이건 과학이 아니다. 참고로 한국의 중국과의 대외 무역 경제 의존도는 4위, 대만은 2위라고 한다. 의존도가 더 높은 대만이 중국 입출국 통제를 했다는 것.

"대국인 중국의 심기를 건드려서 좋을 게 있는가? 한한령을 잊었느냐?"

－ 그래, 현실을 인정하자. 그런데 이것도 과학이 아니다.

"벌써 상당수가 국내로 들어왔으므로 효과를 보려면 이미 늦었다."

－ 이건 좀 수긍이 간다.

하지만 내가 원하는 타당한 설명은 그런게 아니다. 냉정하게 계산하여 통제 결과 및 효과에 대해서 정량적으로 제시된 수치이다. 적어도 수학적 비스무리한 모델이라도 사용해서 simulation(모의 실험)을 돌린 그런 근거 좀 없는가? 그래서 논문 검색을 해 보았다.

2020년 5월 현재, 코로나-19때문에 중국의 입출국 통제가 어떤 결과를 가져 오는지에 대해 정량적으로 계산한 연구는 생각보다 그리 많지 않았고, 그나마 두 개 정도 괜찮은 논문들을 건지긴 했다. 결론부터 먼저 말하자면 입출국 통제는 궁극적으로 역병을 막지 못한다. 그럼 통제는 안해도 된다? 그게 아니고 역병이 들어오는 속도를 최대한 늦춤으로써 국내에서 대처할 역량 함양에 충분한 시간을 확보해 준다. 이것이 최종 결론이다.

먼저, 무려 Science지 2020년 3월 6일자에 Chinazzi M 등의 저자들이 실은 연구 논문이 있다. 중국발 출입 막는 게 효과가 있는지 검증을 하였는데, 이 논문의 결론은 국가간 입출국 통제 혹은 봉쇄의 의의는 근본적으로 질병 전파를 최대한 늦추는 데에 있으며, 설사 90% 이상의 중국발 출입을 막는다 해도 각 나라마다 지역사회 전파를 반 이상 막을 역량이 안되면 방역 효과가 미미(modest)하다는 결론. 그런데, 이건 출입국 통제를 옹호하거나 반대하는 것이 아닌, 경우에 따라 효과가 달라질 수 있다는 매우 중립적인 입장이다.

이는 우리나라처럼 내부 단속을 잘 한다면 중국발 출입 봉쇄가 충분히 효과 있을 것이라는 해석이 가능하다. 그러나 국가 방역 역량에 있어서 내부 단속 능력이 모자라는 경우에는 국경 봉쇄가 아무 소용이 없다는 의미도 된다. 또 하나 발표된 관련 연구로는 Proceedings of National Academy Science (PNAS) 2020년 3월 31일자에 실린 Wells CR 등의 논문이다. 이들도 국가끼리의 입출국 통제가 코로나-19 역병에 국제적으로 어떤 영향을 미쳤는지 검증하였다.

몬테카를로 모의실험(Monte-Carlo simulation)을 한 결과

중국에서 각국으로 퍼져나가는 속도를 늦추기는 했다. 하지만, 결국은 전 세계로 퍼져나가는 것을 완전히 억제하는데는 불충분하였다. 이는 출국할 때 무증상 혹은 잠복기에 있던 감염자들이 2/3 이상 대다수였다는 데에도 요인이 있었다. 통제의 효과가 있고 없고에 대해 확실한 판정을 내리기 보다는, 조기에 막을 시기를 놓치면 봉쇄는 무용지물이라는 해석도 시사한다. 다시금 강조하지만, 결국 입출국 통제란 완벽하게 원천 봉쇄하는 것이 아니라, 전파 속도를 최대한 늦춰서 각국으로 하여금 준비할 시간을 벌어주는 데에 의미가 있

다는 것이다. 이러한 결론은 어쩌면 국가를 인체로 비유한다면 면역 반응과도 일맥 상통한다.

바이러스에 대응하는 인체의 면역은 시기적으로 크게 두 가지로 나눈다. 하나가 선천적인 일차 면역(innate immunity)이고, 이후 등장하는 것이 적응 면역(adaptive immunity)이다. Innate immunity는 우선적으로 나서서 인체에 침투하는 바이러스를 최선을 다해 막는다. 하지만 완전히 막지는 못하며, 결국은 adaptive immunity에게 후사를 맡기게 된다. 다시 말해서 바이러스의 침략을 완벽 봉쇄를 하지는 못하되, adaptive immunity가 작동 준비를 마칠만큼의 최대한의 시간을 벌어주는 역할이다.

다시 반대론자의 입장으로 돌아가 보자. 인체 면역으로 비유한 상황으로 보자면, 어차피 adaptive immunity로 통제할 것이니 innate immunity를 아예 포기하자는 주장과 똑같다. 입출국을 엄격히 통제해 봐야 어차피 퍼질 역병은 퍼진다. 싱가포르가 좋은 예이고 가장 성공적인 예인 대만도 2020년 5월 현재 규모는 작지만 분명히 꾸준히 발생 중이다.

솔직히 대만조차도 언젠가는 전역이 돌림병으로 신음하게 될 지도 모른다. 그러나 그렇다고 해서 입출국 통제가 무용지물이라고 간주할 수 있을까? 결국 입출국 제한의 핵심 목적은 전파 속도를 최대한 늦춰서 시간을 버는 데 있으므로, 궁극적으로 효과를 보려면 입출국 통제와 더불어 내부 통제 능력도 출중해야 하며 둘 중 어느 하나라도 허술하면 아무 소용이 없는 것이다.

자, 어차피 이번엔 국내에 퍼질만큼 퍼졌으니 적어도 이 시점에선 더 이상의 논란이 의미가 없게 되었다. 하지만, 역병은 이번으로 끝나는 게 아니다. 늦가을에 코로나-19가 다시 찾아올 수 있고, 아니면 전혀 새로운 소위 질병-X가 불청객으로 올 수 있다. 이번 돌림병을 교훈삼아, 미래에 역병이 재침략 한다면 어떻게 하면 좋을까?

개인적인 의견을 제시해 보겠다.

1) 내부 통제 역량을 평소에 잘 갖추고 있다가 재침시 실력 발휘를 한다.

2) 발원국이 확실하다면 발생 초기에 단기간(약 2주 정도?)이나마 입출국 통제는 하는 것이 낫지 않겠는가?

코로나 논란 2 –
레벨 C와 D 전신 보호복

질병관리본부 2018 메르스 대응지침(2018년 07월 02일자) 오십페이지 세째줄... 이 아니고 180 페이지를 보면 레벨 A부터 D전신 보호복(혹은 방호복)이 잘 분류돼서 멋진 그림과 함께 정리되어 있다. 그 지침에 기술된 보호복에 대한 내용을 보자. 레벨 A는 가장 높은 수준의 호흡기, 피부 보호용이며 예를 들어 두창(천연두), 페스트 만나면 입으라고 한다.

개인적으로 이건 좀 납득이 안 간다. 왜 의문을 품게 되는지는 나중에 언급하겠다.

레벨 B는 가장 높은 수준의 호흡기 보호용이며 레벨 C는 탄저 등 고위험 세균성 병원체와 에볼라에 대비해서 입으라고 한다. 레벨 D는 SARS나 MERS-CoV 등의 고위험 병원체 오염 의심시에 입으라고 한다. 정부 기관 발행 정식 지침서에 적혀있는 내용이니 아무런 의심없이 잘 받아들이면 된다.

이번 코로나-19 역병 상황 때까지는. 이제는 당연히 생각했던 것들에 대해 재검토를 하게 된다. 고위험 병원체마다 차등을 둔 이유가 도대체 무엇인가? 레벨 A~D는 원래 병원체에 따라 분류된 것이 아니거든.

유해 물질에 따라, 그리고 피부와 호흡기를 얼마나 보호하느냐에 따라 결정된 분류다. 고용노동부 & 산업재해예방 안전보건공단이 규정한 산업안전보건기준에 관한 규칙에 의하면 보호복은 방열복 혹은 화학물질용 보호복이 있고 후자의 경우는 불침투성(impermeable) 보호복으로서, 피부 자극성 또는 부식성 관리대상 유해물질을 취급하는 작업, 피부장해 등을 유발할 우려가 있는 허가대상 유해물질 취급업무, 석면해체 제거작업, 방사성물질이 흩날림으로써 근로자의 신체가 오염될 우려가 있는 경우, 곤충 및 동물매개 감염병 고위험작업을 주요 대상으로 한다. 이쯤에서 보호복의 분류에 대하여 정통적인 지식들을 다시 짚어보기로 하자.

미국 직업 안전 건강 관리청(Occupational Safety and Health Administration, OSHA)에서 정한 기준에 의하면 각 레벨 별 특징은 다음과 같다.

먼저 레벨 A. 가장 높은 수준의 전신 보호복으로, 유해물질의 성상에 따라 보면 증기(vapors), 기체(gases), 박무(mists), 입자(particle)등을 모두 막아준다.

요약하자면, 무엇인지 정체가 확실한 유해 물질, 피부에 해가 되는 물질, 암 유발 물질, 그리고 호흡기에 유해한 물질을 막아 주는 기능을 한다. 그런데 구체적으로 두창이나 페스트를 대상으로 한다는 기준은 어디에도 없다. 자체적으로 자가 호흡기 기구(self-contained breathing apparatus; SCBA)를 갖추고 있다.

다음은 레벨 B. 그 다음 수준의 전신 보호복으로, 레벨 A와는 거의 맞먹지만 vapor는 못 막는다. 그리고 레벨 C.

피부 보호 능력은 레벨 B와 동일하나, 호흡기 보호는 이보다 열등하다. SCBA를 갖추고 있지 않되, 공기 정화 산소호흡기를 호흡기 보호구로 갖추고 있다. 고로, 유해 물질이 무엇인지 정체를 모르고, 농도가 얼마나 되는지 모르면 이건 못 쓰고 상위 레벨을 써야 한다.

마지막으로 레벨 D. 얼핏 보면 최강의 보호복 같지만, 사실 전신 보호복 중에만 따지면 최소한의 방어만 해 주는 레벨이다. 결정적으로, 화학 물질 노출(chemical exposure)을 못 막는다. 이게 중요한 포인트. 그런데, 병원체의 틀에서 보면 미국 질병관리본부나 세계보건기구의 지침 어디를 봐도 콕 짚어서 에볼라 질환 때는 레벨 C를, SARS나 메르스의 경우는 레벨 D 보호복을 입어야 한다고 기술된 문장은 없다. 그럼 우리 질본의 지침은 무엇을 근거로 했을까?

솔직히 그 당시로서는 미지의 질환에 대한 두려움과 과도한 경계심을 기반으로 정한 것도 사실일 것이다. 초반 탐색전 때는 당연히 조심에 조심을 해야 하기 때문에 이건 창피한 것이 아니다.

진짜 이유는 다음과 같다. 일단 레벨 D를 입는 상황을 보자. N95 마스크를 철저히 쓰고, 일회용 가운과 보호안경(고글), 장갑 등의 개인 보호구를 다 갖추고 철저히 진료를 해도, 만약에 에어로졸이 발생한 상황인 경우엔 이들 장비가 미처 덮어주지 못한 살갗 부위에 병원체가 묻을 수 밖에 없다. 그럼 어떻게 한다? 씻어 내야지.

이걸 완벽하게 할 수 있나? 현실적으로 어렵다. 그래서 전신을 완전히 뒤덮는 옷, 즉 전신 보호복을 입어야 한다. 여기까지는 수긍할 것이다. 그런데 에볼라는 레벨C다. 근거?

미국 질본의 에볼라 개인 보호구 기준을 보면 굳이 레벨 C라고는 명기 안 했지만, 혈액이나 체액 매개하는 병원체라면 불침투성(impermeable) 보호복을 입으라고 지침을 주고 있다. 불침투성이라면 유해 화학물질을 막아줄 수 있는 옷감을 의미한다. 앞서 언급했지만, 레벨 D는 최소한의 방어를 갖추되 화학물질과 물에는 취약하다. 그래서 에볼라의 경우는 최소 레벨 C가 필요한 것이다. 탄저의 경우는 특히 생물학 테러시에 공기 전염의 위험이 크니까 공기 정화 산소호흡기를 단 레벨 C가 적용될 것이다.

그럼 두창과 페스트는? 레벨 A는 근거가 미약하다고 본다. 두창과 페스트라는 이름이 주는 위압감으로 솔직히 레벨 A 정도는 입어야 안심이 될 것 같기는 하다. 하지만 둘 다 접촉과 비말(가끔 에어로졸)로 전염되는 것이니까 이는 레벨 C, D 정도면 알맞을 것이라 본다. 물론, 테러리스트가 두창이나 페스트를 테러 목적으로 뿌려댄 상황이라면 아무래도 레벨 A가 안심되겠지?

2014년에 우리나라 의료진을 에볼라가 창궐한 아프리카 지역으로 파견 보낼 때 처음엔 레벨 D 보호복을 지급하기로 해서 대한 의협과 간호협회가 항의하고 난리도 아니었다. 에볼라 같은 혈액 매개 감염에 적어도 레벨 C 보호복으로 대응해야 한다는 어필이 결국 받아들여져서 최종적으로는 레벨 C 보호복이 지급되었다. 아마 그 당시부터 레벨 C와 D 보호복에 대한 구별이 제대로 되기 시작한 것이 아닐까 한다.

코로나-19와의 전쟁에서도 정부와 의료계 사이에 레벨 D 지급 때문에 벌어진 소동도 그러했다. 의료진이 분개한 이유는 초반에 날아온 오해 소지 많았던 공문 탓도 있었지만, 2015년 메르스 당시 고생했던 의료인들의 잠재의식 속에 잠시 숨어 있었던 일종의 피해 의식과 정부에 대한 불만에 본의 아니게 도화선을 당긴 탓도 있었을 것이다. 어쨌든 이번 기회에 다시금 전신 보호복의 개념 확립을 다질 수 있었다는 점에서 긍정적으로 해석하는 것도 괜찮지 싶다.

코로나 논란 3 -
무증상 전염은 가능한가?

코로나-19 역병 초기에 또 다른 논란 사항은 과연 무증상일 때도 전염은 가능하냐는 것이었다. 중국 뿐 아니라 우리나라를 비롯한 세계 여기 저기에서 무증상 내지 잠복기에 전염 가능하다는 단서들이 속출하였다. 통상적으로 바이러스 질환은 인체 내에서 증식을 하다가 증상이 나타나는 순간부터 타인으로의 전염 또한 시작된다고 보고 있다. 그러나 꼭 그렇지만도 않은게, 홍역이나 독감의 경우는 증상이 나타나기 2-3일 전부터 이미 전염을 시키기 시작한다. 따라서 코로나-19를 홍역이나 독감처럼 증상 이틀여 전에 전염력을 보이는 것으로 간주해야 할 지가 쟁점이었다.

이를 증명하려면 무증상 내지 잠복 시기에 바이러스의 양을 측정하면 될 것이다. 하지만 바이러스 진단은 증상이 나타나야 비로소 행해지기 때문에 이를 증명하기가 쉽지는 않았을 것이다. 그런데 결국은 증상 나타나기 전에 이를 증명한 연구 보고들이 드디어 나오기 시작했다.

북경의 연구진이 Lancet 2020년 4월에 발표한 논문에 의하면, 저자들은 환자와의 무증상 밀접 접촉자 2명에게서 증상 나타나기 전에 바이러스 PCR을 했으며(그런데 왜 했을까? 보통은 그냥 자가격리/능동감시에서 그칠텐데),

증상 발현 딱 하루 전에 채취한 검체에서 바이러스가 매우 높은 타이터로 측정되었다. 이거야 원.. 빼박 완벽한 증거 아닌가? 이걸로 최소 증상 시작 하루 전에도 전염이 가능하다는 물증이 확보되었다, 일단 하나는. 그리고 드디어 대규모로 이루어진 진짜가 나타났다.

미국 시애틀의 요양원에서 실시한 연구 성적인데, 이 논문은 진짜 높은 가치를 지닌 연구 보고라고 생각한다. 사실 무증상 감염 논란을 규명하기 위해 진작 했어야 하는 건데, 이제야 제대로 된 연구가 나왔다. Skilled nursing facility (숙련된 간호 기관...이 아니고 이게 바로 '전문 요양 기관'이다)에서 한 순간의 point prevalence survey를 시행하였다. 아직 아무 낌새도 안 보이는 요양원 어르신들에게(참여에 동의한 이들에 한해서) 검체를 채취하여 PCR을 시행하였다. 그 결과는 놀라웠다. 무려 64% (57/89)가 코로나-19 양성이었고, 과반이 넘는 56%가 아무런 증상이 없었으며, 24명의 어르신들은 양성 나오고 약 4일 후에 결국 증상이 생겼다.

이분들의 rRT-PCR cycle threshold (Ct) value 또한 무려 23.1. 결국 11명은 입원까지 하고 그 중 3명은 중환자실 신세. 그리고 유감스럽게도 현재까지 15분이나 사망하셨다.

비록 저자들은 무증상 양성자들이 전파에 얼마나 기여했는지 까지는 정량화하지는 못했다고 겸손을 떨고 있지만, 이 논문은 훗날에도 매우 중요한 의의를 지닌 자료가 될 것으로 확신한다. 한편 He X 등이 Nature Medicine 2020년 5월자에 발표한 연구 결과에 의하면, 통상적으로 증상 나타나기 2.3일 전에 전염은 시작되며, 0.7일 전에 최고조에 달하며, 결국 증상 발현 전에 전염이 되는 비율은 44% 정도였다고 하였다.

결론적으로, 코로나-19는 증상 나타나기 이틀 내지 나흘 전부터 타인에게 전염이 가능하다는 것을 알 수 있다. 일단은 이렇게 알고 있어야 하겠다.

결론적으로, 이 두번째 논문만 놓고 보면 코로나-19는 증상 나타나기 최대 나흘 전부터 타인에게 전염이 가능하다는 것을 알 수 있다. 일단은 이렇게 알고 있어야 하겠다.

코로나 논란 4 –
면역은 얼마나 갈까?
그리고 재감염은?

다양성이 충분하고 반대의 자유가 있는 한

집단은 어느 한 전문가의 생각보다 나은 생각을 낼 수 있다.

– 율라 비스 저, 김명남 옮김 '면역에 관하여 (열린 책들 간)' 중에서.

의과대학에서 배우는 지식들 중에 면역학만큼 뭔가 있어 보이게 사기치면서 잘난 척 하기 좋은 과목도 없을 것이다. 근본적으로 적군과 아군으로 나눠서 논리를 전개해 나가기 때문에, 다루기 나름에 따라 꼬리에 꼬리를 물면서 약간의 뻥을 섞어서 있는 척 하게 썰을 풀다 보면 어느새 그럴듯한 나만의 이론을 만들어서 으스대기 딱 좋다. 어떤 질환이라도 이 면역학 썰의 틀에 집어넣어서 주절주절 설명하다 보면 나름 꽤 그럴 듯해 보인다.

실제 학창 시절에(약간은 악의 없는 장난기를 섞어서) 면역학적인 상상력(?)으로 썰을 푸는 친구들이 꽤 있긴 했다. 물론 나도 그랬고. 그런데 문제는, 강호에 나와 보니 더 많더라는 것. 비단 의료계 뿐 아니라 비 의료계에서도 '면역'이란 용어를 참 많이도 남용하고 있다. 내 개인적으로 제일 웃기는 용어가 바로 '면역력'이다. '면역'하면 탄탄한 철벽 수비와 가끔씩 휘두르는 무쇠주먹을 연상하는가? 그래서, 특정 건강식이나 보약을 먹거나 지압 혹은 반신욕 잘 하면 면역력이 증강될 것이라 생각하는가? 그렇다면 당신은 잘못 알고 있다.

면역이란 '나 자신'과 '나 자신이 아닌 모든 것'을 구별하고 이에 따라 반응하는 것을 의미할 뿐이다. 그 이상도 그 이하도 아니다. 선악 혹은 강약의 기준에서 판단하는 개념이 아닌 것이다. 세포 하나하나가 무슨 감정이 있겠는가? 그저 자기랑 맞거나 혹은 안 맞거나에 따라 기계적으로 반응할 뿐이거늘. 각종 매체나 SNS에서 뭘 먹거나 하여 '면역력을 높이고..'하는 따위들 좀 그만 봤으면 좋겠다. 어쨌든 이런 면역이라는 틀에서 전개된 각종 요설들 중에 옥석을 골라낸다는 것은 만만치 않은 일이다.

코로나-19에 대한 면역도 이런 틀에 놓고 이것 저것 따져보는 것은 자칫하면 각종 뻥과 썰에 현혹당하기 십상이라, 매우 조심스럽게 접근해야 한다. 이제부터 풀어가는 나의 의견이 곡학아세, 혹세무민이 아니기를.

코로나 면역에 대한 암울한 전망

코로나 역병 해결에 대한 희망은 두 가지가 있다. 하나가 시간이 지나면 집단 면역(herd immunity)이 생길 거라는 거. 약 70% 정도 생기면 진정된다는... 나머지 하나가 백신이 개발되면 된다는 거. 하지만 코로나바이러스 면역에 대해 공부해 보면 이 모든 핑크 빛 희망은 사실상 어렵다는 결론에 금방 도달한다. 물론 SARS-CoV-2의 면역에 대해서는 아직 아무 것도 알려진 게 없다.

그러나 코로나 바이러스 감기에의 면역을 기반으로 유추해 보면 다음 몇 가지 암울한 사실들이 도출된다.

첫째, 코로나 바이러스 감기를 앓으면 당연히 면역이 생기지만, 오래가지 못 한다. IgM, IgA 항체는 6개월을 넘기지 못하고 고갈된다. IgG 항체는 1년을 넘기지 못한다. memory B cell 형성이 안 되기 때문이다. 다만, 희망이 있는 것이, memory T cell은 형성된다. 따라서 vaccine의 사실상 최종 목표는 이 memory T cell을 키워내는 데 있다. 나머지는 어떨까? 지금까지 알려진 바에 의하면 SARS-CoV에 대한 면역은 2년 정도, MERS-CoV에 대한 면역은 3년 미만(국내 연구진의 보고에 의하면 1년을 못 갔다는 불행한 소식도 있다). 그렇다면 코로나-19 바이러스(SARS-CoV-2)는? 2020년 현재 아무도 모른다. 과연 코로나 감기 수준일까, 아니면 가장 가까운 사촌인 SARS처럼 2년 정도일까? 최소한 후자이기를 희망할 수 밖에 없다.

둘째, 백신의 효과가 보장될지 아직은 불확실하다. 코로나 바이러스의 항원 및 유전자 변종이 워낙 많아서 이를 다 커버할 수 있을지 미지수

셋째, 백신의 안전 문제가 골치거리일 것이다. Live attenuated vaccine으로 만들 경우 wild strain과 만나서 서로 눈이 맞으면 유전자의 recombination이 일어나 새로운 strain이 출현할 수 있다. 이는 질환을 오히려 악화시킬 수 있으며 또 다른 새로운 outbreak의 단초를 제공할 수도 있다. 그리고 코로나 바이러스 백신을 사용한 여러 동물 실험에서 오히려 질환이 악화된 사례들이 종종 보고되고 있다. 또 한 가지 최근에 제기된 부작용의 가능성이 있다. 바로 antibody-dependent enhancement of entry이다. 백신으로 만들어진 항체가 바이러스에 달

라 붙고 나면 Fc receptor를 통해 인간 세포(주로 대식세포, 단핵구 세포)안으로 더 잘 들어가서 오히려 바이러스를 더 증식시켜서 더 많이 퍼지게 하거나, 혹은 면역 복합체(immune complex) 형성과 더불어 보체를 활성화 시키고 특히 호흡기계의 염증을 악화 시키는 역설적인 결과를 초래할 수 있다는 것이다. 전자의 경우는 뎅기(dengue) 바이러스 백신에서 증명된 부작용이 대표적인 사례이고, 후자의 경우는 홍역이나 respiratory syncytial virus에서 보고된 사례이다. 코로나바이러스의 경우는 후자에 해당하는 것으로 보고 있다. 이 부작용은 아직 현실화되지는 않았지만 향후 plasma treatment와 vaccine development에 있어서 염두에 두고 있어야 할 것이다. 결국 백신 개발의 핵심은 효과 못지 않게 얼마나 안전하게 만들 수 있느냐에 있다.

항체가 생기면 반드시 코로나를 막는다는 걸 의미하는 것일까? 일단 항체의 역할은 코로나 바이러스에 달라 붙는 데 있다. 그런데 달라 붙더라도 어디에 붙느냐가 문제다. 항체라고 다 인체에 이로운 것이 아니다. 항체들 중에서도 중화 항체(neutralizing antibody)가 진짜 필요한 항체다. 중화 항체란 바이러스가 열쇠이고 인체 세포의 수용체가 자물쇠라면 바로 이 열쇠에 가서 달라 붙는 항체를 말한다. 당연히 바이러스는 자물쇠를 열지 못하므로 인체 세포 주위를 배회만 하다가 늙어 죽는다. 그런데 자연 면역으로 생기는 항체가 중화 항체가 아니라면? 일생에 도움이 안 된다.

내 의견을 말하자면, 어쨌든 항체는 생긴다. 그게 중화 항체인지 여부는 결국 밝혀질 것이고, 그러기를 희망한다. 그런데 항체 같은 humoral immunity만으로는 완벽한 방어는 안 될 것이며, 결국은 세포 면역이 더 보완되어야 할 것이며 백신으로 돌파구를 열어야 한다.

결론을 내리자면, 감염 후 자연적으로 생기는 집단 면역은 최악의 경우 반년을 못 간다. 고로, 다음 계절에 돌아오면 또 앓을 가능성이 높다고 생각한다. 집단 면역에 기대할 수 없다면 백신에 매달려야 하지만 아직은 효과가 보장되지 못하고, 특히 악화 위험의 소지를 갖고 있다는 것도 잊어선 안 된다. 지금 이 시각에도 열심히 백신 개발에 매진하고 계실 연구진들의 건투를 진심으로 간절하게 빈다.

그리고 완치 판정을 받은 환자들에서 다시 바이러스 검사 양성이 나오는 사례들이 우리를 다시금 불안하게 하고 있다.

이를 '재감염' 내지 '재활성화'라고 부르고는 있으나, 내 생각으로는 잘못된 용어라고 본다. 그 근거는 다음과 같다. 바이러스 진단은 PCR로 한다. PCR로 바이러스를 진단하는 것은 근본적인 문제를 하나 가지고 있다.

양성으로 나온다 해도 그 결과가 바이러스의 생사를 구별해 주는 것이 아니라는 사실이다. 이론적으로 PCR은 증폭이라는 속성 때문에, 무시할 정도로 작은 DNA, RNA 조각 하나만으로도 얼마든지 양성이 나올 수 있다. 그런데 핵산 조각이 나온다고 해서 재발이라고 할 수는 없는 노릇이다. 코로나 바이러스는 침투 능력을 가진 껍질 외투를 제대로 두른 것이어야만 제 구실을 하는 것이지, 벌거벗은 RNA 조각으로 무얼 하겠는가? 이게 소위 말하는 '죽은 바이러스의 시체 내지 잔해'인 것이다. 물론 재발, 재감염, 재활성화의 소지가 완전히 배제된 것은 아니지만, 지금까지 축적된 과학 지식으로 비추어 보면 확대 해석을 할 필요까지는 없다고 생각한다.

코로나-19
싸이토카인 폭풍 간략히 이해하기

1. 싸이토카인 폭풍(cytokine storm)은 공식 명칭이 아니다. 정식 명칭은 cytokine release syndrome(이하 CRS).

2. CRS를 이해하기 위해 준비할 지식 4가지

1) ACE2 (Angiotensin converting enzyme 2)는 SARS-CoV-2가 세포로 들어가기 위한 관문(receptor)이다. 오케이, 이건 이젠 누구나 다 안다.

2) 코로나 바이러스가 입장하는 건 공짜가 아니다. Serine protease가 필요하다. 이를 이름하여 TMPRSS2 (TransMembrane PRoteaSe, Serine 2; 참으로 괴랄하게도 작명했다).

3) 이 ACE2와 TMPRSS2는 하필이면 폐포 2형 세포(alveola type 2 cells)에 평소에도 푸짐하게 마련되어 있다. 벌써 감이 잡히기 시작하지?

4) CRS의 모든 원흉은 바로 interleukin-6 (IL-6)이다.

**자, 이제 풀어나가기 시작하자.

1. 바이러스가 세포의 Receptor, 즉 ACE2에 결합하는 기능은 spike protein (S protein)이 한다. 정확히 말해서는 S1 protein.

2. 결합이 완료되면 S2 protein이 나서서 융합(fusion)을 한다. 그렇게 해서 들어간다.

3. S1과 S2는 원래 한 몸(그냥 S protein)이었고, 샴쌍둥이처럼 붙어 있는 동안은 역할을 못한다. 각자가 능력을 발휘하게끔 하려면 S protein → S1 + S2로 잘라주어야 한다. 이 과정에 관여하는 것이 바로 TMPRSS2이다.

4. ACE2가 코로나바이러스랑 놀아나는 바람에, 원래 ACE2가 견제할 대상이었던 angiotensin 2가 혈중에서 증가한다. 그 결과는?

5. 염증 지향성 반응(proinflammatory response)이 증가한다. 자세히 기술하자면 한이 없고, 요점만 말한다면 NF-kB와 metalloprotease 17 활성화를 거쳐 최종적으로 IL-6가 활개를 친다. 그것도 지나치게.

6. IL-6는 T-cell과 macrophage가 과잉으로 활동하게 만들며, 이는 한 번에 그치지 않고 돌림노래 부르듯이 끝없이 증폭하고 또 증폭한다. 그 결과가 cytokine 폭풍되시겠다. 하필이면 이 모든 출연진이 폐포 세포에 잔뜩 널려 있으니 폭풍도 폐 쪽을 집중 강타한다. 그 결과가 바로 ARDS.IL-6의 과잉 반응은 나이가 많을수록 견제받는 정도가 반비례한다. 그러므로, 노년의 환자일수록 IL-6의 오버는 더 심할 수 밖에 없다.

7. 체내에서 자연적으로 견제를 할 수 없다면 외부 영입을 해서 저지해야 한다.

그래서 사용하는 것이 siltuximab (IL-6 antagonist)과 tocilizumab (anti-IL-6 receptor antibody)이다.

요약: SARS-CoV-2는 ACE2를 통해 세포에 침투하며, 그 결과 여러 고 정을 거쳐 결국 IL-6를 과잉 작동시킴으로써 싸이토카인 폭풍을 몰고온다. 하 필이면 그 장소가 폐라는 게 불행.

사회적(신체적) 거리 두기

사회적(신체적) 거리 두기 혹은 physical distancing, 즉 물리적 혹은 신체적 거리 두기라고 부르기도 한다.

보통은 사회적 거리 두기로 통용되고 있지만, '사회'라는 단어가 주는 느낌 상 마치 내가 사는 집단에서 따돌림 당한다는 뉘앙스로도 다가오기 때문에, 되도록이면 신체적 거리 두기로 부르기를 권장하는 이들이 많아지고 있다. 뭐, 아직까지는 사회적 거리 두기가 더 흔히 쓰인다.

이는 질환의 전파 위험을 낮추기 위해 사람들끼리의 신체적 접촉을 최선을 다해 줄이고, 그 빈도 또한 최소화시키는 모든 방법들을 통틀은 것이다. 이를 하는 목적은 질병이 퍼지는 속도를 최대한 늦춤으로써 의료 체제가 과부하 걸리는 일 없이 원활하게 돌아가도록 함에 있다. 그래서 사회적 거리 두기는 소위 Flattening the curve(발생 추세 곡선 납작하게 만들기)와 불가분의 관계이다.

사실 flattening the curve란 raise the line(의료진과 시설의 역량 확충)까지 포함해야 완전체가 되는 개념이다.

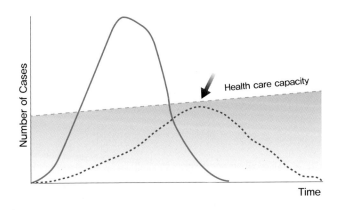

우리나라의 경우는 감당할 수 있는 하루 신환 발생 수를 대략 100명으로 설정해 놓고 보면, 2020년 5월 현재 악전고투 끝에 일단은 flattening the curve를 성공시키긴 했다.

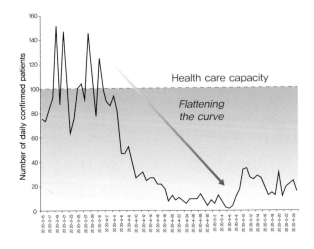

여기서, 많은 사람들이 오해할 수 있는 핵심 하나를 확실히 하도록 하자.

사회적 거리 두기는 역병을 막는 수단이 아니다!

좀 더 솔직히 말하자면, 사회적 거리 두기를 해도 역병이 전파되는 것을 결국은 막지 못한다. 참으로 불편한 진실이다. 앞서 언급한 사회적 거리 두기의 정의를 다시 곱씹어 보자. 사회적 거리 두기는 질병이 '퍼지는 속도를 늦추는' 수단이지, 완전히 차단하는 수단이 아니다.

치료제와 백신이 없으면 어차피 당신도 언젠가는 그 병에 걸린다는, 알고 보면 몸서리 처지게 무서운 전제를 깔고 있는 것이다.

그럼 왜 하는가? 질병이 빨리 광범위하게 퍼져서 감당할 수 있는 범위를 초과해 버리면 제 아무리 일류 의료 시설을 갖춘 사회라 해도 중과부적이 된다. 치료할 수 있는 능력은 되지만, 병상과 자원, 인원 부족으로 중환자들이 죽어가는 상황을 지켜볼 수 밖에 없는 안타까운 상황이 펼쳐지는 것이다. 이렇게 사회적 거리 두기의 개념을 확실히 잡고 나면 앞으로 어떻게 해야 하는지 답이 나온다.

아픈 환자들 하나하나 모두 치료할 수 있는 물리적 공간과 시간을 버는 수 밖에 없다. 그래서 사회 구성원들 하나하나의 신체적 접촉을 최소화함으로써 역병이 퍼지는 속도를 잔뜩 느리게 하면 환자 발생도 그만큼 느리게 일어날 것이고, 의료진의 입장에선 상대적으로 의료 시설이 감당하기에 충분한 시간적 물리적 여유를 갖고 단 한 명의 낙오자도 없이 다 돌볼 수 있다. 치료제와 백신이 개발되기까지 피해를 최소화하면서 이 질환을 통제 가능한 범주내에 가두면서 기다리는 것이다.

물론 이보다 완화된 정책(소위 생활 방역이 이에 해당할 것이다)으로 갈 수도 있지만, 결국은 어쩌면 영원히 끝나지 않을 방역 대책이 될 수도 있다는 가혹한 현실을 우리는 인정하고 있어야 한다.

사회적 거리 두기의 여러 방침들

사회적 거리 두기의 여러 수칙들 중에서 가장 기본적인 것은 격리이다.

격리에는 isolation과 quarantine이 있는데, isolation은 진단된 환자는 물론, 증상 있거나 의심되는 이들까지를 대상으로 하며, quarantine은 의심 증상은 없고 멀쩡하지만 어쨌든 접촉은 한 약간은 억울한 사람들을 대상으로 한다고 보면 된다.

이보다 좀 더 강한 것으로 사람들의 이동이나 집회를 금지시키는 방침이 있다.

이동의 금지는 꼭 필요한 것이 아니라면 먼 곳으로 여기저기 돌아다니지 못 하도록 하는 것부터 아예 집 밖으로 일정 기간 외출을 자제 혹은 심하면 금지시킬 수도 있다. 만약 금지를 시키는 수준까지 도달한다면 이 때는 사회적 거리 두기보다는 더 강하고 엄격한 lockdown(강제적 자가 칩거)으로 분류된다.

외국으로부터의 입출국 과정을 까다롭게 하는 것도 사회적 거리 두기의 범주에 넣을 수는 있으나, 사실상 규제나 금지에 가까우면 이 또한 lockdown에 해당할 것이다. 사실 lockdown은 크게 보면 사회적 거리 두기의 범주에 속하긴 하나, 구분이 좀 모호하긴 하다.

사회적 거리 두기 방침을 시행하는 주체가 보건 당국이 아니고 정부가 직접 주도하며 엄격성과 강제성과 더불어 위반시 벌칙까지 수반되면 lockdown 으로 간주하면 될 것이다.

집회의 금지는 일괄적으로 적용하거나 선별해서 적용하기도 한다. 대표적인 것으로 개학 무기한 연기나 직장 임시 휴무 등이 있다. 이게 강제로 시행되면 lockdown이다. 개학 연기의 경우는 논란의 대상이긴 하다.

특히 소아 청소년은 무증상이거나 경도로 앓는 경우가 대다수이기 때문에 오히려 질병을 전파하는 데 있어서 더욱 위험군이라는 추정에 기반을 두고 있다. 이는 과거 독감 대유행 사례를 전례로 삼아서 정립한 시행 근거이며, 완벽하지는 못하지만 COVID-19의 모의 실험으로도 그런 가능성이 있는 것으로 나오기도 했다. 그러나, 뒤에 언급할 스웨덴의 경우는 이러한 가정이 아직 COVID-19 자체에서 직접 증명된 바가 없기 때문에 수긍하지 않았으며, 이는 그들 특유의 코로나-19 방역 방침의 근간이 되기도 하였다.

스웨덴의 코로나-19 방침

스웨덴은 사회적 거리 두기를 다른 시각으로 보고 접근하였다. 앞서 언급한 바와 같이 사회적 거리 두기를 해도 어차피 역병은 전역으로 다 퍼진다는 전제를 핵심으로 삼았다. 결국 백신과 항바이러스제 나오기 전까지는 완전히 못 막는 건 어차피 모두 똑같다.

노인층에서 사망률이 높지만 젊은 층은 경증으로 앓고 지나간다. 그런데 전염 속도는 엄청 빠르며, 스웨덴 의료계의 역량은 모든 환자들을 커버하기엔 모자란다. 따라서 우리는 중증 환자들에게만 집중하며 나머지는 let it go.

다른 나라처럼 엄격한 사회적 거리 두기나 lockdown을 시행하면 당장은 전염을 통제할 수는 있지만, 시간이 가면 갈수록 국내 경기가 침체되고 사회가 파괴되는 대가를 치뤄야 한다. 이를 감안하면 lockdown은 절대 시행 안 하며, 사회적 거리 두기도 완화하여 시행하도록 하겠다. 대략 이렇게 기본 철학을 세우고 시작한 셈이다.

그래서 기본적인 사회적 거리 두기를 실시하기는 했지만, 학교는 다 개학을 해서 정상적으로 학사 일정을 치루도록 했으며, 직장도 재택 근무를 권하긴 했으나 강제 규정은 아니었으며, 사회 활동은 전반적으로 다 정상적으로 돌아가게 놔 두었다. 확진자가 나오면 경증인 경우 웬만하면 집에서 지내도록 하고, 중증 내지 노인 환자들을 중점적으로 병원에 입원시켜서 보는 방침을 고수하였다. 요약하자면 자율성을 최대한 부여한 개인 방역 내지 생활 방역을 한 셈이다.

일각에서는 그렇게 해서 집단 면역을 유도하여 종식시키려는 것으로 해석하였으나, 스웨덴 보건 당국은 그것이 목적은 아니라고 강력하게 부인하고 있다. 그런데, 개인적인 의견으로는 둘러치나 메치나 집단 면역이 궁극의 목표가 되는 건 마찬가지가 아니냐고 생각하는데, 왜 부인하는지 모르겠다. 어쨌든 이러한 방침으로 대처한 결과, 스웨덴 사회 자체는 잘 돌아가긴 한다. 그런데, 우리나라의 이환률과 사망률을 위주로 비교해 봤을 때, 우리 시각에서는 상당히 참담한 성적을 보여주고 있다.

양국의 사망률%(사망자수/확진자수) 비교-2020년 6월 13일 현재

	한국	스웨덴
50대 사망률%(사망자/확진자)	0.6(15/2613)	1.5(143/9466)
60대	2.6(40/1538)	5.9(350/5920)
70대	10.2(81/796)	22.1(1055/4766)
80대이상	25.7(136/530)	36.7(3263/8884)
50내 이후 평균 사망률%	5.0(272/5477)	17.3(4732/27402)
전체 사망자 중 50대 이후 비중%	98.2(272/277)	98.7(4811/4874)
전체 확진자 중 50대 이후 비중%	43.8(5477/12501)	57.0(29036/50928)
인구(만명)	5178	1009
면적(만km^2)	10	45
인구밀도	517.8	22.4
확진자수	12501	50928
확진자비(100만명당)	0.2414	5.0474

일단 전체 확진자수 당 사망률이 우리는 2%대인 반면 스웨덴은 무려 10% 대이다. 여기서 이 차이의 통계적 의의 내지 p-value, 신뢰 구간을 따지자는 생각은 품지 마시기 바란다. 이 성적은 임의 추출이 아닌 전수 조사에 의한 결과이므로 원천적으로 통계적 검정이고 자시고가 없다.

이제부터 제시하는 모든 성적들 또한 마찬가지다. 한 명이라도 차이 나면 진짜로 차이 나는 것이다. 각설하고, 50대 이후 연령층의 사망율을 보아도 크게 차이가 나는 것을 볼 수 있다.

스웨덴은 우리나라보다 인구 수가 5분의 1 밖에 안 된다(그런데 축구는 왜 우릴 이기냐고). 인구 밀도 또한 우리보다 널럴하다. 그러나 인구 규모 당 확진자 수 또한 스웨덴이 월등하게 많다.

어찌 보면 이건 당연한 결과일 수도 있다.

Lockdown은 아예 안 했고, 사회적 거리 두기도 느슨하게 함으로써 질병의 전파 속도를 유의하게 늦추지는 못했을테니까. 그러나 노인층이 많이 죽은 것은 어떻게 설명할텐가?

경증은 놔두고 노인층과 중증에 집중하겠다며? ...라고 비난하는 것이 우리나라를 비롯한 여러 국가 언론들의 비판 논조다. 그런데 조금 더 들여다 보면 약간은 달리 보이기도 한다. 사망자들 중에 50대 이후가 차지하는 비중을 보면 우리가 98.2%, 스웨덴이 98.7%로 별 차이가 안 난다.

결국 노인을 비롯한 취약 연령층이 나쁜 예후를 밟는다는 면에서는 같은 것이다. 그리고 보다 높은 사망률은 사실 방역의 실패만이 아니고, 환자 치료 면에서 스웨덴 의료 시스템의 문제점을 고스란히 드러내고 있는 걸로 해석하는 게 더 정확할 것이다. 어쨌든 이렇게 고난을 겪고난 현재 스웨덴의 질병 커브도 flattening되고 있다고 한다.

스웨덴 보건 당국은 한사코 부인하고 있지만, 결과적으로는 노인과 취약층의 희생을 담보로 했다는 비난을 피하기는 쉽지 않을듯 하다. 어쩌면 스웨덴의 방식은 약간은 공리주의에 기반을 둔 냉정한 계획이 아니었을까 하는 의심도 든다. 스웨덴은 다음과 같은 면에서 시행착오를 범했다고 생각한다.

 - 무증상 전파에 대하여 과소 평가를 하였다.
 - 의료 인프라가 감당할 수 있는 역량 계산에 착오가 있었다. 유럽 국가들 다수가 그렇지만 공공 의료가 주도하는 체제인 경우 예외없다. 다 당했고 스웨덴도 그랬다. 확실히 우리나라처럼 민간 병원이 맹활약을 할 수

있는 의료 체제의 경우가 대처를 잘한 게 사실이다. 이번에 우리나라에서 민간 병원이 한 일이 없다고 헛소리를 하는 사회주의 의료 편향의 인사도 있었지만 말이다.

 - 자연 면역에 의한 집단 면역 형성에 대하여 잘못된 인식을 한 것으로 보인다. '집단 면역 형성= 종식'으로 본 전제부터가 잘못된 것이 아닐까. 사실 여러 연구에서도 밝혀져 있지만, 코로나 바이러스에 대한 자연 면역은 오래 가지 못한다. 감기에 대한 면역은 반년을 못 넘기고 SARS나 MERS-CoV에 대한 면역도 1-3년 정도이며, 이것도 소규모 연구 결과일 뿐이라 완전히 믿을 수는 없다. 어쨌든 영구 면역이 아닌 것은 확실하기에, 설사 집단 면역이 형성된다 하더라고 계절이 바뀌면 다시 걸리지 말라는 법이 없다. 결론적으로 집단 면역을 추구하는 것은 백신 개발이 되기 전까지는 다 덧없는 것이다.

당신은 스웨덴 방식을 비웃고 있는가?

그럼, 스웨덴은 보기 좋게 실패했는가? 언론들의 스웨덴 방식 비판에 동조하시는가? 명심해야 할 것은 현재 COVID-19 pandemic은 아직 전반전이라는 것이다.

통제 철저히 하고 열심히 막는 방침이 반드시 옳다고 강변할 수는 없으며, 길게 1-2년을 봐서 최종 성적을 보아야만 스웨덴식의 느슨한 방침이 엄격한 방침과 비교해서 잘못됐는지, 아니면 더 옳았는지 여부를 판정할 수 있는 것이다. 그런데 앞서도 잠깐 언급했지만, 현재 스웨덴의 코로나-19 양상은 어느덧 진정 국면으로 접어들고는 있다.

스웨덴뿐이 아니다. 수많은 환자들과 사망자를 냈던 프랑스나 스페인, 영국 등등도 그러하며, 이제는 사회적 거리 두기 방침도 완화를 하기 시작했다.

출발은 달랐지만, 이들 국가들이 완화하기 시작한 시점부터는 어떻게 보면 방역 방침이 스웨덴처럼 변화하고 있는 것이다. 스웨덴 또한 앞서 지적한 여러 시행착오들을 겸허히 받아들이고 이들을 보완하고 있다.

처음 시작은 방임형 방역이었을지는 몰라도, 이렇게 다듬어 나가다 보면 나름 합리적이고 효과적인 방역 대책으로 진화할 소지가 많을 것이다. 그리고 또 하나 지적할 것이 있다. 스웨덴 방역 방침과 가장 대척점에 서 있는 국가가 어디일 것 같은가? 대한민국? 아니다. 대만과 뉴질랜드다.

이들 국가는 무엇보다 개전 초기에 입출국 통제 등의 lockdown을 철저하게 시행하였다.

놀랍게도 우리나라의 방역 방침은 개학 연기와 모든 확진자를 의료 기관이 도맡아 보는 것등을 제외하면 스웨덴의 방침과 흡사한 점이 많다. 우리는 lockdown, 국경 통제, 여행 금지 등의 강경책을 시행하지 않았다. 게다가 사회적 거리 두기의 완화가 부분적으로 실시되다 보면 점점 스웨덴과 유사해질 것이다. 이는 두 가지 상반된 해석과 전망이 가능하다.

하나는 스웨덴 방식은 방역 초반에 하는 것이 아니고 어느 정도 진정 국면이 되었을 때 비로소 시행했어야 한다는 것.

다른 하나는, lockdown까지는 안 하는 우리의 방역 기조 면으로 볼 때 우리가 뒤늦게라도 스웨덴 같은 재앙을 겪지 말라는 법도 없다는 것이다. 한 마디로 긴장을 최대치로 바싹 올려야 한다는 뜻이다.

출발점이 달라서 그렇지, 역병의 끝자락에서는 스웨덴이나 다른 나라나 차이가 없는 특이점이 언젠가는 올 것이다.

사회적 거리 두기의 출구 전략

이제는 모두가 다 지쳐가면서 다음과 같은 공통적인 의문을 떠올린다. 사회적 거리 두기는 언제까지 해야 할까? 원칙적인 정답은 코로나−19가 종식될 때까지이다. 그러나, 거듭 말하지만 치료제와 백신이 개발되기 전까지는 완전한 종식은 불가능하다. 그 시점까지는 사회적 거리 두기는 강약의 차이가 있을 뿐이지 지속할 수 밖에 없다.

방역 당국에서 제시한 일일 신환 50명 미만, 경로 불명 환자 5% 미만이라는 임의적인 기준이라도 지침으로 삼아 사회적 거리 두기를 완화했다가 다시 강화했다가 하면서 지구전으로 가야 한다는 것, 이것이 지금 우리가 처한 엄연한 현실이다.

PART 05

곰팡이와의
싸움

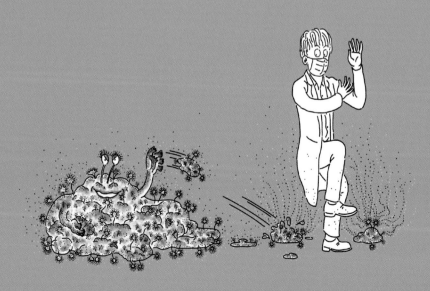

곰팡이와도
싸워야 한다

원내 감염 관리에 있어서 주된 전투 상대는 세균과 바이러스다. 종종 벌레(옴)도 싸움을 걸어 온다. 그런데 곰팡이는 세균이나 바이러스에 비해 자주 마주치는 상대는 아니다. 곰팡이(진균) 중에서도 인체에 깊숙이 침입하는 곰팡이 질환 혹은 심부 진균증(deep mycosis)이 임상적으로 문제인데, 이는 아무나 걸리는 것이 아니다. 선택 받은 사람들, 즉 암 혹은 혈액 환자, 이식이나 항암 요법을 받은 면역 저하 환자들에 한해서 걸린다. 그래서 면역 저하 환자를 보는 병원이 아니라면 상대적으로 비중이 덜하다. 심부 진균증의 원인을 차지하는 주요 곰팡이 질환으로는 Aspergillosis, mucormycosis와 candidiasis가 있다.

내가 내과 전공의를 하던 80년대 중 후반까지만 해도 혈액 종양내과 근무하면서 전담해 보던 백혈병 환자들 중 aspergillosis에 걸려서 돌아가시는 분들이 꽤 많았다. 그때는 amphotericin B 외에는 치료약도 없었는데, 발생 빈도도 높고 예후도 안 좋아서 좌절감에 많이도 시달렸다.

다시 생각해 봐도 80년대를 도대체 어떻게 견디어냈는지 진짜 신기하다. Aspergillosis와 mucormycosis는 주로 외부에서 호흡기로 유입되는 것이기 때문에 감염 관리 중에서도 특히 환경 관리의 영역이 주를 차지한다. 이 진균들은 우리 눈에 보이지 않을 뿐이지, 지금 이 시각에도 우리 주변을 나풀거리며 둥둥 떠 다니고 있다. 따라서 수시로 들이마셨다가 나갔다가 한다.

우리 면역력이 정상이기에 망정이지, 면역 저하 환자라면 체내로 들어와 눌러 앉게 되고, 그대로 놔두면 질환으로 발전한다. 그래서 이 진균들(특히 포자)을 마시지 않도록 만전을 기해야 한다. 이를 위해 호흡기 감염에 준한 개인 감염 관리도 중요하지만, 함부로 나풀대지 않도록 관리하는 것이 더 중요하다. 그런 이유로 호중구가 바닥을 치는 면역 저하 환자의 입원실은 최고 효율을 지닌 필터로 걸러지게 함과 동시에 공기 흐름도 섬세히 하나하나 층판으로 흐르도록 조성해야 한다(laminar air flow). 그리고 그러한 설정은 매우 효과적이어서 Aspergillosis나 mucormycosis는 예전과 비교해서 잘 생기지 않는다. 이제는 내가 괴로워 했던 80년대의 aspergillosis 기억들은 진짜 옛 이야기가 되었다.

Candidiasis(칸디다증)은 aspergillosis와는 달리 내부에서 온다. 공중에 나풀거리는 놈이 아니라 사람의 장 내부에 정상적으로 거주하는 원주민이기 때문이다. 평소에는 별 말썽을 안 부린다기 보다 못 부리지만, 면역 저하 상태가 되어 점막의 질서가 무너지면 슬그머니 반란을 획책한다. 병변은 잘 알려져 있다시피 허옇게 백태가 낀 모양이다. 배지에 키워보아도 허옇게 집락이 형성된다.

원래 Candida의 어원이 라틴어에서 왔는데, 하얀 색, 그것도 반짝반짝 빛나는 하얀 색이란 뜻이다. 선거에 나온 후보자를 영어로 candidate라고 하는데, 역시 같은 어원이다. 로마 시대에 집정관 등에 지원한 후보자들은 반드시 밝은 흰색의 토가를 입고 선거 운동에 임했던 데서 유래하였다. Candida종 중에 대표적인 것이 Candida albicans이다. 이 albicans도 '하얗게 된다'는 뜻의 라틴어식 현재 분사이다. 그래서 C. albicans는 그대로 해석하면 '하얗게 하얗게 되다'라는 좀 쓸데없이 동어반복으로 이뤄진 단어다. 비유하자면 '역전앞'하는 식의 단어인 셈. 지금까지 설명한 aspergillosis, mucormycosis, candidiasis는 앞서 언급했다시피 의료관련 감염 관리의 입장에서는 주적까지는 아니다. 환경 관리를 잘 하고, 환자 각자 개인의 관리에 치중하면 된다.

왜냐? 곰팡이 질환은 웬만해서는 환자가 남에게 옮기지 않기 때문이다. 그런데 요즘 들어 Candida 가문 중에 원내 감염의 핫한 신인으로 주목 받는 별종이 등장하였다. 특히 의료관련 감염의 새로운 말썽꾼으로 말이다.

다름 아닌 Candida auris이다. 웬만한 항진균제에 내성을 보이고, 예후도 나쁘며, 최근 들어 점차 증가하고 있지만, 이러한 이유들 때문에 별종이라는 것은 아니다. 의료관련 감염 관리의 새로운, 그리고 위협적인 적으로 간주되는 진짜 핵심적인 이유는 따로 있다. 눈치 챘지? 사람끼리 전염이 잘 되기 때문이다! 이쯤 되면 CRE 정도의 대우를 받을 자격이 충분한 것이다.

곰팡이와의 싸움

*Candida auris*는
사람끼리 전염 잘 된다

*Candida auris*라... 불과 10여년 전만 해도 들보잡이던 놈이었다. 보통 들보 잡이라고 하는 병원체들은 가만히 근원을 따져보면 원래 사람들과 부대끼던 놈들이 아니었다. 주로 자연 환경 속에 조용히 있었거나, 동물들 사이에서나 행세를 하던 놈들이었다. 그러나 환경 파괴나 온난화 등의 변화로 인하여 생태계 균형이 깨지고, 일종의 인수 공통 전염병으로서 인간 사회에 데뷔를 하게 되면서 새로운 인간 감염병으로 대두되는 것이다.

그 유명한 HIV/AIDS가 그러했고, *Plasmodium Knowlesi*에 의한 원숭이 말라리아가 그러했다. 에볼라 바이러스는 어떻고? 이 *C. auris*도 원래 자연을 벗삼아 살아오던 놈들이었는데, 자연 환경의 변화로 인해 먼저 새들에게 옮겨붙었고, 그 다음 단계로 새에게서 인간에게로 옮겨 붙었다. 그리고 세월이 지나다 보니 병원까지 흘러들어온 것이다.

처음 보고된 것은 일본에서 2009년에 어느 귓병 환자에서 분리된 증례를 발표한 논문이었다. 귀에서 생긴 놈이라 라틴어로 귀를 뜻하는 auris를 붙여 *C. auris*라 명명한 것이다. 그런데 그로부터 2년 후인 2011년 대한민국의 진단검사의학과 선생님들이 *C. auris* 감염증 3예를 발표하면서 이놈들의 본격적인 데뷔가 시작된다. 특히 주목할 만한 것은 이들 세 증례들 중 하나는 1996년에 보관하고 있던 검체에서 나왔다는 사실이다. 그러니까 일본이나 대한민국의 2009년이 아니라, 사실은 훨씬 더 예전부터 이미 존재하고 있었다는 얘기. 이는 그 당시만 해도 균종을 동정하는 기술 수준 면에서 *C. auris*를 잡아내기가 어려웠던 탓이었다.

일본과 우리나라의 진검 선생님들은 발표하던 당시만 해도 드문 균종을 잡아냈다는 성취감은 만끽했어도, 이놈들이 오늘날 의료관련 감염에 있어서 신인급 강력 빌런이 되리라고까지는 예상 못 했을 것이다. 그래도 발표할 당시부터 웬만한 항진균제에 다 저항하는 종이라 어째 느낌이 안 좋았을 것인데, 아니나 다를까. 슬픈 예감은 항상 맞는다.

드디어 2016년 유럽에서 일이 터진다. 영국 런던의 한 병원에서 집단 발병이 발생한 것이다. 미국 질병관리본부는 이 사건을 매우 엄중한 일로 비교적 일찍 주목을 하기 시작한다. 2017년 미국에서 약 70여건이던 것이 2019년에는 800여건을 훌쩍 넘어 1,000건을 넘보기 시작했다. 이쯤 되면 폭발적 증가 혹은 급속한 전염 양상이라 할 수 있다. 그리고 이제는 전 세계 30여개국에 병원 감염으로서 널리 퍼져 있다. 물론 대한민국도 포함해서. 공식 자료에 의하면 현 시점에서 20년 전까지 소급하여 전국 13개 병원에서 총 61명(57명은 귀에서, 4명은 혈액에서)의 감염 사례가 축적되어 있다. 이 *C. auris*는 왜 주목을 받는가? 웬만한 항진균제들이 안 듣기 때문이다.

Amphotericin-B와 triazole (fluconazole, voriconazole) 같이 내로라하는 약들이 안 듣는다. 그나마 echinocandin이 들을 수 있지만, 이마저 내성을 보이는 경우가 적지 않다. 그래서 일단 한 번 걸리면 치료에 애를 먹는다. 따라서 예후가 좋을 리가 없다.

심지어 어떤 보고에서는 사망률이 70%를 훌쩍 넘었다고 발표되기도 하였다. 물론 순전히 *C. auris* 탓이었다기 보다는 기저 질환에 의해 사망한 경우가 많았지만. 항진균제 다제 내성도 문제지만, 진짜 문제가 되는 것은 통상적인 진균 감염과는 달리 사람에서 사람으로 전염이 매우 잘 된다는 점이다. 그래서 만약 *C. auris* 감염 증례가 하나 발생한다면 아마도 CRE 감염 관리에 준해서 조치해야 하지 않을까. 사실 대부분 병원들에서는 이러한 걱정이 아직은 딱히 와 닿지 않을 것이다. 그러나 이놈들도 CRE 못지 않게 급속 대두할 날이 머지 않았다고 본다.

PART 06

오염과의
싸움

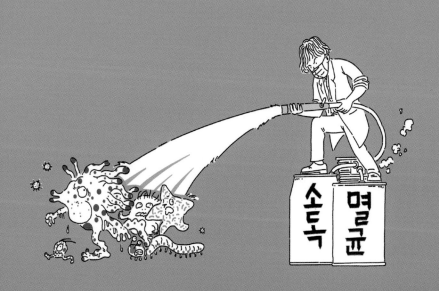

소독과 멸균을 이해하기 위한 기본 지식들

용어 정의

소독(disinfection)과 멸균(sterilization)은 모두 병원체를 제거하는 행위이다. 이 둘을 구분 짓는 핵심은 포자(endospore)이다. 병원체를 제거하되, 포자는 남긴다면 소독이고, 포자까지 완전히 다 멸절시킨다면 멸균이다. 따라서, 소독과 멸균을 어떤 경우에 적절하게 적용해야 하는지를 숙지하고 있어야 한다.

Back to the basics − 소독 멸균 개념을 이해하기 위한 초석들

소독과 멸균을 이해하기 위한 주춧돌들은 대부분이 기본적인 화학 지식이다. 따라서, 고등학교 화학 수준 정도의 지식은 충분히 있다고 생각하시는 분은 이 글을 읽지 않고 넘어 가셔도 무방하다.

1. 원자번호 그리고 전자

무엇을 위한 기초지식인가? - 소독과 멸균 작용은 분자 수준에서 일어난다. 전자를 뺏어서 산화를 시키기도 하고, 산을 내기도 하며, 응고를 시키기도 한다. 따라서 가장 기초적인 지식으로서 필요하다.

먼저 원자부터 따져보자.

원자(atom)는 핵 안에 (+) charge를 띠고 있는 양성자(proton)와 중성자(neutron)를 품고 있으며, 외각에 동수의 (-) charge를 띤 전자가 돌고 있다(정확히는 어떤 고정된 궤도를 도는 건 아니다. 사실은 '거기쯤 있을 것이다'라는 확률적 의미로서 마치 구름처럼 조성된 곳 어딘가에 있다. 여기서 더 나아가 설명하자면 당연히 orbital 이론까지 따지게 되는데, 이 강의는 화학 강의는 아니므로 이쯤에서 정착하기로 하겠다). 그리고 양성자와 같은 개수의 전자라는 것은 그 원자가 이온화되지 않은 상태라는 전제하에서의 이야기다. 양성자의 개수를 atomic number(원자번호)라고 한다. 우리는 이걸 기억해야 한다. 양성자의 수와 중성자의 수를 합친 것을 mass number(질량수)라고 한다. 예를 들어 탄소(carbon; C)는 atomic number가 6이며, mass number는 6+6 = 12이다.

맞나? 틀렸다. 양성자와 중성자 수는 같은 개수만 있는 게 아니다. 양성자 수와 중성자 수가 다른 원소를 동위원소(isotope)라고 한다. 탄소는 우리가 흔히 다루는 mass number가 12인 ^{12}C도 있지만 중성자 수가 2개 더 많은 ^{14}C도 있는 것이다.

2. 주기율표 구구단 외우기

무엇을 위한 기초지식인가? – 각 원소 별로 고유의 원자번호를 숙지하고 있어야, 해당 원자가 어떤 작용을 할지 예측할 수 있다. 그래서 주기율표를 다는 아니더라도 임상적으로 중요한 원소들은 암기하고 있는 것이 좋다. 물론 암기하기 싫으면 하지 않아도 무방하지만. 요즘은 고교생들에게 어떻게 주기율표를 가르치는지 모르겠지만 우리 때는 이해고 뭐고 일단 외워야 했다. 원리도 모르고 외우는게 과연 바람직한가 하는 회의감도 있었겠지만, 일단 외우고 나니 나름 장점도 많았다고 생각한다.

암기 비법은 별것 아니다. 원소들을 한글로 무식하게 읽으면서 구구단 외우듯이 입에 짝짝 달라붙게 하면 된다. 각각 열 번씩만 노래하면 진짜로 외워진다(정말이다).

1 & 18족(group)의 1주기(period)는 각각 H 그리고 He이므로 거저 먹고…

2주기(period)부터 다음과 같이 열 번만 노래한다.

1족: 리 나 크 르브 크스 후르 (Li Na K Rb Cs Fr)
2족: 베 마 카 슬 바라 (Be Mg Ca Sr Ba Ra)
여기서 10족을 훌쩍 넘어간다(몰라도 된다).

13족: 비 알 가 인 틀 (B Al Ga In Tl)

14족 (다리 4개): 쓰시 게슨 피브 (C Si Ge Sn Pb)

15족 (다리 5개): 엔 피 아스 스브 비 (N P As Sb Bi)

16족 (8 빼기 6: 전자 2개 더): 오 에스 세 테포 (O S Se Te Po)

17족 (전자 1개): 에프 씨엘 비알 아이 아트 (F Cl Br I At)

18족 (전자 0개로 가만히): 네 아르 크르 쎄 른 (Ne Ar Kr Xe Rn)

각 원소당 atomic number가 8개씩 주기로 증가하는 건 상식

1족: (s1) alkali metals

2족: (s2) alkaline earth metals 15~18: 비금속

- 15. pnictogens (질소족)

- 16. chalcogens (산소족) 캘커젼

- 17. halogens

- 18. noble gases 불활성 기체.

한마디로 구구단 외우듯이 외우면 된다. 그리고 구구단보다 훨씬 양이 적다.

어릴 적 서당식 교육이 얼마나 무서운가 하면, 오십이 넘은 내가 지금도 암송이 가능하다는 사실을 보면 알 수 있다. 주입식 교육의 폐해들은 열거하자면 한이 없지만 솔직히 난 주입식 교육이 반드시 나쁘다고는 생각하지 않는다.

3. 이온, 산화와 환원

무엇을 위한 기초지식인가? – 이제부터 각 원자(원소)가 소독과 멸균 작용

에서 어떤 식으로 움직이는지를 파악해야 하기 때문이다. 이온(ion)이란 어느 원소의 양성자 수와 전자 수가 일치하지 않는 경우를 말한다.

이런 현상이 일어나는 이유는 원자의 최외각 전자껍질(valence shell)은 오로지 여덟 개 자리를 꽉 채워야만 에너지 level상 안정화되기 때문이다(소위 Octet rule되시겠다). 그래서 남는 전자를 버리거나, 모자라는 전자를 뺏아와서 어떻게 해서든 여덟 개 자리를 채운다. 원자가 최외각 전자 하나를 빼앗기면 '전자수 < 양성자수'가 된다. 따라서 net charge는 (+) charge가 되며, 이를 cation이라 한다.

주기율표에서 1족에 해당하는 원자들이 대표적인 예이다. Na이나 K은 최외각 전자가 하나뿐이므로, 7개의 전자를 뺏어오기 보다는 차라리 1개 전자를 내주는 것이 훨씬 자연스럽기 때문이다. 반면에 최외각 전자 하나를 빼앗아오면 '전자수 > 양성자수'가 된다. 따라서 net charge는 (−) charge가 되며, 이를 anion이라 한다. 대표적인 예가 바로 다음에 설명할 17족 halogen이다. 여기까지 숙지했으면 산화와 환원의 개념은 그리 어렵지 않을 것이다. 산화란 전자를 빼앗는 작용을 말한다. 그래서 어느 원소의 전자를 빼앗는 물질을 산화제(oxidant)라고 한다.

환원은 그 반대 작용을 말한다. 산화와 환원은 소독제, 멸균제에 있어서 중요한 기전들 중 하나이며, 각 제제별로 자세한 내용은 뒤에 이어질 소독 멸균제의 분류와 작용기전에서 다시 다루기로 하겠다.

4. 할로겐(Halogen) 사실상 가장 중요하다

무엇을 위한 기초지식인가? – 소독제들의 상당수가 halogen, 특히 chlorine (Cl)을 함유하고 있다. 이것이 소독제들 중에 차지하는 비중이 크기 때문에, 이 원소들의 본질에 대하여 숙지할 가치는 충분하다. 또한 산화 작용에 의한 소독, 멸균의 기전을 이해하기 위함이기도 하다.

Halogen은 halo를 gen하는 물질이란 뜻이다. Hal은 바닷물 혹은 염분을 뜻하며 gen은 만들어낸다는 뜻이다.

즉, 염분을 만들어내는 물질이라는 의미를 가지고 있다. 소독의 범주에선 F (fluorine; 불소), Cl (chlorine; 염소), 그리고 I (Iodine; 옥소 혹은 요오드)만 신경쓰면 된다.

불소와 염소는 기체 성분이며, 옥소는 고체이다(옥소 직전의 브롬–bromine은 액체인데 여기서는 다루지 않는다). Fluorine은 라틴어로 fluere, 영어로 flow를 뜻한다. Chlorine은 희랍어로 greenish–yellow색을 의미한다. 염소 가스가 노로코롬한 색깔인데서 연유한 명칭이며, Iodine은 희랍어로 violet, 즉 보라색 혹은 제비꽃 색깔을 뜻한다.

주기율표에서 group 17 (17족)으로 분류된다. 이것이 의미하는 것이 매우 중요하다. 17족이라는 것은 외각 전자 8개의 자리 중에 7개가 채워지고 딱 하나 남아 있다는 이야기이다. 따라서 다른 원소에서 전자를 딱 하나만 뺏어와 하나 남은 빈 자리를 채우면 Octet rule에 따른 완전체가 될 수 있다.

이를 위하여 halogen은 두 가지 길 중에 하나를 선택한다.

• 근친 결혼, 즉 자기들끼리 짝을 지어서 완전체를 성취한다.

그래서 Cl_2, I_2, B_2, F_2 하는 식으로 존재하는 것이다.

• 약탈, 즉 다른 원소에게서 전자를 뺏어 온다. 그리고 그 힘은 매우매우 강력하다. 즉, 남을 산화시키는 힘이 상당히 세다는 뜻이다.

가장 만만한 상대는 외각 전자가 하나만 있는 1족 소속인 Na, K 같은 금속들이다. 그래서 이들을 만나면 곧장 전자를 약탈해서 NaCl이나 KI 같은 salt를 만드는 것이다. 여기까지는 원자 수준에서의 점잖은 표현이고, 실제 우리 육안으로는 어떻게 보일까? 이 halogen이 닿는 곳이 치지직하면서 부식되는 모양으로 나타난다. 한마디로 매우매우 위험한 물질이다. 예를 들어 염소 가스를 들이키는 불행한 상황을 맞는다면 입 천장부터 시작해서 기도 및 식도, 하부 호흡기 점막이 모조리 다 순식간에 부식되고 파괴된다. 다시 말해서 이게 바로 독가스다.

인류 전쟁사에서 가장 먼저 쓰인 화학무기가 바로 제1차 세계대전에서 프랑스와 독일이 사용한 염소가스다. 뒤에 락스에서 다루겠지만 HOCl (hypochlorous acid)이나 ClO⁻ (hypochlorite)의 형태가 바로 살균 작용을 하는 것이며, 전자가 후자보다 더 강하다.

Chlorine이 음이온이 되면 chloride (Cl⁻)이며, 이는 inactive하다. 모자란 전자 하나를 뺏어 와서 Octet 규칙에 걸맞는 완전체가 됐으니 불만이 있을 리가 없기 때문이다. 매우 강력한 산화 물질로서 미생물의 세포 단백질, 핵산, 지질(세포막, 세포벽)을 무차별 파괴함과 동시에 세포의 생명줄인 oxidative phosphorylation을 붕괴시킴으로써 살균 작용을 수행한다.

Iodine은 앞서 언급했듯이 고체이며 알콜에 잘 녹는다. 이를 tincture라고 한다. I_2 혹은 HOI (hypoiodous acid)가 살균력을 가진다.

미생물의 세포 표면과 세포 내 침투를 통해 아미노산(특히 lysine, histidine, cystein, argiine같이 amine, −NH_2를 지닌 아미노산을 좋아한다)을 파괴하여 단백질을 엉망으로 헝클어 놓으며, 핵산과 지질, 지방산 등과도 반응해서 파괴한다.

Tincture나 povidone-iodine 형태로서 소독에 쓰인다. 이론적으로 halogen의 속성상 spore도 죽일 능력이 있다. 그러나 소독제로서 쓰이는 농도로는 불가능하며, spore를 죽일 정도의 농도라면 당연히 인체에 해롭고 염소에 비해서도 산화력이 세지 않기 때문에(산 화력은 F_2>Cl_2>Br_2>I_2의 순이다) 효율 면에서 실용성이 부족하다.

불소는 소독과 멸균 범주에서는 그리 비중이 크지 않다. 다만 수돗물에 풀면 치아 에나멜의 hydroxy apatite 성분과의 작용과 더불어 세균 억제 작용을 함으로써 충치 예방에 기여한다고 하는데 아직 논란의 여지는 있다.

5. 산소와 Radical

무엇을 위한 기초지식인가? - 산화 작용에 의한 소독 멸균의 기전을 이해하기 위함이다. 산소는 어딘지 모르게 우리에게 상큼함을 선사해주는 착한 기체라고 대부분 생각할 것이다. 그러나 이렇게 통상적인 인식과는 달리, 산소는 본질적으로 지구상 생물들에게 그다지 우호적인 원소는 아니다.

산소는 지구 상에 태초부터 존재하지는 않았다. 따라서 산소가 지구상에 나타나기 시작한 이후, 혐기성으로 대사하던 생명체들은 거의 다 멸종했으며, 산소를 훌륭하게 처리할 수 있었던 생명체들이 살아남게 된다. 그들이 바로 호기성 세균들이었으며, 일부가 다른 세포 안으로 입주하여 mitochondria나 chloroplast가 되어 사이 좋게 공생을 시작하였다. Mitochondria는 산소가 들어오면 집주인 세포 대신 이를 처리하여 물로 바꿈과 동시에 ATP까지 대량으로 만들어낸다. 이것이 바로 호흡(respiration)이자 oxidative phosphorylation인 것이다. 그런데, 산소를 환원시키는 것은 단박에 되는 것이 아니고, 전자를 한 번에 하나씩 받으면서 여러 단계를 밟아야 한다. 그러다 보니, 전자들이 짝을 이루지 못하고 외롭게 되는 순간들이 여러 차례 초래된다. 전자가 짝을 이루지 못하니 에너지 수준에서 매우 불안정해지고, 그 결과 해당 분자들은 매우 난폭해져서, 어떻게 해서든지 짝짓기를 하려고 극단적으로(radically) 날뛰게 된다. 이것들을 바로 이름 그대로 radical이라 부른다. 이러한 정의를 넓게 적용시켜보면 앞서 설명한 halogen도 radical로 간주할 수 있다. 결국 난폭한 짓을 하는 기전이 똑같기 때문이다.

다시 산소의 환원 과정(호흡)을 되짚어보면 제1단계에서 superoxide anion

이, 제2단계에서 peroxide가, 제3단계에서 hydroxyl radical이 생성된다. 이들 셋 모두가 매우매우 사납다. 즉, 아무나 그들 근처에 오면 사납게 전자를 빼앗는다. 그 대상이 미생물이라면 바로 소독과 멸균 과정이 일어나는 것이다.

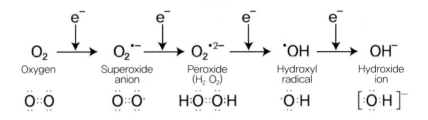

이 과정 중, peroxide에서 hydroxyl radical이 형성되는 대목이 소독 및 멸균에 있어서 가장 핵심이다.

6. 포자(역시 중요하다)

무엇을 위한 기초지식인가? - 포자(spore), 정확히 말해서 내포자(endospore)는 소독과 멸균을 구분짓는 결정적인 요소이다. 포자를 죽일 수 있어야만 멸균이기 때문이다. 세균의 포자, ENDOSPORE는 오로지 그람 양성균 일부(Bacillus와 Clostridium)만 만들 수 있고 그람 음성균은 못한다.

spore면 spore지, 왜 앞에 ENDO가 붙어서 Endospore가 되었을까?

• 세균이 자체 내에서 자체 재료를 가지고 조촐하게 만들어냈기 때문이다.

Endospore와 spore는 다른가?

• 다르다.

• spore는 남녀상열지사에 의해 만들어지는 자손들이다.

Aspergillus의 포자(분생홀씨), malaria를 일으키는 원충인 Plasmodium 암수 (gametocytes)가 모기 체내에서 얼레리꼴레리 하여 만든 놈이 sporozoite이며, 이는 인체 내로 침투할 때의 형태이기도 하다. 그러나

• endospore는 남녀상열지사와는 전혀 무관하다.

그냥 험한 환경에 처했을 때 두꺼운 외투를 몇 겹씩 입고 잔뜩 웅크리면서 재기의 그 날을 기다리는 놈일 뿐이다.

내용물은 세균의 DNA, 나중에 부활할 때 쓸 약간의 단백질들과 ribosomes, 그리고 문제의 Dipicolonic acid (DPA)가 있다.

탈수, 그리고 보디가드

• DPA는 일단 calcium과 결합하는데, 이런 형태가 세포의 물을 쪽쪽 빨아 들여서 결국 탈수하는 역할을 한다.

자, 물이 없어지니 뭐가 유리하다?

• 열을 가해도 끓을 소지가 원천 봉쇄된다. 그래서 열을 견딘다.

• 또한 열이 가해져서 DNA가 위태로워지면(denaturation), 그 가닥 사이사 이로 이 한 몸 기꺼이 던져서 보디가드처럼 버틴다. 그래서 또한 열을 견 딘다.

세 겹, 네 겹의 방어벽

- 심할 정도로 방어벽을 엄청 치고 있다. 일단 내막(inner membrane)이 싸고, 견고하기 이를데 없는 peptidoglycan으로 된 막이 두 개 더 있는데, spore wall과 cortex이다. 이 두 개의 막은 나중에 부활(germination)할 때 cortex가 먼저 쪼개지면서 spore wall이 cell wall로 변환되어 다시 완벽한 세균 몸체 부활의 초석이 된다. 이 방어벽 3개도 모자라서 맨 바깥은 엄청 두꺼운 코트를 칭칭 껴 입는다.

이 정도까지 했으니 웬만한 공격에도 끄떡 없을 수밖에. 이런 식으로 수백 년도 견딜 수 있다, 진짜로.

부활(germination)

- 2016년에 세계 최고의 권위를 자랑하는 SF 소설 대상인 휴고/네뷸러 상을 중국 작가 류츠신의 '삼체'가 받았다. 이는 휴고 상이 생긴 이래 사상 처음으로 아시아에서 받은 상이라 전세계 SF 팬들을 경악시켰다.

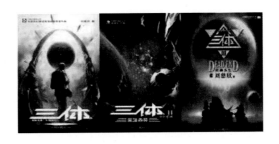

이 '삼체'에 나오는 외계인들이 독특한 생존 양식을 보이는데 살기 힘들게 가혹한 상황이 다가오면, 이 외계인들은 스스로 탈수를 해 버린 후 마른 오징

어처럼 납작 엎드려서 10년이고 100년이고 개기며 훗날을 도모한다. 그러다가 상황이 나아지면 다시 수분을 얻어서 형상 기억 합금처럼 기가 막히게 부활해서 살아간다.

• endospore의 부활도 이와 똑같다.

일단 물을 얻어서 불어남과 동시에 그동안 감싸고 있던 외투들을 다 터뜨려서 벗어 던진다. 그런 과정을 거쳐서 결국은 endospore를 만들기 전과 동일한 세균으로 부활한다.

Endospore의 생활사를 보면, 참으로 미생물의 세계는 오묘하다는 생각이 든다. 분명히 세균인데 마치 막에 싸인 바이러스처럼 변신을 하는 묘기라니. 자, 그럼 지금까지 논한 기본 지식들을 기반으로 본론에 들어가 보기로 하자.

소독 멸균의 분류와 기전 총론

1. 소독

소독제는 크게 산화제(oxidizing agents)와 비 산화제(non-oxidizing agents)로 대별할 수 있다. 산화제는 주로 파괴하는 양상인 반면, 비 산화제는 엉기고 눌어붙게 하는 양상이라 보면 된다.

1) Oxidizing agents

• 이 부류에 해당하는 것으로는 염소(chlorine) 제제(예: sodium hypochlorite;

락스)나 옥소(iodide) 같은 halogen 제제, peroxide 제제(예: hydrogen perox-
ide), 알칼리 제제(예: sodium hydroxide; 양잿물)이 있다. 미생물에게 작용
하는 기전들은 다음과 같다.

(1) DNA, RNA에의 작용

• Hydrogen peroxide가 전자를 하나 뺏어오면 매우 호진적인 hydroxyl radi-
cal이 형성된다. 특히 체내 iron이 개입을 하면 이런 상황은 더욱 촉진된
다. 이를 Fenton reaction이라 한다.

$$Fe^{2+} + H_2O_2 \rightarrow Fe^{3+} + \underline{HO\bullet} + OH^-$$

$$Fe^{3+} + H_2O_2 \rightarrow Fe^{2+} + \underline{HOO\bullet} + H^+$$

이 radical이 DNA나 RNA strand를 직접 끊어버리거나, purine이나 pyrimi-
dine, 그리고 ribose 혹은 deoxyribose와 phosphate 연결부위 backbone을 공격한다.
예를 들어 thymine이 hydroxyl radical의 공격을 받으면 thymine glycol이 된다.

Thymine   oxidation   Thymine glycol

이는 쉽게 말해 고장난 thymine이다. 따라서 mutation은 물론이고, replica-
tion, transcription, translation 등 nucleic acids 본연의 임무를 제대로 해낼 수가
없게 된다. 또한 DNA에서 sugar (deoxyribose)를 공격하여 deoxyribonolactone을

만들면서 base가 떨어져 나가게 한다.

(2) Protein 혹은 amino acids에의 작용

- Peptide bond에 작용해서 전자를 뺏어버리면 그 bond는 끊어진다. 그 결과 구조물이 변형되며, 이에 따라 정상적인 작용을 할 수가 없다. 특히 효소가 고장나 버리면 치명적이다. 또한 단백질 혹은 아미노산 자체가 붕괴된다.

(3) Lipid에의 작용

- 지질을 분해해서 더 작고 자잘한 지방산으로 쪼개 버린다. 특히 전자 하나라도 더 빼앗기 위해 이중 결합 부위를 더 공격하게 된다. 즉, 불포화 지방산이 선호되는 표적이다. 그 결과 세포가 손상을 입게 되며, 지질의 peroxidation으로 또 다른 radicals가 생성되어 상황은 더 악화된다. 세포벽, 세포막의 유연성이 소실되어 경직되다 보면 결국 세포는 붕괴되고 내용물이 터져 나오게 된다.

2) Non-oxidizing agents 혹은 coagulating agents

- 이 부류에 해당하는 것으로는 alcohol, biguanides (chlorhexidine), quaternary ammonium compounds, phenol, aldehyde (glutaraldehyde), ethylene oxide 등이 있다. 비 산화제의 기전은 미생물과 반응해서 온갖 성분들을 응고시키는 것으로 요약될 수 있다(coagulation 혹은 cross−linking).

(1) DNA, RNA에의 작용

• Ethylene oxide 같은 alkylating agents에서 특히 두드러진다. 이들은 DNA 혹은 RNA 분자에 작용하여 base 구조들을 서로 붙여버린다(cross−linkng). 이뿐 아니라, 인접한 nucleotide bases와도 cross−linking을 해서 얽히고 설키는 난장판이 된다. 그래서, DNA가 증식하고자 할 때의 첫 단계인 DNA가닥끼리 서로 분리되는 단계부터 제대로 안되며, 궁극적으로 증식, transcription 등이 다 차단된다. 이에 더해서, DNA 구조가 잘못된 것이 인지되면 자동으로 작동되는 repair mechanism에 의해 그 DNA strand가 파괴된다. 즉, 본의 아니게 피해를 입게 되는 셈이다. 이 기전은 자외선(ultraviolet−B)의 기전과도 동일하다.

(2) Protein 혹은 amino acids 에의 작용

• 특히 aldehyde가 주로 보이는 기전이다. 세포 표면에 도달하면 아미노산이건 단백질이건 닥치는 대로 cross−linking을 해 버린다. 특히 amine group ($-NH_2$)을 가지고 있는 lysine, asparagine, glutamine, arginine을 선호한다. 그 결과 단백질 구조가 파괴되고, 그 와중에 핵산과 지질 구조들까지 같이 휩쓸린다.

2. 멸균

대표적인 멸균법으로는 압력밥솥의 원리와 동일한 autoclave가 있으며, 고온이 아닌 조건에서도 행할 수 있는 증기와 플라즈마 형태의 과산화수소, 그리고 가스가 있다. 아울러, 소독제이되 사용 농도와 노출 시간을 조절하여 멸균 능력까지 발휘할 수 있는 화학적 멸균제(chemical sterilant)도 있다. 이들 각각의 기전에 대해서는 이어질 각론에서 따로 설명하기로 하겠다.

Spaulding의
시대를 앞선 혜안

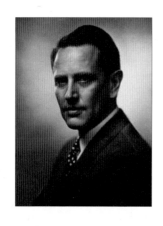

의료관련 감염 관리 분야에 발을 담그게 되면 반드시 숙지해야 하는 주제들 중 하나가 소독과 멸균이다. 그리고 소독과 멸균을 다루게 되면 자연스럽게, 어떤 대상에 어떤 소독 혹은 멸균을 해야 하느냐를 판단해야 한다. 그런데 어떤 근거에 기반을 두고 결정해야 하는 거지? 하는 고민은 누구나 하게 된다. 그리고 고맙게도… 무려 70여 년 전에 미국 필라델피아 주에 있는 템플대학교에 근무하던 어느 의대 교수님께서 미리 이런 걱정거리를 모두 해결해 주셨다. 때는 1939년, 그러니까 20세기 들어, 감염 질환은 세균이 일으킨다는 당대의 혁명적인 이론인 germ theory가 이름 그대로 숙성될 대로 숙성된 바로 그 시대였다. 세균 질환에 통쾌한 반격을 가하기 시작한 penicillin이 본격 상품화되려면 아직 몇 년을 좀 더 기다려야 했던 바로 그 시기에, 치료뿐 아니라 예방의 일환으로써 소독 혹은 멸균을 어떻게 해야 하는지, 그 기준을 어떻게 잡아야 하는지 고민이 깊어지고 있었을 것이다. 바로 그 고민의 해결방안에 돌파구를 열 기준을 날카롭게 제시한 이가 Earle H Spaulding이었다. 그가 내세운 기준은 어쩌면 매우 간단한 체제였다.

의료기관에서 사용하는 기구나 물품들이 인간의 신체 어느 수준까지 파고드느냐, 이것이었다. 여기서 그의 혜안이 발휘되는데, 세균이 절대로 없어야 할 곳과 있을 수도 있거나 혹은 있어도 되는 부위를 기준으로 삼았다. 다시 말해서 피부와 점막을 각각의 국경선으로 삼는다. 이렇게 구분 지어준 영역에 따라 감염 합병증의 위험 확률이 각기 다를 것이라는 데 기반을 두고 기구/물품을 분류하고 각각에 필요한 소독법을 정해 주자는 것이었다. 이런 아이디어를 1939년에 처음 제기한 이래로, 오랜 기간 동안의 철저한 검증 과정을 거쳤고, 결국 1957년에 결론을 내리게 되었으니, 이것이 바로 Spaulding's classification되시겠다(어떤 논문에서는 1968년에 최종안이 나왔다고 하는데, 아마 1957년 안이 초벌이고 1968년이 개정판이 아니었나 추정한다. 확인은 못했지만.).

1. 일단 온전한 피부에 닿는 기구는 non-critical item이다. 소위 말하는 fomite들이 좋은 예.

2. 절개된 피부나 점막에 닿는 기구는 semi-critical item이다. 예를 들어 내

시경. 마취 기구.

3. 절대로, 절대로 단 한 마리의 병원체도 있어선 안 되는 곳에 닿는 기구는 critical item이다. 대표적인 것이 수술기구.

따라서 3은 무조건 멸균(sterilization)해야 하고

2는 high-level disinfection,

1은 low-level disinfection을 해야 한다.

지금 와서 보면 너무나 당연하고도 당연한 분류이자 조치이지만, 변변한 항생제나 소독제가 충분하지 않았던 당시를 생각해 보라. 컬럼부스의 달걀처럼, 현 시대에선 쉬워 보이지만, 아무 기반없이 무에서 유로의 아이디어를 내는 게 아무나 하는 일인가?

그런 면에서 Spaulding의 분류법을 접할 때마다 경외심이 들 수밖에 없다. 선배 제현들의 번뜩이는 지혜들이 쌓여 오늘날에 이른 지식들(얼핏 보면 쉬운 상식으로 보이는)을 대할 때마다 겸손한 마음으로 자신을 다잡아 보곤 한다.

산화작용을 기반으로 한
소독제(Oxidants)

락스

Sodium hypochlorite (NaClO)이다. 화학식으로 나오니 머리가 아프지만 정리할 건 정리해 보자.

Cl로 된 화학물질들은 어떤 건 chloride, 어떤 건 chlorite⋯ 헷갈린다.

- 일단, Cl은 chlorine이고, 실제로 존재하는 Cl^-이 흔히 말하는 Chloride다.
- Chlorite는 chloride에 산소가 2개 달라 붙은 거 다. $O=Cl^-O-$
- 산소가 3개 달라 붙으면 Chlorite → Chlorate 가 된다.

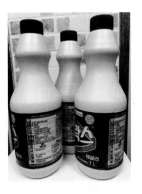

그럼 산소 4개(chloride가 감당할 수 있는 최대 치)가 달라붙으면?

- 너무 많이 받아 먹었으므로 perChlorate가 된다.

거꾸로 봐서, 산소를 너무 적게 받아 먹었으면? (즉, 산소를 겨우 1개만 받아 먹었으면)

- 너무 적게 받아 먹었으므로 hypoChlorite가 된다.

따라서 명칭이 sodium hypochlorite라면, '아… chlorine이 산소를 겨우 1개만 갖고 있구나' 하면서 구조식을 쉽게 유추할 수 있다.

*잘 알려져 있다시피, 훌륭한 표백제이고, 훌륭한 oxidizer (oxidant)이다. 그래서 금속 제품을 부식시킬 수 있는데… 40% 넘어가는 농도일 때에 한해서다 (500 ppm 이상).

- Oxidant란? 상대방을 oxidation시키는 것이다.
- Oxidation이란? 상대방에게 oxygen을 주는 것(이건 좀 고전적인 의미); 혹은 상대방으로부터 electron을 뺏아오는 것이다(OIL RIG로 외운다: Oxidation Is Loss, while Reduction Is Gain).

*점막에 대한 자극성 때문에 주의하고, 쓰고 나서는 잘 씻어내야 한다.
*훌륭한 소독제다. 그런데 반드시 물과 섞어서 써야 한다.

어줍잖게 다른 소독제와 섞으면 효과가 두 배겠지? 했다간 밀폐된 공간에 산소가 가득 차서 폭발하거나, 염소 가스가 가득 차서 질식할 수도 있다. 다시 말하지만 과산화수소나 산성 소독제와 섞으면 큰일난다! 물과 섞으면 다음과 같은 과정을 거친다.

$$NaClO \rightarrow H_2O + HOCl + NaOH$$

HOCl, 즉 hypochlorous acid가 형성되고, 이놈은 지가 알아서

$$HOCl \rightleftarrows H^+ + OCl^-$$

산과 chlorite로 분해되면서 평형을 이룬다.

이렇게 hypochlorous acid와 hypochlorite가 세균의 세포벽과 바이러스의 cap-sid를 공격해서 박살내 버림으로써(protein denaturation, inhibition of key enzymatic reactions within cells) 소독 작용을 완수하는 것이다. 단, biofilm에는 그리 위력을 발휘하지 못한다. 참고로, 락스 sporicidal 5,000 ppm을 달성하려면 일단 흔히들 사용하는 4% 락스를 근거로 보면, 물 1 L당 5 cc, 즉 락스 5 cc/L가 200 ppm이다.

(락스 뚜껑 1개가 10 cc다. 이제 물 1 L에다가

반의 반 뚜껑은 100 ppm → 과일, 야채용. 약 5분간.

반 뚜껑은 200 ppm → 식기. 역시 약 5분간.

한 뚜껑은 400 ppm → 청소용.)

← 소독 끝나면 반드시 여러 차례 헹구는 걸 잊으면 안됨!!!

Chlorine(염소)가 얼마나 무서운 halogen인데…

그러므로 5,000 ppm을 달성하려면

5 : 200 = x : 5000

x = 125 cc.

125 cc/L = 1/8

더 간단하게 계산하자면

4%니까 40,000 ppm

고로 5,000 ppm 달성하려면

5,000/40,000 = 0.125 = 1/8

따라서 락스 4% 원액 1 cc에 물 8 cc를 섞으면 5,000 ppm을 달성한다! (즉, 물 1 L에 락스 뚜껑으로 4% 원액을 열두 개 더하기 반 개를 섞으면 된다) 자, 이제 Clostridioides difficile과 norovirus를 무찌르러 가자!

사족 - 5%짜리는 1:10

10%짜리는 1:20

*Norovirus의 소독

아시다시피 병상에서 즉각 손 위생을 할 수 있는 수단으로 alcohol이나 chlorohexidine을 사용한다. 그런데 이들은 세균 포자(endospore) 형태인 Clos-tridioides difficile이나, NON- ENVELOPED virus인 norovirus에는 무용지물이

다. 그래서 이 경우에는 비누와 물로 정식 손 씻기를 해야 한다는 건 이미 상식이다(소독이라기보다는 물리화학적으로 무지막지하게 떨궈 내는 셈이다).

이쯤에서 자연스럽게 나오는 질문!

Norovirus는 envelope가 없으니 벌거벗었을 테고, 오히려 보호막이 없으니 각종 물질에 취약하지 않나요?

답은 다음과 같다. 일단 envelope가 없으니 벌거벗었다는 건 착각이다. envelope는 바이러스가 호스트로부터 뺏은 외투이지(날강도다... 대표적인 게 독감 바이 러스, HIV...), 최소한의 가리개는 아니다. 즉, 세포 외부에서 완전히 벌거벗고 다니는 멍청한 바이러스는 없다. 최소한 '뭔가'는 입고 있다. 이름하여 capsomere되시겠다.

- Capsomere는 protein이다. 이들이 모여서 capsid가 되고, 이 capsid는 바이러스가 최소 한 자기 몸(핵산)을 가리게 된다.
- Capsomere가 모여서 핵산을 싸는 방법으로 가장 쉬운 것은 그냥 둘둘 마는 방식이다.

그런 양식으로 만들어지는 구조가 helix(나선) 구조 되시겠다.
그 유명한 담배 모자이크 바이러스가 이런 구조다.
- 그리고 조금 고급스러운 방법이 icosahedral 구조, 즉 정이십면체 구조이다.

열두 개의 오각형을 축으로 하고, 이십 개의 육각형을 면으로 해서 이루어진다. 그냥 축구공을 생각하시면 된다. → 사실 이게 정답이다. norovirus는 바로 이 구조를 하면서 최소한의 존엄성(?)을 지키고 있다.

이어지는 의문 또 하나는 – 그럼 뭘로 소독을 해야 하죠?

답은 다음과 같다.

Capsomere가 protein이라고 했다. 다시 말해 envelope에 있는 lipid 성분은 눈을 씻고 봐도 없기 때문에 세포막, 즉 lipid membran을 노린 소독제는 무용지물이다. 그래서 protein을 집중 공략하는 소독제를 써야 한다.

대표적인 것이 chlorine과 hydrogen peroxide이다. 소위 말하는 표백제 sodium ypochlorite 1,000 ppm 정도, 혹은 chlorine dioxide, accelerated hydrogen peroxide 5,000 ppm을 사용한다.

(예) 5% 락스라면 원액은 50,000 ppm이다.

1,000 ppm짜리를 만든다고 하면

→ 1,000 ppm 락스 / 50,000 ppm 락스 = 1/50

즉, 물 50 mL 당 5% 락스 원액 1 mL

락스 뚜껑 용량이 10 mL라면,

물 1 L에 락스 뚜껑으로 두 컵(20 mL)을 넣으면 1,000 ppm을 달성한다.

- 그런데, 사실 norovirus는 실험실 배양이 불가능하므로 이 방안들은 배양이 가능한 사촌인 야옹이의 norovirus (feline calcivirus)를 대상으로 실험하

여 얻은 결과이다. QAC (quaternary ammonium compound)는 기본적으로 norovirus를 잡자는 물질이라 하긴 어려우나 고용량(2,470 ppm)으로 가하면 norovirus를 inactivation시킬 수 있다.

결론: norovirus 발생 병실은 염소 표백제나 과산화수소로 소독하는 게 좋겠지? 출처: Sattar SA. Microbicides and the environmental control of nosocomial viral infections. J Hosp Infect 2004; 56(Suppl 2): S64-69.

사족 하나 더

• AEW – 물과 소금을 전기분해해서 얻는 소독제.

요즘 food industry에서 주로 쓰이는 AEW (Acidic electrolyzed water)가 원내 감염 관리에 있어서 특히 spore 제거용으로서의 가능성이 새로운 issue로 떠오르고 있습니다. AEW란… 한마디로, 물에다 소금을 넣고 전기 분해해서 얻는 락스라고 할 수 있습 니다.

전기 분해(electrolysis)란 무엇인가?

용액에다가 전기를 가하면 양이온은 (−)극으로 가서 전자를 받아 환원되고, 음이온은 (+)극으로 가서 전자를 내놓고 산화된다. 이를 이용해서 원하는 chemical을 얻는 수단이다. 여기서는 물에다가(순수한 물은 제대로 전기분해가 안된다. 이온 화학물을 넣어야지) NaCl을 넣어서 시행해 본다.

그러면 이런 일이 일어난다.

(−)극 (cathode): 환원

$$2H_2O\ (l) + 2e \rightarrow H_2\ (g) + 2OH^-\ (aq)$$

(+)극 (anode): 산화

$$+\big)\quad 2CL^-\ (aq) \rightarrow Cl_2\ (g) + 2\bar{e}$$

$$2Cl^-\ (aq) + 2H_2O\ (l) \rightarrow Cl_2\ (g) + H_2\ (g)$$
$$+ 2OH^+\ (aq)$$

양이온인 Na+이 뒤늦게 합류하면 다음과 같이 된다(양이온의 특성상 항상 한 박자씩 늦는다).

$$2NaCl\ (aq) + 2H_2O\ (l) \rightarrow Cl_2\ (g) + H_2\ (g) + 2NaOH\ (aq)$$

여기서 pH가 중성으로 조성되면 반가운 놈이 나온다.

$$HOCl + NaOH$$

HOCl, 즉 hypochlorous acid 락스를 사용할 때 나오던 익숙한 놈이다. 이는 중성 pH에 선 다음과 같이 평형을 이루고 있다.

$$HOCl \rightleftharpoons H^+ + OCl^-$$

그러나 pH 를 5.5~6.0 사이의 산성으로 조성하면?

$$HOCl \leftarrow H^+ + OCl^-$$

HOCl이 훨씬 더 주도권을 갖게 된다. 실제로 90% 정도?

이 HOCl이 기존 락스보다 더 강한 소독 능력을 발휘한다. 특히 Clostridi-oides difficile의 포자(spore, endospore)를 살상하는 능력을 보여준다. 작용 기전에 대해서는 명확히 알려지지는 않았다. 일선 현장에서 많이 쓰이는 Medilox의 예를 들면, pH 4.5~7.0 범위라서 성분 중에서 HOCl이 단연 주류를 이루고(60~80 ppm) 이의 oxidation reduction potential (ORP)가 +800~1,000 mV로 매우 높다(통상적으로 +650 mV 를 넘어가면 웬만한 균들은 30초 내로 다 죽는다). ORP가 높으면 그만큼 상대 원소로부터 전자를 강탈해 오는 능력이 강력하며(산화시 키는 능력), 이에 따라 상대는 붕괴가 된다. 아울러, 상대 미생물 세포 내로 들어가는 전류에 영향을 줘서, 미생물 대사 특히 궁극적으로 ATP 생성에 지장을 초래하게 된다. 미생물의 외각 성벽 자체도 붕괴시켜서 HOCl이 손쉽게 들어와 glucose 대사를 망가뜨리는 것도 큰 몫을 할 것이며, DNA, RNA도 망가뜨린다.

단점은 일단 싸게 만들기는 하지만, 하루를 못 버틴다. HOCl 자체가 하루 지나면 분해되어 물로 바뀐다. 그래서 만드는 즉시 하루 내로 다 써야 한다는 점.

Povidone-iodine - 은밀하고 위대한

우리가 흔히 Povidone이라고 부르는 것의 정식 명칭은 povidone-iodine이다. 보다 더 정식 명칭은 polyVINYL Pyrrolidone Iodine 되시겠다. 한마디로 polyvinylpyrrolidone, 즉 povidone이라는 화학물에 iodine이 달라 붙어 있는 것이다. 다시 말해서 povidone이 iodine의 탈 것 내지 reservoir인 것이다.

povidone의 조상은 pyrrole과 vinyl이다. 흔하디 흔한 furan에 암모니아를 가하면 pyrrole이 되며

이 pyrrole이 reduction되면 pyrrolidine이 된다.

이 pyrrolidine에 산소(O_2)가 달라 붙으면 pyrrolidOne이 된다.

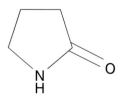

pyrrolidine, pyrrolidone은 음… 일종의 레고 블록이라고 생각하면 된다. 웬

만한 화학물을 조성하는 기본 단위로서의 벽돌이라고나 할까?

그렇다면 vinyl은? 일단 이렇게 기본 단위를 이룬다.

이것들이 여럿 떼거지로 모인 것이 polyvinyl이다. 그리고 이렇게 모이려면 2중 결합이 단일결합으로 다 바뀌어야 한다(당연한 얘기지만…).

vinylpyrrolidone → polyvinylpyrrolidone

그리하여 polyvinylpyrrolidone, 즉 povidone이 완성된다. 한마디로 pyrrol-idone 벽돌들을 모아 모아서, polyvinyl 끈을 사용하여 씨줄 날줄로 촘촘하게 묶은 튼실한 바구니를 하나 만든 것이라 생각하면 된다.

그렇다면 povidone-iodine은? → 이 바구니에 iodine을 얹은 것이다.

$$\left[\begin{array}{c} -\mathrm{CH} - \mathrm{CH} - \\ \mathrm{N} \qquad \mathrm{O} \end{array} \right]_n \times \mathrm{I}$$

Povidone iodine

이러한 구조로써 iodine을 천~천~히 나오게 하는 것이다. 여기서 자연스럽게 드는 의문 하나.

'도대체 왜 iodine을 천천히 나오게 하지?'

이에 대한 대답은 조금만 생각하면 충분히 추론할 수 있다. 천천히 나오지 않고 빨리, 많이 나오면 인체에 해롭기 때문이겠지. 그렇다면 iodine이란 과연 무엇인지 되짚어 보자.

아시다시피 원자번호 53인 halogen이다. 그리고 halogen 중에서도 원자 질량이 126.9045로 굉장히 무거운 놈이다. 이것이 세포에 도달하면 lipid(세포막의 주성분)를 iodination시키고 여러 세포 성분들을 산화시킨다. 즉, 손상을 상당히 줄 소지가 많다. 따라서 이걸 한꺼번에 쏟아 놓는 상황이 되면 살균은 잘 되더라도 인체에도 좋을 리가 없는 것이다. 실제로 povidone—iodine이 개발되기 전에는 iodine tincture를 쓰기도 했다. tincture란 어떤 성분(iodine이나 opium)을 alcohol과 물에 섞어서 쓰는 용액이다. 그러므로 이 화학물을 가하면, 구성 성분이 액면 그대로 가해지게 되며, 이에 따른 독성도 고스란히 발생하는 것. 반면에 povidone−iodine 성상으로 가하면 iodine이 찔끔찔끔 나오게 돼서, 독성과 부작용을 최소화할 수 있는 것이다.

Povidone−iodine 소독 지침에 보면 바르고 나서 충분한 시간을 두고 마르도록 기다리라고 하는 이유도 여기에 있다. 마르는 시간 동안 iodine이 나와서 세균의 세포벽에 침투하고, 거기 성분을 산화시키며 점령하기 때문이다. 통상 2분 동안 기다리라고 하는데, 솔직히 실전에서는 매우 지루한 시간이다. 최근 들어 30초 정도만 기다려도 살균 효과가 2분 대기 시간의 경우 못지 않다는 연구보고들이 속출하고 있으니, 정 바쁘시면 30초 정도만 기다리시는 것도 괜찮지 싶다.

수술 부위나 상처 소독 시 주의할 점은 절대로 과산화수소(hydrogen peroxide)와 같이 쓰면 곤란하다는 것이다. 의외로 같이 쓰시는 분들 꽤 있다. povidone−iodine 바르고 hydrogen peroxide 바르면 깨∼∼끗하게 닦이거든. 그래서 소독이 잘 된 듯한 외모에 현혹 되는 것이다. 그리고, 불편한 진실이 하나 있다. 이 둘이 섞이면 서로 상쇄되어서 제로로 돌아간다. 게다가… hydrogen peroxide는 새로 자라는 세포들(새살 돋는 거)을 죽여버려서 상처 아무는 데 방해가 된다. 그러므로 상처 소독 시에는 povidone−iodine만 바르고 자연스럽게 마르도록 기다리시는 게 정답 되시겠다.

강하거나 약하거나… Hydrogen peroxide

이제 과산화수소(hydrogen peroxide; H_2O_2)를 다루자.

소독/멸균 영역에서 H_2O_2가 차지하는 위상은 제법 넓다. 즉, 포자(spore)를 죽일 수 있느냐 없느냐의 관점인데 결론은 둘 다 해당된다. 단, 어떤 농도로 얼마 동안 가하느냐에 따라 달라진다는 말씀.

낮은 농도로 주면 spore를 잘 죽이지 못하며(low-level disinfectant), 보다 높은 농도로 충분한 시간을 주면 잘 죽이기 때문에 high-level disinfectant 혹은 chemical sterilant로서의 구실을 한다. H_2O_2는 다음과 같은 구조이다.

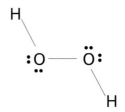

아시다시피 물은 이런 구조이다.

$$H : \overset{\cdot\cdot}{\underset{\cdot\cdot}{O}} : H$$

즉, 과산화수소는 peroxide, 즉 O-O 모양이다. 원래 산소 두개가 모이면 이중결합 (O=O)을 하고 있어야 할 텐데, 이 놈은 그렇지 못하다.

$\overset{\cdot\cdot}{\underset{\cdot\cdot}{O}} :: \overset{\cdot\cdot}{\underset{\cdot\cdot}{O}}$ 이게 아니고

$: \overset{\cdot\cdot}{\underset{\cdot\cdot}{O}} : \overset{\cdot\cdot}{\underset{\cdot\cdot}{O}} :$ 이렇게 말이다. 뭔가 차이가 보이는가?

Dioxygen의 경우처럼 최외곽 전자를 각자 2개씩 내서 굳게 잡아야 하는데, 쪼잔하게 전자를 각자 하나씩만 내서 공유결합을 단일결합으로 한다. 그래서 남게 되는 전자 1개에 잉여 전자 1개씩 해서 결국 negative charge (2-)를 띤다. 이중결합은 매우 견고해서 잘 안 끊어지지만 단일결합은 일단 딱 봐도 매우 느슨해 보인다. 그래서, 언제라도 저절로 끊어 질 수 있을 정도로 매우매우 불안정하다. 그리하여 이렇게 둘로 끊어지게 되며…

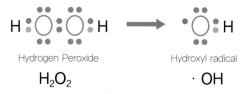

Hydrogen Peroxide
H_2O_2

Hydroxyl radical
· OH

Hydroxyl radical (OH)이 된다. 이 OH는 미생물 세포 안으로 스며들어 세포 내 대사나 여러 작업 과정들에 일일이 오지랖을 떨면서 oxidant로서 딴지를 건다. 그 결과, DNA, protein 혹은 lipid 대사 등에 지장을 초래해서 사망에 이르게 하는 것이다.

앞서 언급했다시피, H_2O_2는 가해지는 농도와 시간에 따라 능력이 달라진다. 보통 10~30% 이상의 농도로 가하면 확실하게 spore를 죽일 수 있다. 실제로는 7.5%로 6시간 가하면 chemical sterilant 내지는 high-level disinfectant 기능이고, peracetic acid와 같이 써도 spore를 죽이는 데에 환상의 콤비되시겠다. 2% 미만이면 살균은 하되, spore를 썩 잘 죽이지는 못해서, low-level disinfectant로 분류된다. 실제로는 0.5~1.4% 정도이다.

Surfactant와 혼합해서 만들어진 게 improved hydrogen peroxide, 혹은 accelerated hydrogen peroxide이다. 이런 조합 하에 2% 용액으로 사용하면 5분이라는 짧은 시간 동안 high-level disinfectant 기능으로서 세균 포자(endospore)와 non-enveloped virus 제거도 가능하다. 이는 내시경 소독에 적용할 수 있다.

수술 후 창상 소독에 써도 되는지에 대해서는 논란이 많다. 아시다시피 새로 자라나는 피부 세포들을 억제해서 아무는 데에 지장을 줄 수 있고 povidone-iodine과 함께 쓰면 서로 상쇄되어 무로 돌아가기 때문이다. 아무래도 이 용도로는 웬만하면 쓰지 않는게 상책이지 싶다.

Sterilization 방법인 vapourized hydrogen peroxide 혹은 hydrogen peroxide gas plasma에 대해서는 나중에 별도로 다루겠다.

과유불급 - Peracetic acid(스코테린)

Warming-up: 내시경 소독하는 스코테린의 주인공은 peracetic acid이다. 이름 그대로 acetic acid에 산소가 하나 더 붙은 구조. 따라서 매우매우 정서불안일 수밖에 없는 강력한 소독제가 되는 건 필연이다.

이제 peracetic acid를 살펴보자.

PERacetic acid, 일명 과초산, 過-초산이다. 이름만 봐도 '무언가가 과다한' 화학물질이라고 충분히 추정할 수 있다. 그리고 perACETIC acid라는 명칭에서 알 수 있듯이 Acetic acid에서 왔음 또한 짐작할 수 있다. acetic acid는 이렇게 생겼다.

그리고 PERacetic acid는 이렇게 생겼다.

자, 무엇이 '과잉'인지 뻔히 보인다. 바로 Oxygen이다.

일전에 락스(sodium hypochlorite)에서도 언급했듯이 oxygen이 적으면 hypo-

지나치면 per-이다.

사실 peracetic acid의 정식 명칭은 PER-OXY-acetic acid이다. 이 oxygen과잉

인 PERacetic acid의 구조가 시사하는 것은?

▶▶▶ 딱 봐도 일촉즉발이다. 이런 구조를 가지고 용액 상태에서 안정적

으로 느긋하게 있을 수 있겠는가?

그래서

1. 미생물 표면에 도달하여 전자를 마구 빼앗고 (산화) 파괴한다. 그 와중에

hydroxyl radical도 생성해서 살균 작용에 동참한다.

2. Sulhydryl (−SH)과 sulfur (S−S) bonds를 파괴하는 데에 장점을 발휘한다.

그래서 단백질을 부숨으로써 유기 물질을 제거하는 데에도 위력을 발휘한다. → 다시 말해서 biofilm을 무참히 유린한다.

3. 낮은 온도에서도 세균 포자(spore)를 박살낸다. → 매우 중요한 능력이다!

4. 핵산을 파괴한다. 즉, 바이러스에도 강하다는 의미다. 이상의 기전을 보면 과산화수 소와도 원리면에서 동일하다. 그래서 과산화수소와 함께 섞어 쓰면 위력이 배가된다.

그리고 다시 말하지만 이 화학물질은 산이자 산화제다. 이게 무엇을 뜻하는가? – 금속을 부식시킬 수 있다는 뜻이다. 그러나 적절한 다른 화학물질들과 잘 조화시키면 금속 물 질에도 차질없이 쓸 수 있다. 그래서 나왔습니다.

이름하여 스코테린(Scotelin 혹은 scoterin).

성분은 peracetic acid에 hydrogen peroxide(이건 빠지는 데가 없다), isopropanol(잘 마르라고?), 그리고 부식 방지제까지 가담하여 완전체가 된다. 아시다시피 내시경이나 실리콘 류 등의 소독에 사용한다.

비산화 작용
(응고 작용; coagulation)을
기반으로 한 소독제

알코올(alcohol)

H—C—C—O—H 구조 (에탄올 분자식 그림)

Ethanol, 즉 alcohol은 60~80% 농도로서 antiseptic으로 사용된다. 80% 이상은 안되냐고 의문을 가질 수도 있지만, 그렇게 너무 높은 농도가 되면 미생물 세포벽 표면의 응고(coagulation)가 지나치게 많이 되어 바리케이드처럼 됨으로써, 정작 미생물 세포 안으로 들어가지 못하여 소독 본연의 역할을 못하게 된다. 수분을 증발시키는 성질때문에 원액 그대로 쓰면 피부에 문제가 많이 생긴다. 그래서 손 보습 및 보호를 위해 gel 형태로 주로 생산되어 공급된다. Gel 형태의 또 다른 의도는 증발 시간을 늦춤으로써 미생물과 알코올의 접촉 시간을 조금이나마 연장시켜서 살균 작용을 더 높이는 데에도 있다. 살균 작용과 항결핵 작용도 있다(70% 농도에서).

기본적인 작용 기전은 단백질을 denaturation시키고(정상적인 기능을 발휘하기에 최적화 된 입체 구조를 다리미질 하듯이 쫘악 펴서 헝클어뜨리는 것) coagulation 시키는 것(엉겨버리게 하는 것)이다. Alcohol의 기본 구조인 hydroxyl group (−OH)이 미생물 단백질과 수소 결합을 함으로써 단백질 구조와 기능에 지장을 초래하여 효소 작용 억제와 단백질 침착을 시킨 결과이다.

Sporicidal은 아니나 sporistatic 작용은 있다(죽이진 못하되, 포자에서 세균으로 되살아나는 과정인 germination은 그나마 억제한다는 뜻).

아름다운 소독제 chlorhexidine

Chlorhexidine (CHX)의 조상은 조금 의외의 물질이다. 할아버지가 guanidine 이다.

$$H_2N-\overset{\displaystyle \overset{NH}{\|}}{}-NH_2$$

그리고 아버지는 guanidine 두 마리가 모여서 생기는 Biguanide… 매우 친숙한 물질이지?

맞습니다. 당뇨약 metformin의 모체. 그런데, 이 biguanide 두 마리를 하나로 합치면 '2 개'의 biguanide라 해서 'bis'biguanide가 된다. 여기서 양끝 단에 Chloride를 각각 추가하면

이렇게 아름다운(진짜 아름답다.) 구조를 지닌 chlorhexidine이 된다.

Chlorhexidine (CHX)은 physiological pH에서(즉, 인간의 신체 내에서) CHX

salts → (+) 전하를 띤 CHX cation이 된다.

양성 전하를 띠고 있음이 의미하는 것은? ▶▶▶ 음성 전하를 띤 '그 무엇'에 달라 붙을 것임을 시사.

그렇다면 '그 무엇'은? ▶▶▶ 바로 세균의 세포벽, 세포막이다, 항상 음성 전하를 띠고있는...

그래서 달라 붙으면? 세포벽의 phosphate 성분과 지속적으로 반응을 하고 있고, 그러다 보면 세균 세포에 균열이 생긴다 ▶▶▶ 내용물이 새어 나오고 결국 세균은 터진다.

이렇게 살균작용을 나타낸다.

양전하로 음전하와 찰떡 궁합으로 결합되어 있으니, 그만큼 오랜 시간 개긴다. 그래서, 속효성인 alcohol과는 달리 chlorhexidine은 오랜 시간 지속성 효과를 보이는 것이다.

역사와 전통에 빛나는 페놀(phenol)

이제 페놀(phenol)을 다뤄보자. 소독의 측면에서는 사실 phenolics라 하고 시작하는 게 좋다. 의료계에 있어서 소독의 역사를 논하자면 먼저 이 phenolics부터 다뤄야 한다. 일단 손 위생의 선구자 젬멜봐이스(Semmelweis)가 평생 박해 받다가 사망하던 바로 그 날, 공교롭게도 조지프 리스터(Lister)가 외과적인 소독을 선보이게 되며 이때 사용한 것이 phenolics이다. Phenol은 원래 콜 타르에서 추출하였었고, 물론 오늘날은 인공적으로 생성해 낸다. 일단 이렇게 생긴 게 phenol이다.

$$OH$$

이런 구조를 기본 뼈대로 해서 만들어진 각종 화학물들이 phenolics이다. Phenol을 레고 블럭처럼 모으고 모아서 각종 plastic을 만들어낸다. 이 구조식에서 추측할 수 있듯이 ring자체가 공명을 하고, −OH기를 가지고 있으니 구조 자체가 안정적일 리가 없다. 그래서

- OH기의 hydrogen이 심심하면 ring으로 뛰어 들어서 cyclohexadienone (아래 그림에서 오른쪽 ketone 구조)으로 변신을 한다. 그래서 이 두 구조가 공존(정식 명칭으로는 공명) 이라는 불안한 동거를 한다.

(이 isomer 만드는 현상을 keto-enol tautomerism이라 칭한다.)

당연히 반응성이 매우 심할 수 밖에. 그래서 Chlorine을 비롯한 halogen 등등이 잘 달라 붙는다.

Phenolics가 소독 작용을 나타내는 기전은 명확하게 밝혀진 것은 아니지만, 다음 2가지로 대별되고 있다.

첫째, 세균 혹은 곰팡이균의 세포막에 달라 붙어 개기면서 균열을 조장한다. → 결국 내용물이 다 샌다.

둘째, 세포 내 구성분(대부분은 생존에 필요한 효소)과 어울려 개기면서 응고시켜 버 린다. → 생존할 수가 없지.

소독용으로 사용되는 phenolics는 대체로 두 가지이다.

phenol 두개가 합쳐져서 생기는 2-phenylphenol 혹은 o-phenylphenol (OPP)

농업 현장에서 곰팡이균에 주로 쓰인다. 그리고 o-benzyl-p-chlorophenol 이 있다.

보시다시피 phenol에 benzene링을 어깨(ortho)에 붙이고, 발바닥(para)에 Chlorine을 붙인 것이다. 특히 라이졸(Lysol)의 중요 성분 중 하나이다. 물론 Lysol은 기본적으로 quaternary ammonium compound (QAC)이지만(Lysol과 QAC는 이 게시물 이후에 다루겠음. 할 말이 매우 많은 물질임), 주요 소독 대상은 noncritical items이다. 그리고 주의해야 할 게 신생아에서 황달을 일으킬 수 있다. 그래서 사용하고 나서 철저히 세척해야 하고, 아예 신생아실에서는 쓰지 않도록 한다. DNA나 RNA 추출해 보신 분들은 잘 아시겠지만, 이 과정에서 안전성 면으로 가장 긴장되는 대목이 바로!

Phenol-chloroform을 사용하여 DNA or RNA를 순수 정제해 내는 순간일 것이다. 왜냐? 독성 때문이지. 제2차 세계대전 때 나찌가 저비용 고효율의 처형 수단으로 사용하기도 했을 정도.

Phenol은 피부나 점막에 심한 자극을 주는 것은 물론이고, 매우 빨리 흡수되어 폐나 신 장, 중추신경계 등의 각종 장기에 해를 줄 수 있다. 물론 암을 유발하는지는 아직 증명되지 않았다. 꾸준히 의심받고 있긴 하지만······.

뭔가 있어 보이는 QAC (Quaternary ammonium compound)

이제 Quaternary ammonium compound (QAC)를 다뤄보자.

QAC 이야기는 일단 Lysol부터 시작하는게 좋겠다. 우리 병원에서는 요즘은 안 쓰지만, 최근까지 소독에 Lysol을 주로 사용하였었다. Lysol은 1889년 Reckitt Benckiser사에서 내놓은 히트 상품이다.

일단 소독제로서 시장을 휩쓸었고, 1918년 스페인 독감 때 훌륭히 대처할 수 있는 소 독제로 각광 받았으며(실제론…) 한때 여성 청결제로도 판매되었었다. Lysol의 주성분은 benzalkonium chloride이다.

이게 바로 QAC 구조이다.

QAC는 이름 그대로 ammonia에서 출발한다.

어딘지 모르게 꽤 안정되어 보인다. 하지만 자연계가 그리 호락호락할 리가 없다. 실제 로는 ammonia에서 ammonium으로 존재한다. 항상 무언가와 반응할 준비가 되어 있는…

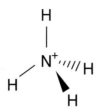

보기만 해도 불안불안하기 짝이 없다. 여기에 acyl 기가 하나 붙으면 pri-
mary amine,

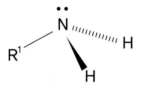

두 개가 붙으면 secondary amine,

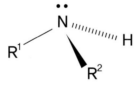

세 개가 붙으면 tertiary amine이다.

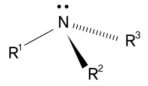

어째 모체인 ammonium에 비교해서 하나씩 붙일 때마다 화학 구조적으로 점
점 차분해지는 느낌을 준다(실제로 그렇다). 따라서 acyl 기가 하나 더 붙으면

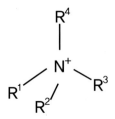

오늘의 주인공, QAC가 되는 것이다. 여기서 철자 주의!

4를 나타내는 용어니까 quaRter를 생각해서, quarternary로 쓰기 쉬운데, R을 빼고 quaternary가 맞다.

이미 앞의 세 형제들이 안정적이기 때문에 이 QAC도 안정적이다. 그것도 매우매우. 그리고 잘 살펴보면 세 형제들에 비해 두드러지는게 있다. 바로 positive charge를 띠고 있 는 것이다. 이게 중요한 의미를 갖는다.

★★★★★ 양성 전하를 띠고 있기 때문에 음성 전하를 띠고 있는 것에 가서 달라 붙고, 워낙 잘 흔들리지 않는 매우 안정적인 물질이기에 웬만해선 떨어지지 않는다.

음성 전하를 띠고 있는 것은 뭐다? → 세균의 세포막이다.

세포막에 달라 붙어서 오래 개기다 보면 어떻게 된다? → 균열이 일어난다.

그렇게 되면? → 막이 붕괴가 되고 이에 따라 세포막 내외로 형성되어 있는 전기적인 균형, 즉 membrane potential과 pH gradient도 엉망이 된다.

그렇게 되면? → 세포가 터지고 내용물 새어 나오고... 결국 세균은 죽는 거지 뭐.

한마디로 살균작용의 기반이 된다. 화학 구조에서 알 수 있듯이 QAC는 oxidant가 아니다. 그럼에도 불구하고 positive charge, 그것도 매우 안정적인 양성 전하로 살균 능력을 보이는 것이다.

그리고 하나 더 있다.

★★★★★ Cationic detergent라는 정체성을 가지는 것이다. 다시 말해서 surface active agent (surfactant), 즉 계면활성제 역할도 훌륭히 해낸다. '계면'이란 2개의 서로 다른 세계 가 맞닿는 경계면, 피안을 의미한다. (번역에서의 용어 선택 문제 같다. 영어로 하면 그냥 surface 혹은 two phases라서 직관적으로 이해가 된다. 허나, '계면'이라고 하면 확 와 닿는 그 무언가가 없어서 이해에 방해된다. 직관적으로 이해 안되는 용어들은 십중팔구 일본 식 한자 용어가 아닐까 추정한다만…).

액체와 액체가 만나는 경우는 emulsion(물과 기름), 액체와 기체가 만나는 경우는 거품

(기체가 액체 속에 빠질 때) 혹은 aerosol(연무질; 액체가 기체 속에 빠질 때). 액체와 고체가 만나는 경우는… 땟국물 되시겠다. 한마디로, 표면 장력을 저하시켜서 공 모양으로 포 위 내지 체포해서(micelle) 쉽게 떨어지게 만드는 물질이다. 가장 쉬운 대표적인 예가 세탁 비누, 하이타이(그런데 이건 anionic detergent다), 퐁퐁(이것도)이다. 앞서 Lysol에서 언급 한 주요 성분인

benzalkonium chloride를 예로 들면, benzene과 N으로 구성된 대가리 부분 이 hydrophilic 역할, 나머지 긴 꼬랑지들이 hydrophobic 역할을 하면서 micelle을 형성한다.

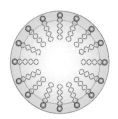

이렇게 해서 hydrophobic tail들이 땟국물을 공 내부에 가두어서 다 같이 씻겨 나온다. QAC는 이름에서 풍기는 뉘앙스가 참 뭔가 있어 보인다. 상당히 강할 것 같은… 그러나 실제로 그 정도는 아니다. QAC의 용도는 Non-critical item의 소독이다.

살균능력은 다음 열거한 것에는 무용지물이다.

첫째, 포자(endospore)를 못 죽인다.
둘째, 결핵균을 못 죽인다.
셋째, Non-enveloped virus를 못 죽인다.

즉, Clostridioides difficile이나 norovirus, 결핵 환자 방을 소독해도 소용 없다는 뜻이다(단 QAC 200 ppm 이상 혹은 2,470 ppm + alcohol로 norovirus를 inactivation시킬 수는 있다. 그래도 norovirus에는 accelerated hydrogen peroxide나

chlorine계 소독제가 답이다).

앞서 언급했듯이 QAC는 oxidant가 아니다. QAC는 마치 항생제처럼 작동하는 물질이다. 따라서, 세균 입장에서는(사람 말고⋯) QAC를 항생제처럼 인식하고 대우해 준다. 다시 말해서, 항생제에 대한 내성 기전과 똑같은 방식으로 QAC에 저항한다. 예를 들어 qac 유전자들이 여럿 있으며 이는 plasmid로 매개된다. Fluroquinolone이나 tetracycline 항생제에 저항하는 것과 똑같은 식으로 세포막에 펌프(efflux pump)를 설치해서 QAC가 오면 부지런히 퍼내서 쫓아내는 것이다.

사족 − amine 얘기가 나온 김에⋯ amide는 무엇을 의미할까요?

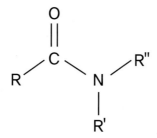

Nitrogen과 carbonyl group이 결합한 R−OC−N−R'R" 구조로 되어있는 것을 말합니다.

응용) carbon대신 sulfur, 즉 sulfonyl group이 nitrogen과 붙으면?
SulfonAmide ..

즉, 우리가 항생제로 쓰는 바로 그 물질입니다. 사족 하나 더.. 이 화학 구조식을 보시면,

뭔가 비슷하지요?

이 또한 sulfonamide 구조이기 때문입니다(우측 S-N 을 주목하라). 이 물질은 우리가 이뇨제로 자주 쓰는 그 유명한 furosemide (Lasix)입니다. 원래가 형제였기 때문에 sulfonamide에 allergy가 있으면 Lasix에도 allergy가 생길 확률이 큽니다.

싸이덱스 - glutaraldehyde와 오빠(OPA)

싸이덱스(Cidex), 즉 glutaraldehyde에 대해 알아보자.

Glutaraldehyde라, 이름 그대로 glutaric acid와 aldehyde의 만남이다(화학 애기부터 꺼내서 골치 아프겠지만, 이런 과정을 거쳐야 제대로 이해한다. 고로, 앞으로도 계속 이런 식으로 애기를 이끌어 나갈 거다).

376

Aldehyde는 이렇게 생겼다.

Glutaric acid는 이렇게 생겼다.

Carboxyl 구조($-COOH$)가 aldehyde ($R-CHO$)로 바꿔치기 되면

Glutaric acid Di-aldehyde가 된다. 이를 줄여서 GlutarAldehyde가 되는 것이다. Aldehyde는 평소에 그리 얌전히 있지 못한다. 자체 내에서 Hydrogen을 주거니 받거니 하면서 ketone도 되었다가 enol도 되었다가 하면서 공존(공명?)을 한다. 유식하게 말해서 keto-enol tautomerization 되시겠다.

$$K_{eq} = \sim 10^{-8}$$

이런 성질을 가진 놈이 물에 들어가면 무슨 일이 생기겠는가? 제 버릇 못 버리고, 물과 반응해서 hydrate가 되어 버린다.

이 말인 즉슨 이 hydrate가 된 놈은 새로 붙은 혹인 −OH기가 언제라도 주

위 환경이 알칼리성이 되어 버리면 언제라도 Hydrogen을 낼 수 있다는 뜻이
다. 다시 말해서 이 용액을 알칼리화 시키면(정확히 말해 pH를 7.5에서 8.5로)
강력한 acid가 된다는 말씀.

이 대목이 굉장히 중요한데 다름 아니라, chemicals 중에서 세균의 spore를
당당히 죽일 수 있는 능력을 보이는 기전인 것이다! 그래서 peracetic acid(스코
테린; Scotelin)과 더불어 spore를 죽일 수 있는 chemicals 중 하나인 것이다. ←
매우 중요하니 꼭 기억해 두시라!

High-level disinfectant인 동시에 sporicidal chemical이시다.

소위 말하는 Chemical sterilant 되시겠다.

내시경이나 체온계, 고무, 플라스틱을 부식시키지 않는 장점도 있다. 그런
데요 일부 비정형 결핵균은 이 glutaraldehyde에 꽤 개긴다.

(예: M. chelonae, MAI, M. xenopi, M. massiliense)

Lipophilicity 비정형 결핵균의 세포벽을 뚫을만큼까지는 아니기 때문이며,
좌악 펼쳐진 glutaraldehyde 구조 면에서 자기들끼리 auto-cross-linking이 일어
나 서로 부딪히면서 침투에 지장을 주기 때문이기도 하다(steric hindrance).

그리고 점막에는 그리 자비롭지 못하다. 대장내시경을 하고 나서, 장염이
생기거나, 안과 장비를 사용한 술기 후에 각막에 염증이나 손상이 올 위험 소

지도 가지고 있음을 명심할 것. ← 다시 말해서 소독 후 린스 잘 하라는 말씀
이겠다.

＊Ortho-phthalaldehyde

약자로 OPA, 즉 오빠 되시겠다. 징식 명녕법에 의하면 benzene-1, 2-di-
carbaldehyde다. 즉, 이렇게 생겼다.

두 개의 aldehyde 구조가 benzene에 가서 붙은 거다. 어디서 많이 보던 구조
아닌가? 그렇다, 바로 glutaraldehyde. 이를 링 모양으로 만든 것이 OPA인 것이
다. 아닌 게 아니라, glutaraldehyde의 침투하기 쉽게 조정한 업그레이드 버전이
라고 보면 되시겠다. 따라서 glutaraldehyde처럼 행동한다.

물에 들어가서 −OH들이 양끝 단의 aldehyde와 교환이 되면서 hydrate가 되
고, 산으로 서의 행동을 할 준비를 마친다. 그리고 청출어람이라 glutaraldehyde
보다 우수하다. 특히 결핵균 *Mycobacterium*을 죽이는 능력이 뛰어나다. Glu-
taraldehyde에 비해 lipophilicity가 더 좋아서 특히 비정형 결핵균의 세포막을 더
잘 파고들기 때문이다. 게다가 ring 구조라서 서로 부대끼지 않고 날렵하게 침
투한다. 일단 통과해서 세포벽, 세포막 내부로 들어오면 ring 구조가 풀리면서
glutaraldehyde 구조로 복원되며, 이때부터 본격적으로 인접 구조물 들과 cross-
linking 반응하기 시작하는 것이다. 당연히 high-level disinfectant로 쓰인다. 단,

380

오래 쓰면 회색으로 착색되는 부작용이 있고 cystoscope 하고 나서 anaphylaxis

보고가 있으므로 주의를 요한다.

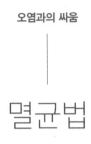

멸균법

쩌서 죽이자 − autoclave

이제, 멸균(sterilization)을 논하기로 하자.

가장 확실한 멸균법은? → 불 태워버리는 것을 능가하는 건 없다. 소각. 그런데 소각하면 아무 것도 남지 않는다. 의료기관에서 사용한 물품을(재활용이 가능함에도 불구하고) 다 태워버릴 수는 없는 노릇이다.(다 망한다…) 그래서 차선책을 써야 한다. 그것은 열(heat)이다. 다시 말해서 증기로 쩌서 죽이는 방법이다. 그래서 사용하는 방법이 autoclave이다. autoclave를 이해하려면 다음 사항들을 기본적으로 숙지해야 한다. 증기압과 끓는 점.

＊증기압(vaporization pressure)이란?

• 밀폐된 공간에 액체를 담고 놔 두면 증발하다가도 다시 되튕겨 오면서

응축(물)이 되기를 반복한다. 그러다가 결국 증발과 응축이 동적인 평형을 이룬다. (평형이란, 가만 히 있는게 아니라 상반된 두 상태가 치열하게 주거니 받거니 하면서 동점을 이루는 상황이다) 이 시점에서 증기 자체가 나타내는 내부의 압력이 바로 증기압이다.

*끓는 점이란?

• 액체에 열을 가하면 온도가 올라가고, 증기압도 올라간다. 이게 올라가다가 대기압과 같아지는 순간이 온다.

그 순간!

액체 표면은 증발하고 있음과 '동시에' 액체 내부에서는 기화가 일어난다.

쓸데없이 어렵게 표현했는데 한마디로 다시 말하자면 '끓는다'는 것.

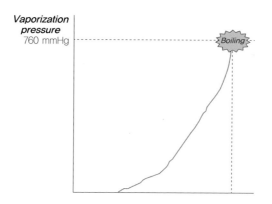

즉, 대기압과 액체의 증기압력이 일치하는 순간이며 이 순간의 온도를 끓는 점(boiling point)이라고 한다. 이 원리를 숙지하면 일상생활에서 익숙한 어느 상황이 연상될 것이다. 등산 가서 밥을 해 먹을 때, 고지대에서는 대기압이

760 mmHg보다 떨어진다. 따라서(위 그림을 보면 알 수 있듯이) 물의 끓는 점도 떨어져서 밥이 설 익는다. 이를 타개하기 위해 쓰는 해결책은?

인위적으로 압력을 높여서 끓는 점도 높인다. 그래서 무거운 짱돌을 밥솥에 얹어 놓고 끓이는 것이다. 이와 동일한 원리를 적용한 것이 바로 쿠쿠 압력밥솥 되시겠다.

Autoclave는 원리 면에서 압력밥솥과 다를 바가 없다. 그리하여 15~20분 동안 섭씨 121°를 가할 수 있는 것이다.

autoclave의 어원은

auto – 자동

clave – 잠금

즉, 그 기기가 딸깍! 하고 자동 잠금된다는 데서 비롯되었다. 1879년 Charles Chamberland가 발명했는데, 이름을 보니 그 분은 이 autoclave를 발명할 수 밖에 없었던 운명인 듯하다. 고온으로 쪄 대니 미생물들이 남아날 리가 없다. 당연히 spore도 터뜨려 죽이니 멸균이 완성된다[Geobacillus stearother-mophilus 균을 멸균 성공 평가 지표로 사용한다(백만 마리당 몇 마리가 살아 남았나? 식으로)].

물로 하는 것이니 무슨 잔존 독성이 있을 리가 없고 비싼 것도 아니다. 증기니까 대상 물품에 잘 스며들어 살균한다는 것도 장점이다.

멸균 과정에서 공기 제거(air removal)가 중요한 요소이다.

• 잘못 제거하면 터질까봐 그러기 보다는

• 멸균에 있어서 방해가 되기 때문이다.

그래서 공기 제거 방식에 따라 여러 종류로 나뉘는데, 중력에 의한 downward displacement 방식, 직접 빨아내는 vacuum 방식 등등…

…까지는 우리 의료인은 알 필요는 없다. 히히.

주로 유리 제품, 수술 기구, 그리고 폐기물 전처리가 주요 대상이다.

문제는 열에 약한 물품, 예를 들어 플라스틱 등에는 이 autoclave를 쓸 수 없다. 그래서 저온에서도 멸균이 가능한 방법들이 개발되는데,

• ethylene oxide 개스와

• hydrogen peroxide vapor 혹은 plasma가 있다.

눈사람 ethylene oxide

Ethylene oxide는 이렇게 생겼다:

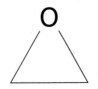

그냥 봐도 눈사람이다. 그래서 난 ethylene '올라프'라고도 부른다. 하지만 올라프보다 성깔이 훨씬 더 못됐다. 하긴, 그러니까 멸균제 노릇을 하지. 기본 구조는 ether다.

$$R \diagdown \overset{O}{} \diagup R'$$

이 구조들 중에 최소한의 atom만 가지고(carbon 2개와 oxygen 1개면 되겠지?), 최소한의 공간으로 만들 수 있는(ring을 만들면 되겠지?) 최선의 구조물이 바로 epoxide이며, 이게 ethylene oxide의 근간이다. 이는 산소를 중심으로 등변 직삼각형 모양을 하고 있는데, 이러한 구조 때문에 두 등변은 엄청나게 땅겨 대고 있다. 따라서 무엇인가와 반응할 때 그 어떤 ether보다 더 격렬하게 반응한다.

앞서 언급했듯이 멸균(sterilization)의 수단인 소각이나 뜨거운 열에 못 견디는 물품, 예를 들어 플라스틱류의 critical item에는 뒤에 다룰 과산화수소와 더불어 이 ethylene oxide를 쓴다.

Gas라는 특성상 구석구석 잘 스며든다. 이는 미생물의 DNA에 파고들어 alkylation을 시킴으로써 죽이게 된다(어째… 이런 기전이라면 미생물뿐 아니라 사람에게도 해로울 것 같지 않은가? 실제로 그렇다). 폭발하기 쉽기 때문에 주의해야 하며 평소 얼린 상태로 취급한다.

단점은 앞서 언급하였듯이, 인체에 해가 될 수 있다는 점, 그리고 사용시간이 너무 길다는 점(6~12시간은 보통), 생태계에 좋지 않다는 점.

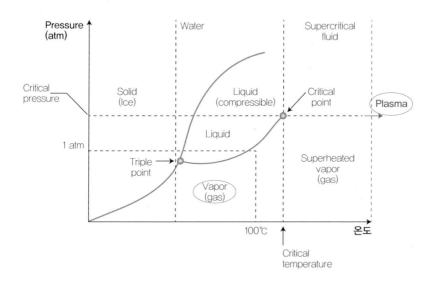

증기와 plasma - 멸균제로서의 과산화수소

과산화수소(H_2O_2; hydrogen peroxide)는 이미 한 번 다룬 바 있다. 그 당시는 소독제(disinfectant)로서의 과산화수소였고, 이번에는 멸균제(sterilant)로서의 과산화수소다. 멸균제로서는 두 가지 형태(라기보다는 phase가 더 정확한 표현이다)가 있는데, 하나가 vapor(증기)이고 나머지 하나가 플라즈마(plasma)이다. 이 두 가지 phase를 이해하려면 다음 그림을 거쳐야 한다.

화학 시간에 기본적으로 배우는 소위, phase diagram 되시겠다. 압력(기압)을 세로축으로, 온도를 가로축으로 해서 본 기체, 고체, 액체의 관계이다. 그림에서 보시다시피 vapor(증기)는 빨간 동그라미로 표시한 영역, 즉, critical point에 한참 못 미치고 액체 phase에서도 더 내려간 곳에 위치한다. 쉽게 말해서 액체가 기화된 상태라 할 수 있다. 이는 압력을 높이면(즉, 응축하면) 언제든지 액체로 변환될 수 있음 또한 알 수 있다. 말하자면 사실은 액체인데 기체로 되어 있는 상태. 그렇다면, Plasma(플라즈마)는 무엇일까?

다시 전 페이지의 그림을 보자.

기본적으로는 왼쪽의 고체와 상부의 액체, 하부의 기체로 이루어진 위오촉 삼국지의 구조다. 이게 자연의 섭리이다. 이 자연의 섭리를 거슬러버린 것이 플라즈마다.

그림에서 보듯이 critical point라는 넘지 말아야 할 선을 넘으면 supercritical fluid가 되거나 superheated vapor가 되는데, 그 마저 초월해 버리면 액체도, 기체도 아닌 제4의 phase가 된다. 이는 음전하를 띤 전자와 양전하를 띤 이온들의 떼거지로 이루어진다. 중구난방으로 양전하, 음전하를 띠게 되므로 자연스럽게 자석 혹은 자기장(electromagnetic field)을 강하게 조성한다.

과산화수소의 경우는 radiofrequency나 microwave energy를 가해서 플라즈마로 만든다(과산화수소를 전자레인지에 넣고 돌리는 셈).

과산화수소가 플라즈마로 변환되는 경우에는 각종 독살스러운 radical 떼거지가 될 수 밖에 없다. 이 떼거지들이 미생물을 벌떼처럼 덮친다고 생각해 보시라. 과연 남아날까? 다시 정리하자.

자세한 건 몰라도 좋고, 어쨌든 이런 두 가지 phase로 마련된 결과는?

→ 보다 자잘해진 감이 있고, 그만큼

→ 어딘지 모르게 구석구석 잘 스며들 것 같지 않은가? 실제로 그러하다.

열에 취약한 기구들의 멸균에 진가를 발휘하며 각종 미생물, 특히 결핵균이나 포도알 균, 그리고 포자(endospore)를 파괴한다. 그리고 ethylene oxide와는 달리 단시간(50분 정도) 내로 멸균을 완료할 수 있고, 뒤끝을 남기지 않는 것도 장점이다. 다만 비싸다는 게 단점이다.

PART 07

기구와의
싸움

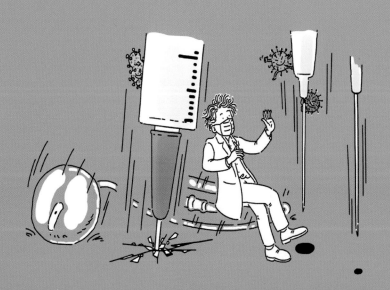

바늘 혁명

세상엔 참 당연해 보이지만 알고 보면 당연하지 않은 일들이 많다. 주사 바늘을 통해 약이나 수액을 체내로 투여하는 것을 보면 바로 그런 생각이 든다. 원래 약이란 입으로 먹는 것이 당연했다. 그냥 먹기도 하고, 정성껏 달여서 먹이기도 하고. 드라마 '허준'을 보면 정말 자주 나오는 광경이었다.

그런데 말입니다. 항상 변화는 엉뚱한 생각에서 시작된다. 아마 어느 날 누군가가 약을 투여하되 중간 과정에서 털리는 거 다 생략하고, 원하는 신체 내 타셋에 직접 고스란히 다 주입하면 훨씬 월등한 약효를 볼 수 있지 않겠냐는 착상을 분명히 했을 것이다.

어떻게 해야 할까? 직접 주입하자니, 그 타셋은 너무나도 머나먼 심산유곡 속에 있다. 그렇다고 해서 미련하게도 피부를 가르고 점막을 절개하여 심산유

곡을 헤치며 타겟까지 침투해 들어갈 수도 없다. 고민고민 하다가 얻은 결론은, 그 심산유곡까지 흘러들어가는 물(즉, 혈액)에다 타 넣으면 알아서 도달하지 않겠느냐는 것이었다. 그래서 혈관에 투약 루트를 구축하는 것까지 궁리를 해 낸다.

이를 위해 가장 확실한 방법은? 대롱을 가지고 핀 포인트로 혈관에 찔러서 넣는 것이 정답. 핀 포인트로 찔러 넣기는 다음과 같은 이점을 얻을 수 있다. 신체에 닿는 부위를 점 단위로 최소화함으로써 피부를 가르고 찢는 등의 미련한 짓을 할 필요가 없으며, 그만큼 노출 영역도 최소화 함으로써 오염되거나 이물질이 들어가거나 할 확률도 최소화 할 수 있다. 한 마디로 가성비 최고의 방안인 셈이다.

그렇다면 무엇을 대롱삼아 찔러 넣을까? 이는 이미 고대에 시도가 되긴 했다. 속이 빈 갈대 같은 것을 찔러 넣는 식으로. 그러나 이는 거의 일회성에 그쳤고, 이를 본격화하게 되기 까지는 수 세기를 기다려야 했다. 그리고 드디어 돌파구가 열렸다. 금속을 재료로 하여 바늘을 사용하게 된 것이다.

오늘날 쓰이는 주사 바늘은 의외로 늦게 나왔다. 1844년 아일랜드의 Francis Rynd가 피부에 꽂아 넣는 대롱 구조의 바늘을 처음으로 발명한다. 바늘은 어떻게 만들까? 도끼를 한없는 세월동안 갈아서 바늘을 만든다는 磨斧爲針 (마부위침)이라는 고사도 있지만, 어느 세월에 그런 미련한 짓을 하겠는가. 억겁 (億劫)의 세월이면 가능하려나. 천 년, 즉 밀레니엄에 한 번씩 떨어지는 물 방울이 바위에 구멍을 내어 뚫을 때까지 걸리는 시간인 억겁.

즈믄해를 아즐가 즈믄해를 외오곰 녀신들

위 두어렁셩 두어렁셩 다링디리

신(信)잇단 아즐가 신(信)잇단 그츠리잇가 나는

위 두어렁셩 두어렁셩 다링디리

해석: 밀레니엄을 yes yes yo! 밀레니엄을 외로이 살아간들

룰루 랄라 띠라라리 띠라라라 yes yes yo!

님을 믿는 마음이야 yes yes yo! 님을 믿는 마음이야 끊어지겠습니까?

룰루 랄라 띠라라리 띠라라라 yes yes yo!

– 서경별곡 중에서

일단 철판을 둥근 기둥 모양으로 용접하여 만다. 이를 가느다란 바늘 모양의 die (여기서는 죽으라는 뜻이 아니고 '주형'이라는 뜻임)에 통과시킨다. 여기서 바늘의 크기가 결정되겠지. 이후 필요한 길이만큼 끊고, 투쟁을 위한 죽창 만드는 요령으로 끝을 경사지게 자르고(나중에 혈관에 찌르고 주입해야 하니까) 정성껏 갈아대는 단계(진정한 마부위침 되시겠다)를 거쳐 다듬는 과정까지 완수함으로써 최종 완성된다.

자, 이걸로 끝인가? 아니지. 바늘에 연결하는 그 무엇인가도 만들어야 한다. 그게 바로 주사기다.

주사기 혁명

주사기. 영어로 syringe라고 한다. '씨린쥐 [sɪˈrɪndʒ]'라고 발음하겠지만, 실제로는 그렇게 안 들린다. 미국 의학 드라마 시청하다 보면 종종 나오는 단어인데, 처음엔 못 알아 들었었다. (물론 다른 대사들도 못 알아 듣긴 마찬가지였지만).

'씨린쥐'가 아니고 하나같이 '써린쥐'로 발음을 해 대어서. 아마 '린'에 액센트가 있어서 '씨'를 상대적으로 웅얼대는 바람에 '써린쥐'로 들린 것 같다. 영어 청취의 길은 진짜 멀고도 험하다.

어원은 그리스어인 syrinx에서 왔다. Syrinx란 튜브 혹은 pan flute를 지칭하는 단어다. 시링스는 그리스 신화에 나오는 아르테미스 여신을 보필하는 님프들 중 하나로, 양치기 잡신인 판(Pan)의 겁탈 시도를 피하려다가 갈대로 변신한다.

판은...거 웬만하면 단념하고 돌아갈 것이지, 그 갈대를 여러 개 묶어서 단계별로 잘라 피리로 만든다. 두 번 죽인 셈이다. 그래서 나온게 pan flute라는 악기. 참으로 아름답지 못한 설화이다.

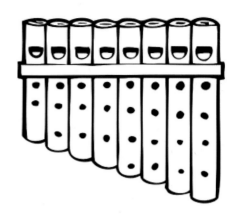

신화나 옛 이야기를 보면 여성의 인권이 유린되는 사례가 참으로 많다. 옛날이니까. 그래서 개인적으로는 썩 좋아하지 않는 편이다. 이 악기를 보면 사이먼 & 가펑클의 노래로 유명해진 노래 'El condor pasa'가 연상된다. 잠시 음악 감상 하시고... https://youtu.be/8kQZHYbZkLs

주사기 아이디어를 고안해 내는 것은 그리 어렵지는 않았을 것이다. 예나 지금이나 아이들 노는 건 국적을 불문하고 별 차이는 없어서, 고대에도 여름엔 물총을 만들어서 놀지 않았을까? 주사기의 원리가 바로 물총과 별로 다르지 않다.

기록에 의하면 2세기 경에 그리스의 갈레누스(Galen)가 피스톤 비슷한 기구를 썼다고 한다. 그래도 오늘날의 주사기에 가장 근접한 기구는 생각하는 갈대(그러고 보니 갈대와 각별한 인연이 있기도 하다)로 유명한 파스칼이 만든 것이었다. 동 시대의 학자였던 Christopher Wren은 개의 경부 정맥을 절개하여 거위 펜대(속이 비어 있다)를 주사로 삼아 물질(무엇인지는 모름)을 주입하는 실험을 성공시켰다.

오늘날의 시각으로 보면 완벽한 동물 학대. 이 성공적 실험에 고무되어, 당연히 사람에게도 적용하는 실험이 이어졌지만 제대로 될 턱이 있나. 대형 사고로 이어지면서, 혈관 주사는 일종의 금기가 되어 약 200여년의 암흑기를 보낸다. 그러다가, 19세기 중엽에 앞서 언급한 Rynd에 의하여 주사 바늘이 발명됨으로써 돌파구가 열린다. 구슬이 서말이라도 꿰어야 보배.

1853년에 에딘버러의 Alexander Wood가 이 바늘과 주사기를 결합할 생각을 처음으로 한다. 그는 아편을 주사기에 담아 바늘을 통해 사람에게 주입하는 시도를 성공시킴으로써 모든 것이 시작된다. 1950년대 중후반에는 뉴질랜드의 수의사 겸 발명가인 Collin Murdoch이 1회용 플라스틱 주사기를 고안해 낸다. 그는 날뛰는 동물들을 진압하는 마취총을 발명한 장본인이기도 하다.

다시 시간을 19세기로 돌려서 1832년으로 가 보자. 스코틀랜드의 의사 Thomas Latta는 의학사에서 위대한 업적을 하나 이룩해 낸다. 당시 대유행하고 있던 콜레라 환자들을 치료하던 와중에, 주요 사인이 대량의 수분 손실임을 간파한다. 그래서 대량 손실분을 만회시켜주면 치료가 되지 않겠느냐는 추론을 하고 실행에 옮긴다.

처음엔 항문을 통해 창자 속으로 직접 수분을 주입하다가 결국엔 정맥 주사로 루트를 바꾼다. 당시에 소금을 탄 물을 주입하는데, 이것이 오늘날 생리식염수 주입 치료의 시조가 되는 것이다. 물론 어떤 농도로 잘 조절해야 할지에 대한 지식이 일천했기 때문에 치료 성공률이 높지는 않았다. 그래도 열이면 열 모두 죽던 콜레라 환자들 중에서 몇 명씩을 살려냈으니 당시로서는 경이로운 성적.

그래서 그의 치료법은 주목을 받았으나, 당시엔 아직 수분–전해질 평형에 대한 지식이 일천하였고, 게다가 그는 안타깝게도 그 다음 해에 결핵으로 사망하여 이 정맥주사 요법은 잊혀졌고 다시 제대로 정립되기까지는 20세기를 넘겨야 했다. 그런데 주사기와 바늘로 수액이건 약이건 주입하는 것까지는 좋은데, 오랜 기간동안 달아 놓을 수는 없는 법. 그래서 장기전이 되면 필연적으로 카테터를 사용하게 된다.

그만큼 오랜 인연을 맺으면 벼라별 일이 다 생기게 마련이라, 특히 감염의 위험 확률은 날이 갈수록 높아져만 간다. 그리하여 우리는 또 다시 지겨운 싸움을 시작하게 되는 것이다. 바로 그 싸움의 발단이 되는 카테터에 대하여 한 번 짚어보기로 한다.

카테터 혁명 그리고
포르쓰만의 간 큰 짓

카테터(catheter)라는 명칭은 희랍어 kathiemai에서 유래했다. kat은 영어로 cata로 전환되는데, 이는 '아래 쪽으로'라는 뜻이다. hiemai는 '보낸다' 혹은 '집어 넣는다'라는 뜻이다. 이 둘이 합쳐져서 아래로 집어 넣는 기구라는 뜻이 된다. kat + hiemai → cat + heter → cat*heter가 된 셈이다.

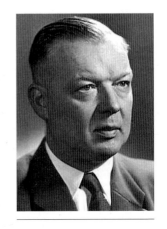

(출처: Wikimedia)

카테터는 덩치가 더 커서 그렇지, 사실 주사 바늘과 동일하게 시작하여 역사를 같이 한다. 의학적으로 제대로 쓰인 사례는 18세기 말 벤자민 프랭클린의 요도 카테터부터라고 할 수 있는데, 이는 카테터 관련 비뇨기 감염 관리 때 다시 다루도록 하겠다.

혈관에 카테터를 처음 시도한 사례는 역시 동물 학대부터 시작된다. 1844년 Claude Bernard가 말의 목 동맥 및 정맥에 긴 카테터를 넣어서 우심실까지 도달하는 데 성공하였다.

사람은? 1929년 독일의 의사 베르너 포르쓰만(Werner Forssmann)이 처음으로 성공하였다. 그런데, 대상이 다름 아닌 자기 자신. 원래는 동료 의사와 자기를 따르는 간호사에게 실험하기로 했었으나, 나름 양심과 사명감이 투철했는지는 몰라도, 결국은 자기 자신의 혈관에 카테터를 주입하고 자신의 심장을 엑스레이 촬영하였다.

성공을 했기에 망정이지 사실 조금만 삐끗했으면 즉사할 수도 있었고, 오늘날의 시각으로 보면 그랬을 확률이 훨씬 높다. 한 마디로 진짜 미친 짓을 한 것이었다. 의학사의 관점으로 보면 역사적인 순간이었겠지만, 당시 그가 근무하던 병원에서는 윤리적으로 용납할 수 없는 문제로 간주되어 결국 그 병원에서 쫓겨난다.

이후 그는 다른 병원에 가서 근무를 하는데, 나름 성공적인 의사 생활을 한다. 한편, 그의 첫 촬영 성공 사례는 독일에서는 외면 받았으나 해외에서는 크게 주목받게 된다. 그가 나찌에 심취하여 제2차 세계대전에도 참전하며 열렬히 일하고, 말기에 포로로 잡혀서 고초를 겪는 동안 그의 카테터 사례는 특히 미국의 순환기 의사들(특히 Andre Frederic Cournand 와 Dickinson W Richards)에 의하여 심혈관 촬영에 활용되면서 급격히 저변 확대된다.

물론 그는 젊은 날의 혈기로 행했던 카테터 삽입 건은 까맣게 잊고 있었지만, 전후(나찌 부역을 반성을 하긴 했겠지만) 다시 의료 현장으로 복귀하여 일을 하던 1956년, 느닷없이 스웨덴 한림원으로부터 당해 노벨상 수상자로 선정되었다는 연락을 받는다.

사실 Andre F Cournand와 Dickinson W Richards가 심혈관 카테터 촬영의 공로로 받는 상이었지만 포르쓰만은 맨 처음 고안해 낸 공로 또한 인정 받아 영문도 모르고 같이 받게 된 것이다. 참으로 사람 팔자 알 수 없는 것이고, 모든 시도는 해 볼 가치가 있다는 교훈 또한 준다.

이러한 포르쓰만의 간 큰 짓은 비단 심장 촬영뿐 아니라 여러 의료계 시술 분야에도 큰 변혁을 가져온다. 무엇보다 심장을 향하여 찔러 넣는다는 행위에 대하여 겁을 먹지 않게 되었다는 게 가장 컸다.

일단 1940년대에 David Sheridan이 오늘날 쓰이는 1회용 카테터를 만들어 냄으로써, 아주 적합한 여건을 갖춰 준다. 그는 다양한 유형의 카테터들을 발명해 내어 일명 카테터의 제왕(Catheter King)이라 불리기도 했다. 1950년대에는 중심 정맥 카테터가 대량 생산되기 시작한다. 그와 동시대에 쇄골하 정맥(subclavian vein)에 카테터를 찔러 넣는 시술 기술이 개발된다. 카테터의 쓰임새는 더욱 넓어져서, 1960년대에는 경정맥 카테터와 혈액 투석 카테터가 사용되며, 1970년대 들어서 피하에 터널을 만드는 카테터가 나온다.

혈관 카테터 감염은
카테터 겉에 생길까 속에 생길까

아시다시피 사람의 피부는 청정 지역이 아니다. 몸 구석구석 그 어느 부위건 항상 미생물(주로 세균)들이 마을을 이루어 살고 있다. 이를 정상 미생물총, 혹은 microbial flora 내지 요즘은 microbiome이라 한다. 따라서, 피부를 뚫고 혈관까지 카테터를 집어 넣고 나서 세월을 보내면 그 카테터에 아무런 일도 안 일어날 것이라고 기대하는 것은 너무나 순진한 생각이다.

인접 지역의 미생물들은 낯선 물질(카테터)에 '이거 뭐지?'하고 수군수군대다가 옹기 종기 모여들기 시작해서 카테터 삽입 부위에 도달하고 결국은 새로이 터를 잡게 된다. ....라고 예상하면 그것 또한 너무나 순진하고 단순한 추정이다.

일부는 맞지만, 카테터 감염은 더 다양한 경로와 사연을 통해 이루어진다. 대별해서 보면 다음 그림에서 보는 바와 같다.

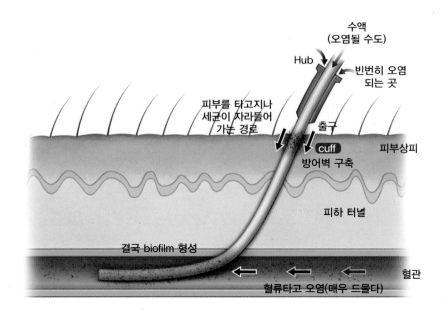

먼저, 방금 언급했던 삽입 부위로의 세균 침투가 있겠고, 수액을 연결하는 허브(hub) 부위를 통한 침투, 수액 자체가 오염된 걸로 들어오는 경우, 그리고 삽입 부위에서 멀리 떨어진 곳에 있는 감염 병소에서 혈류를 타고 흘러와서 오염되는 경우.

이상 네 가지 정도의 경로로 요약된다.

마지막에 언급한 저 먼 곳에서 혈류를 타고 와서 오염되는 경우는 매우 드물고 운이 나쁜 경우다. 이는 감염 관리의 영역에서 어떻게 할 수 없는 요인이므로 여기서 더 다루지는 않겠다. 그리고 수액의 오염이라... 음.

오염될 수 있는 경우는 생산 공정 과정과 사용 과정 도중일텐데, 이는 생각보다 확률이 매우 낮다. 물론 수액 오염으로 의심되는 패혈증 집단 발생 사례가 최근에 일어나 온 나라가 난리나긴 했었다. 그 사례에서 알 수 있듯이, 성인보다는 연약한 신생아가 더 피해를 입기 쉬울 것이다.

수액 오염은 어떤 수액 종류를 사용하느냐 또한 유의한 원인 요소이다. 아무래도 미생물이 안락하게 세력을 불리기 좋은 조성분의 수액일수록 확률은 높아지기 마련. 따라서 생리식염수 같은 것보다는 고칼로리 영양 공급 수액이 원인인 경우가 더 많다. 특히 지방 같은 영양 수액의 경우 비록 미립자 수준이겠지만, 생리식염수나 링거액보다 구성 성분에서 더 큰 분자량의 더 큰 알갱이로 이루어져 있다. 이 미립자들은 혈관에 접촉해서 자극을 줌으로써 피떡(thrombus, 혈전)을 형성하기 쉽다. 혈전이 있는 경우는 없는 경우보다 미생물이 와서 자리 잡기가 더 용이해진다. 이러한 기전만으로도 감염증, 패혈증의 시초가 될 수 있다. 오염되는 미생물 종류로 *Enterobacter*, *Serratia*, *Citrobacter* 종들이 빈번히 엮인다. 그러고 보니, 모 대학병원 신생아 중환자실 집단 발병 사례로 의심되는 원인 균주도 *Citrobacter freundii*였구나.

혈관 카테터 감염은 카테터 겉에 생길까, 속에 생길까?

앞서 언급했듯이, 혈관 카테터는 일단 피부를 통과해서 꽂는 것이니까. 카테터 감염은 일차적으로 피부 상주 미생물들이 침투해 들어오는 것이라고 보는 게 자연스러운 추론이다. 따라서 주로 겉에 생긴다?

적어도 일주일에서 열흘이면 카테터 삽입 부위를 지나 카테터 표면을 빙 둘러싸고 집락을 만든다. 그렇다면, 삽입 부위로 들어오는 경로를 막아버리면 웬만큼 예방이 되지 않을까? 그런 의도로 카테터에 장치한 것이 바로 cuff 다.

싫으나 좋으나 일단 카테터를 꽂으면 염증은 필연적으로 따라온다. 이 cuff 를 카테터에 장치하여 피부에 위치시키면 염증에 의해 만들어지는 섬유성분이 둘러싸게 되어, 삽입 부위의 트랙은 입구에서부터 단단하게 방어벽을 구축하게 된다.

마치 영화에서 흔히 보는 추격신, 특히 시장통에서 벌이는 술래잡기와 같다. 도망가는 이는 도주 경로에 있는 가게들에 쌓인 물건들을 일부러 자기 등 뒤로 무너뜨린다. 그렇게 해서 뒤따라오는 추격자들이 제대로 못 쫓아 오게 일시적이나마 막는 것처럼. 자, 그럼 더 이상의 카테터 오염이나 감염 위험은 최소화되네? 상황 끝!

그런데 말입니다. 과연 그럴까? 그럼에도 불구하고 카테터 감염은 생긴다. 그리고 정말로 피부 상주 미생물만이 감염의 원인일까?

지금까지 이에 관한 연구들을 보면 피부 상주균과 패혈증 균이 DNA 분석 상으로 일치하는 경우가 그리 높지 않더라고 보고되고 있다. 피부에서 카테터 삽입 부위로 기어들어간다고 간주했던 통상적인 생각이 보기 좋게 깨지는 순간이다.

오히려 말이지.. 비강에서 배양되는 균과 일치하는 경우가 더 많더라는 것이다. 그렇다면, 환자 자신의 피부 상주 미생물뿐 아니라 환자 이외의 외부에서도 상당수 왔다는 결론이 자연스럽게 도출된다.

사실, 카테터 감염이 환자가 지닌 피부 상주 미생물에 의해서만이라면 감염 관리는 훨씬 쉬웠을 것이다. 다 필요 없고, 카테터 삽입된 환자의 피부 위생만 집중적으로 관리하면 되니까. 하지만 현실은 그리 녹록치 못하다.

실제로 카테터 감염의 원인으로 가장 많은 것은 환자의 외부에서 온다. 결과적으로 카테터 감염이 생기는 부위는 겉보다는 속이 더 많은 것이다. 그렇다면 어떻게 해서 외부 미생물이 환자의 카테터 속으로 들어올까?

환자 이외의 사람들이 카테터와 그에 부속된 부위를 만지는 상황이 반복되어야 가능하다. 그렇다면 가장 흔히 만지게 되는 부위가 바로 오염 부위일 수밖에 없다. 그 부위가 바로 카테터가 수액 줄과 결합하는 부위, 즉 hub이다.

사실 혈관 카테터 감염 경로로는 카테터 삽입 부위보다 바로 이 hub가 가장 흔한 곳이다.

통상 카테터 삽입하고 열흘 이상 지나서 생기는 균혈증이나 패혈증은 hub를 통한 경우가 많다. 이 hub를 자주 만지는 사람(들)은 누구일까?

누구긴 누구야. 바로 의료진이지. 따라서 혈관 카테터 감염 관리의 핵심은 환자 자체의 철저한 위생 관리도 중요하지만, 무엇보다 환자를 돌보는 의료진의 위생 관리가 더욱 중요하다. 한 마디로, 환자와 접촉하기 전후에 철저하게 손 위생을 준수하는 것과, hub 부위의 철저한 소독이 핵심이다. 카테터와 연관된 감염은 카테터에만 국한된 것이 아니다.

카테터 뿐 아니라 인접 피부도 감염에 있어서 예외가 될 수 없다. 일단 카테터 삽입 점에서 2 cm 이내에 생기는 출구 부위 감염(exit site infection) 이 있고(복막 투석의 경우가 대표적), 2 cm을 넘어가는 더 넓은 범위로 주욱 생기는 감염이 있다.

후자의 경우를 터널 감염(tunnel infection)이라 한다. 터널 감염의 경우는 피부도 피부지만, 피하 조직을 따라 길게 생긴다. 이는 카테터 삽입 과정에서 피부 통과 후 피하 조직을 잠시 경유하기 때문에 그렇다.

왜 하필이면 2 cm 냐고? 피하 조직을 경유하는 터널의 길이가 대략 2 cm니까 그렇지.

주요 원인 미생물은 아무래도 그람 양성균, 즉 포도알균이 대다수를 차지한다. 황색포도알균(*S. aureus*)도 주류이지만, 역시 coagulase 음성 포도알균이 더 흔한 원인균이다. 특히 *Staphylococcus epidermidis*. 물론 그람 음성균 또한 비록 빈도가 덜 해도 무시할 수는 없는 세력이지만.

CLABSI냐 CRBSI냐

혈관 카테터 감염은 다음 두 용어를 사용하고 있다. 하나가 CRBSI (catheter-related blood stream infection)이고 나머지 하나가 CLABSI (central line-associated blood stream infection)이다.

문자 그대로만 보면 전자는 혈관 카테터 전반을, 후자는 중심 정맥관을 범주로 하고 있는 것이지만 사실상 혈관 카테터 감염을 정의한다는 면에서는 같은 용어이다.

CRBSI는 다음과 같이 정의를 내린다.

― 중심 정맥 카테터와 말초 정맥혈에서 혈액 배양이 나오되, 정량적으로 따졌을 때 집락 수가 중심 정맥에서 나온 것이 말초보다 적어도 3배 더 많아야 한다.

― 혈액 배양과 카테터 말단을 잘라서 배양한 것에서 나오는 병원체가 동

일하여야 한다. 단, 카테터 말단은 집락 형성 단위(colony-forming units, CFUs) 15개 이상이어야 한다(그런데 왜 하필 15개냐 하고 묻는다면, 누구나 우물쭈물할 것이다. 사실 절대 불변의 수치는 아니다. 이 15개를 처음 주창한 연구자조차도 실은 주관적으로 정한 것이었다. 하지만 15개 이상 나올 정도라면 실제 육안으로 봐도 장난 아니게 균이 자란다는 인상을 받지 않을 수가 없다. 그러니까 모두 다 묵인한 것이다. 솔직히 딱 14개만 나와도 유의한 양성으로 인정해야 하지 않을까).

‒ 중심 정맥에서 배양이 나올 때까지 걸리는 시간이 말초보다 적어도 2시간 이상 일찍 나와야 한다. 극단적으로 예를 들자면, 말초 혈액 배양 양성이 나오기까지 36시간이 걸렸다면, 중심 정맥혈에서는 아무리 늦어도 33시간 59초에 배양 양성이 나와야 한다. 이를 배양 양성 나오기까지의 시차(differntial time to positivity, DTP)라 한다. 여기서 시작 시간은 혈액을 뽑는 순간이 아니고, 진검 미생물 검사실에 혈액 검체가 도달한 순간부터 카운트한다.

이상 3가지 중 적어도 하나가 맞으면 된다. 이 CRBSI는 미국 감염학회(Infectious Diseases Society for America, IDSA)에서 정하고 쓰는 용어다.

방금 숨 넘어가게 열거한 정의들을 봐도 알 수 있듯이, 철저한 정량적 미생물 검사가 요구되어서 매우 까다롭고 임상적인 색채가 강하다. 그래서 임상가들은 이 기준을 다음에 논할 CLABSI 기준보다 선호해서 혈관 카테터 감염 여부 판단의 지표로 삼는다. 그렇다면 CLABSI의 정의는 어떤가?

– 일단 환자가 감염증이 시작되는 시점에 이미 중심 정맥관을 꽂고 있었
  거나

– 중심 정맥관을 꽂고 48시간 이내에 감염증이 시작되었어야 하며

– 당연히 혈액 배양에서 병원체가 나와야 하는데, 피부 상재균이 나왔다
  면 적어도 2개 이상의 혈액 배양에서, 피부에서 흔히 볼 수 없는 균이라
  면 딱 1개의 혈액 배양에서 나오더라도 양성으로 인정된다.

– 그 감염증은 중심 정맥 카테터 이외에는 다른 어떤 요인도 의심되어서
  는 안되며, 중심 정맥 카테터가 꽂히기 이전에 이미 존재했던 감염이어
  서도 아니 된다.

이는 미국 질병관리 본부(Centers for Disease Control and Prevention, CDC)
에서 정해서 쓰는 용어이다. 이는 임상적으로 쓰겠다는 IDSA 의 의도와는 달
리, 감염 관리 쪽에 더 무게 중심이 맞춰진 것이다.

감염 관리에 더해서 역학 조사 내지는 감시를 목적으로 하는 이상, 소위
screening이 주류가 될 것이고, 따라서 민감도를 최대치로 올릴 수 밖에 없다.
그러므로 당연히 IDSA가 정의한 CRBSI 보다는 특이도가 떨어진다.

다시 말해서 혈관 카테터 감염의 발생률이 실제보다 과장될 위험을 감수한
정의인 것이다. 뭐, 어쩌겠는가? 일차로 걸르는 작업이니 민감도에 집중해야
지. 그리고 IDSA 정의보다 상당히 주관적이다. 귀에 걸면 귀걸이, 코에 걸면
코걸이.

의료기관 일선에서 업무에 임하는 감염 관리실의 경우는 카테터 감염 관
리, 병원 감염 감시, 그리고 공공 기관에의 보고 업무를 해야 하기 때문에,

CLABSI 용어를 주로 선호할 수 밖에 없다.

앞서 언급했듯이 이 두 용어는 사실은 같은 것을 가리키고 있지만 이 글은 감염 관리의 시각에서 풀어 가고 있기 때문에 앞으로 편의상 CLABSI를 더 선호하여 사용하기로 하겠다.

요약하자면, 총알이 빗발치는 임상 최전선에서의 임상 의사는 CRBSI를 기반으로 치료 방침을 정하고, 감염 관리 업무의 시각에서는 CLABSI를 선호하여 보고와 대책 수립에 임한다.

CLABSI는
어떻게 감염 관리할까

CLABSI를 왜 철저히 관리해야 하는지에 대해서는 구구절절 수고스럽게 설명할 것까지도 없다. 신체 방어의 7할 넘게 담당하는 피부를 그대로 통과하여 직접 전신 혈류에 지름길을 만들어 놓은 것이 혈관 카테터다. 만약 이 지름길을 통해 병원체가 무료 입장한다면, 이는 곧장 전신 혈류 감염, 즉 패혈증으로 이어진다. 더 이상 따지는 것이 의미 있는가?

CLABSI의 감염 관리는 챙겨야 할 것들이 하나 둘이 아니어서, 자칫 하나라도 깜빡하면 전체를 망친다. 사람의 기억력이라는 게 완전하지는 않기 때문에, 이들 여러 주의 사항들을 한 군데 모아서 일종의 점검 리스트로 만들어 감염 관리를 수행한다. 이것이 바로 소위 bundle이라는 것이다. 관리에 사용할 bundle은 시간에 따라 대별하여 카테터 삽입 전과 삽입 당시, 그리고 삽입 이후의 관리로 나누어 수행한다.

삽입 전과 삽입 당시에는 일단 사전 지식으로 무장하고 있어야지. 즉, 이 시술에 참여하는 모든 의료진들은 카테터 관련 감염에 대하여 충분히 교육이 되어 있어야 한다. 그리고 카테터 삽입시 점검할 체크 리스트를 구비하여, 일일이 확인하면서 시술에 임하도록 한다.

이는 각 의료 기관마다 잘 정리해서 구비해 놓고 사용해야 할 것인데, 미

국 질병관리본부에서 배포한 체크 리스트를 참조해서 만들어 놓으면 무난할 것이다. 링크는 다음과 같다: http://asq. kr/4QWKDl8k22vg6

삽입에 임할 때는 당연히 손 씻기 위생 관리를 철저히 해야 하며 마스크, 모자, 멸균 가운과 장갑을 착용하고 대상 환자에게는 멸균 포를 덮는 등, 최대한의 멸균 장벽 주의(maximal sterile barrier precaution, MBP)를 철저히 준수하면서 시행한다. 피부 소독은 povidone-iodine도 좋지만, chlorhexidine gluconate-alcohol 용액을 더 선호해서 사용하는 게 좋다. 물론 바르고 나서 다 마를 때까지 기다렸다가 다음 동작에 들어간다. 설마 빨리 마르라고 입으로 후후 부는 사람은 없겠지?

이렇게 무사히 카테터 삽입을 완수하고 나면, 사후 관리 또한 집중적으로 신경 써야 한다. 명심해야 할 것은 카테터 삽입이란 사실상 이물질을 인체에 넣는 것이므로 근본적으로는 가급적 피해야 할 상황이다. 다시 말해서, 정말 절실한 경우가 아니라면 언제라도 제거해야 한다는 생각을 기본적으로 갖고서 임해야 한다.

앞서 언급했듯이, 카테터 관련 감염의 가장 많은 원인 부위는 hub이므로,

평소에 이곳을 집중적으로 소독하도록 한다. Hub를 소독할 때는 소독제(역시 chlorhexidine gluconate—alcohol 이 좋겠다)를 순간적으로 쓱 묻히는 게 아니라, 적어도 8번을 10초간 왔다 갔다 한 후 5초간 말린다. 소위 말하는 Scrub the hub for 15 seconds. 즉, 총 15초는 투자할 것. 설마 이걸 준수 안 하는 사람은 없겠지.

매일 드레싱 상태를 점검해서 정기적으로 갈아 줘야 하는데, 며칠 간격으로 해야 하는지에 대해서는 절대적인 기준이 정립된 것은 아니다. 미국 질병 관리 본부의 지침에 의하면 적어도 1주일에 한 번은 갈아 주는 걸로 하는데, 이의 판단을 위해서는 투명하게 비치는 막으로 덮는 드레싱을 해야 할 것이다. 그렇게 하면 삽입 부위에 습기가 차거나, 느슨해지거나, 최악의 경우 뭔가 더럽혀져 있는지 여부를 명확히 알 수 있어서 드레싱 교체를 판단할 수 있으니까. 만약 불투명한 드레싱(흔히 말하는 거즈로 덮어 놓은 드레싱)인 경우라면 이틀에 한 번씩 교체해야 할 것이다.

그리고 매일 2% chlorhexidine으로 중환자실 환자 분들에 '하나, 둘! 하나, 둘!'하면서 냉수 마찰(?)을 해드리라고 미 CDC 지침에서 권유하고 있고, 실제로 많은 의료기관 중환자실에서도 이를 행하고 있다. 이는 Susan S Huang 등의 CDC 연구진의 연구 결과에 기인하고 있는데, 특히 포도알균 발생 감소에 기여하고 있기 때문이기도 하다. 그렇다면 상대적으로 그람 음성균이 늘지 않겠냐는 반론이 자연스럽게 나오는데, Huang의 보고에서는 그마저도 줄었다는 성적을 얻었다. 그러나 비록 공식 지침으로 굳어져 있음에도 불구하고 아직 논란의 여지는 있는 것도 사실. 내 개인적인 의견으로는 그래도 이는 시행해 주는 것이 좋겠다고 본다.

(출처: http://asq.kr/mfaScCU99qD0q)

도뇨관의 아버지 프랭클린과
굿이어 타이어 그리고 폴리

4딸라! 4딸라!

– 김두한 (김영철 분) 드라마 '야인시대'에서.

제시카 외동딸, 일리노이 시카고
과선배는 김진모, 그는 네 사촌

– 박소담, 영화 '기생충' 중에서.

요관 카테터, 혹은 도뇨관의 역사는 일단은 1752년 벤자민 프랭클린(Ben-jamin Franklin)부터 시작된다. 프랭클린은 다들 잘 아시다시피 워싱턴, 제퍼슨 등과 함께 미국 독립을 이끌었던 정치인이다. 오늘날 "4딸라!"가 아니라 100 달러 지폐에 새겨져 있다시피, 지금도 미 국민들에게 존경받는 건국의 아버지들 중 하나다.

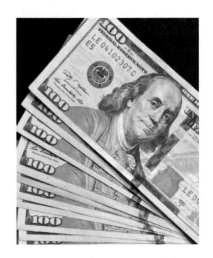

전문화 및 분화가 채 되어 있지 않던 옛날 시절의 사람이라 그런지, 그는 정치인이었을 뿐 아니라 과학자이자 발명가이기도 했다. 피뢰침을 발명한 건 워낙 유명한 사실이고, 이 밖에 오늘날에도 사용되는 각종 유용한 발명품들이 많다. 예를 들면, 다초점 렌즈라던가, 프랭클린 난로, 유리잔으로 만든 악기(Armonica 라고 함) 등 여러 분야를 넘나드는 현란한 업적을 남겼다. 거기에 더해 의료 분야에서 도뇨관을 발명한다.

벤자민 프랭클린은 미 건국의 아버지이자 도뇨관의 아버지인 셈. 필요는 발명의 어머니라고, 이 도뇨관을 발명한 동기는 비뇨기계 돌멩이로 고생하던 사촌 존 프랭클린의 시름을 덜어주기 위함에 있었다. 사실 도뇨관의 역사가 꼭 프랭클린을 시작점으로 해야 할 것은 아닌 게, 프랭클린이 발명하던 시기 이전에도 이미 도뇨관은 사용되고 있었다. 다만, 뻣뻣한 금속제라서, 말이 의료 기구지 거의 고문 기구나 다름 없었다. 딱딱한 금속 파이프를 자기의 요도로 집어 넣는다고 상상해 보라. 저절로 몸서리가 쳐질 것이다.

프랭클린의 도뇨관은 기존 제품과 크게 차별화 된 혁신적인 발명품이었다. 다름 아니라, 구부렸다 폈다 할 수 있는 도뇨관이었다는 것. 거기에 여러 절편을 은으로 만든 철사로 결속하여서 이어 주었다.

이를 계기로 도뇨관은 여러 차례의 혁신을 거친다. 이후 도뇨관은 금속에

서 고무로 다시 한 번 변신을 한다. 딱딱한 금속보다 훨씬 여건이 나아지긴 했
으나, 문제는 고무 자체의 성질에 있었다. 고무 도뇨관을 요도에 꽂으면 체온
에 취약하여 부스러기가 많이 떨어지곤 하였으며, 주로 오줌보에 쌓였다. 이
또한 이물질이니 방광염 등의 문제가 생길 수 밖에.

이 문제는 19세기 들어와 또 한 번의 기술 혁신으로 해결이 된다. 1844년
찰스 굿이어(Charles Goodyear)가 고무를 딱딱하게 만드는 기술을 개발한다.
소위 말하는 rubber vulcanization, 일명 고무 경화(硬化) 기술이었다. 이 기술로
인해 경화된 고무로 만든 자동차 타이어가 생산되기 시작했으며, 도뇨관에도
이 기술이 도입되었다. 그리하여 부스러기가 떨어지는 문제는 해결된다. 그런
데 Goodyear라는 이름에서 어째 어디서 많이 접했던 친숙함이 느껴지지 않으
신가? 맞다. 그 유명한 타이어 브랜드인 굿이어 타이어가 바로 이 발명가의
이름에서 온 것이다. 1898년 Frank Seiberling이 타이어 회사를 세우면서 Good-
year Tire로 명명한다.

1930년대 들어서 마침내 그가 온다! 폴리(Frederic Eugene Basil Foley) 박사.

그는 St. Paul 병원(그러니까 성바오로 병원)에서 외과 및 비뇨기과 의사로
근무하면서 각종 비뇨기과 수술 및 시술 기술을 개발하였는데, 그 중 하나가
바로 요도 내에 고정해 놓기 위하여 풍선을 장착한 도뇨관이었다(latex balloon
catheter). 첫 디자인은 1929년에 이미 했고, 1935년에 미 비뇨기과 학회에
발표한다.

이를 기반으로 1936년에 Davol 고무 회사에서 상품화하였다. 그런데 아이
러니하게도, 역사에서는 이 Foley catheter의 주인이 Foley가 아니다.

다름 아닌 Foley의 아이디어를 응용하여 상품화한 Davol 회사와 특허 소송이 붙었는데, Foley가 진다. 원조 아이디어는 Foley가 낸 것이지만 특허 신청을 Davol보다 늦게 한 탓이었다고 한다. 그래서 이 도뇨관의 특허로 인한 이윤은 Foley가 취하지 못 한다. 뭐, 그래도 폴리 박사는 도뇨관 말고도 특허를 취득한 것들이 많아서 꼭 경제적인 손해를 보지는 않았다.

좀 분해서 그렇지. 그리고 의료계에서는 이 카테터의 이름을 특허 승자가 아닌 패자인 Foley로 불러대었고(아니었으면 오늘날 이 도뇨관은 Davol 카테터로 불렀을 것이다), 이게 그대로 굳어서 오늘날 그냥 Foley catheter 로 불린다. 그렇게 Foley 박사는 정신 승리를 한 셈이다.

이후 1960년대에 Teflon-coated latex catheters가, 그리고 1970년대에 실리콘 도뇨관이 개발되었으며, 1990년대에는 항생제가 코팅된 도뇨관이, 2000년대에는 은으로 코팅된 도뇨관이 나온다.

복잡하고 헷갈리는 CAUTI의 진단 기준과 몇 가지 짚어 볼 것들

도뇨관은 피부를 그대로 지나쳐서 점막에 거치한다는 점에서 혈관 카테터와 마찬가지로 위험성을 안고 있다. 오랜 시일이 지나면 지날수록 균이 자리 잡을 확률은 증가한다. 어쩌면 감염 합병증은 불가피하다.

이러한 카테터 관련 비뇨기 감염(CAUTI, catheter-associated urinary tract infection)은 판정을 잘 해야 하며, 이를 위한 CAUTI 정의 지침이 미 CDC 에서 자상하게 제시되어 있다(참조 링크: http://asq.kr/wpyj2Te2R-uRZm).

CAUTI라고 정의 내리려면 다음 3가지가 모두 맞아야 한다.

1. CAUTI가 발생한 시점에서 해당 환자는 이틀 넘게 도뇨관을 꽂고 있었던 이여야 한다. CAUTI 발생한 순간 도뇨관이 꽂혀 있으면 확실하고,

혹시 도뇨관을 뺀 환자라 하더라도 CAUTI 발생 하루 전까지만 꽂혀 있었다면 역시 이 첫 번째 기준에 부합된다.

2. 다음 증상들 중 적어도 하나가 맞아야 한다.

– 우선 섭씨 38도 이상의 발열이 있다. 이는 65세 이하인 환자만 해당된다.

– 두덩(suprapubic area)이나 옆구리(갈비척추각, costovertebral angle, CVA)를 누르면 "아얏!"하고 아프다.

– 소변이 급하거나, 자주 보거나, 배뇨 통증 등의 하부 비뇨기 혹은 방광염 증세가 있다. 단, 이는 도뇨관이 꽂혀 있지 않는 경우에만 해당된다.

– 여기서 65세 넘어간 노인들이 발열만 보이고 통증이나 방광염 증세 등의 나머지 증상들이 없다면 1에 제시된 조건이 맞아야만 인정된다. 왜냐하면 다른 발열 원인도 얼마든지 가능하기 때문이다. 예를 들어 66세 노인이 다른 증세 없이 열만 나는데 1에 제시한 조건에 맞게 도뇨관이 이틀 이상 꽂혀 있던 경력 등이 없다면 이 2번 기준은 맞지 않으며, 따라서 CAUTI도 성립되지 못한다. 참으로 까다롭기 그지 없다.

3. 소변 배양에서 균이 나오되, 2종까지는 봐주지만 3종 이상 혼합되어 나오면 인정 안 된다. 그리고 그 2종 중에 적어도 하나는 >=10^5 CFU/mL 배양되어야 한다. 물론 한 종만 배양되면서 10^5 CFU/mL 이상 나오면 더 따질 필요없이 인정된다.

그런데, CAUTI로 결론 내리려면 아직 이걸로 충분하지 않다. 여기에 '시간'의 개념을 보완해야 완전체가 된다.

지금까지 기술한 모든 기준들은 모조리 다 IWP (Infection Window Period)

동안에 일어났어야 하지, 이 기간을 벗어난 시점에 일어난 것이면 인정되지 않는다. 다시 말해 일종의 알리바바... 아니, 알리바이인 셈이다.

IWP란, 해당 장기 감염이 생겼다고 판정되는 진단 검사나 촬영 결과가 맨 처음 양성으로 나온 바로 그 날을 기준으로 그보다 3일 전과 그로부터 3일 후까지를 일컫는다.

여기서 제로 타임 때의 지표는 꼭 진단 검사나 촬영 결과여야만 할 필요는 없으며, 아직 검사가 안 되었어도 해당 장기 부위에 감염이 생겼다는 사실이 누가 봐도 명백한 상황, 즉, 해당 장기 부위의 확실한 감염 증상이 맨 처음 지표로 발견되어도 인정이 된다. 그리고 이 기준을 짚어보다 보면 뭔가 그동안 중요하다고 생각했던 지표 하나가 없다는 걸 인지하게 된다.

그게 뭐냐고?

이 기준에는 농뇨(pyuria)가 없다!!!

우리는 임상에서 열 나고 농뇨가 있으면 비뇨기 감염이라고 속단을 내리곤 한다. 그러나 농뇨만 놓고 따져보면 실제로 특이도는 90% 정도이나 민감도는 40%대 밖에 안 된다. 한 마디로 진단 기준으로서의 가치는 떨어지는 것이다. 그래도 쓸만한 점은, 특이도가 제법 높기 때문에, 증상이 있되 pyuria가 없다면 CAUTI 가능성이 없다고 볼 수 있기는 하다. 이래 놓고 보니 나름 괜찮은 지표이긴 하네. 하지만 진단 기준의 요소로 쓰이기엔 영 아니라는 사실엔 변함이 없다. 그러나 이렇게 민감도를 중시한 진단 기준이다 보니 뭔가 정확도 면에서 문제가 있음을 알 수 있다. 그럴 수 밖에 없다. 본질적으로 surveillance definition이기 때문이다. 이미 앞에서 CLABSI의 진단 기준도 귀에 걸면 귀 걸이 코에 걸면 코걸이라고 하지 않았는가? 하지만 기준 1+2+3이 다 맞더라도 자세히 파고 들어가 보면 까마귀 날자 배 떨어진 격일 뿐, 꼭 비뇨기 감염이 아닌 경우들도 종종 있을 것이다. 민감도에 중점을 둔 정의가 다 그렇지 뭐. 그 정도 오차는 다 감수하고 임해야 할 것이다.

비뇨기 감염이되 증상이 없는 경우를 무증상 균혈증성 비뇨기 감염(asymp-tomatic bacteremic urinary tract infection, ABUTI)라 한다. 이 또한 CAUTI 의 범주에 다리 하나를 걸치고 있다. 기준은 다음과 같다.

1. 카테터가 꽂혀 있는지 유무는 무관하며, 증상이 없다.

2. 소변 배양에서 균이 나오되, 2종까지는 봐주지만 3종 이상 혼합되어 나오면 인정 안 된다. 그리고 그 2종 중에 적어도 하나는 >=10^5 CFU/mL 배양되어야 한다.

3. 혈액 배양에서 균이 배양되어 나오되, 적어도 하나는 소변 배양에서 나온 것과 일치 혹은 소변 상재균 원주민과 일치해야 한다. 그리고 물론 이 기준도 시간의 요소(즉 IWP)까지 확실히 충족해야 한다.

그리고 하나 더. 모든 배양은 진단 혹은 치료의 지표로 삼겠다는 의도가 담긴 배양이어야 한다. 임상적 의도가 들어가지 않고 통상적인 감시 배양으로서의 검사를 해서 나온 것이라면 인정되지 못 한다. 그리고 마지막으로 하나 더.

다음 미생물들이 나오면 안 된다. 모든 *Candida* 종, yeast, mold, dimorphic fungi, *Trichomonas* 같은 기생충.

어째 혈액 배양의 경우보다 쓸데 없이 까다롭다는 느낌이 든다면 기분 탓이겠지? 그런데, 이 진단 기준 1과 2가 맞되 3이 안 맞는다면? 이미 비뇨기 감염 범주에서 벗어나고, 이때부터는 무증상 세균뇨(asymptomatic bacteriuria, ASB)가 된다.

소변에서 균이 나오지만
저 괜찮아요

어느 날 신경외과에서 협진 의뢰가 왔다. 뇌 수술 받고 한 달 넘게 입원 중인 환자로, 최근 도뇨관에서 받아 검사한 뇨 분석 검사에서 다수의 백혈구와 세균뇨가 나와 배양을 보낸 결과 *Serratia marcescens*라는 발음도 잘 안 되는 균이 나왔다고 한다(보통 '쎄라치아'라고 발음들을 하는데, 이탈리아 사람이 아니라면 '써레이시어'라고 굴려서 발음하는 게 좀 더 있어 보인다). 내성 양상도 제법 만만치 않아서, 무슨 항생제를 써야 하느냐는 문의였다. 환자는 의식 상태도 괜찮고, 열이 난 적도 없었으며 전반적으로 괜찮았다.

답변은?

항생제 섣불리 주지 말고 지켜 보자고 하였다. 그로부터 3일 후 다시 이 환자에 대하여 의뢰가 왔다. 도뇨관을 새 것으로 교체하는 와중에 요도 손상을 주었는지 혈뇨가 생겼다고 한다. 비뇨의학과에 이 문제 해결을 위한 목적으로 의뢰함과 동시에 감염내과에도 패키지로 의뢰를 한 것이었다. 그래서 이미 나왔던 *S. marcescens*를 겨냥해서 항생제를 시작하라고 답변을 주었다.

아마 이 두 번째 답변을 읽은 신경외과 전공의는 '아니, 항생제 주지 말라고 하던 때는 언제고, 왜 며칠도 안 돼서 갑자기 입장을 바꾼거지?'하고 의문을 가졌을 것이다.

– 감염내과 의사의 일상

무증상 세균뇨(asymptomatic bacteriuria, ASB)

앞서 언급했듯이 ABUTI에서 bacteremia가 빠진 것이 바로 ASB다.

제대로 된 유의한 세균뇨의 기준은 남녀 성별과 카테터 꽂았는지 여부에 따라 구별해서 판정한다.

카테터 꽂지 않은 경우부터 보자.
- 증상이 있는 환자라면 남녀 구별 없이 10^3 CFU/mL 이상이면 세균뇨이다.
- 무증상이라면 남녀 모두 10^5 CFU/mL 이상이되, 여성은 적어도 두 개 이상의 뇨 검체에서 그래야하는 반면, 남성은 뇨 검체 딱 하나에서 그렇게 나와도 유의한 세균뇨로 판정한다.

카테터 꽂은 경우는
- 증상이 있는 환자는 10^3 CFU/mL 이상이면 세균뇨이다.
- 증상이 없는 환자는 10^5 CFU/mL 이상이면 유의한 세균뇨다.

여기서 '유의한'이라는 표현이 자꾸 나오는데, 이는 임상적으로 인정을 해주는 현상이라는 의미뿐 아니라 소변 검체가 외부에서 오염된 것이 아니라 진짜 순수하게 방광에 있는 소변 검체에서만 균이 배양되었다는 것을 뜻한다. 즉, 검사 에러의 가능성이 제로라는 뜻.

세균뇨는 도뇨관을 꽂은 순간부터 매일 3-8% 의 확률로 생기기 시작한다.

따라서 삽입한 지 한 달 정도 가까워지면 누구나 다 세균뇨가 생긴다는 얘기이다.

ASB를 놔두면 결국 CAUTI 같이 요로 감염으로 진행할 것처럼 보이지만, 사실 대부분은 그렇지 않다. 무증상 세균뇨라고 '어마 뜨거라!' 하며 곧장 치료하는 것은 아니다. 세균뇨가 감염 '질환'이 아닌 이상, 항생제를 준다는 것은 낭비이기 때문이다.

게다가 오히려 항생제 내성균의 발흥을 조장한다. 그래서 무증상 세균뇨는 항생제를 주지 않는 것이 원칙이다. 그렇다고 해서 이를 우습게 보면 안 된다.

세균뇨의 의미는 아직 말썽을 일으키지는 않았지만, 장차 감염 질환을 일으킬 세균 집단들(특히 내성균)이 모여 있다는 의미이다. 즉, 우범 지대에 해당하므로 항상 주목해야 한다.

하지만 실제 임상에서는 소변에 세균이 나오는 꼴을 그냥 넘어가지 않으려한다. 참으로 참기 힘든 유혹이라, 불필요하게 항생제가 투여되는 대표적인 경우라 할 수 있다.

물론, 무증상 세균뇨라 해도 항생제를 줘야 하는 예외의 경우들은 분명히 있다. 대표적인 것이 임신, 그리고 요로 점막에 출혈이 야기된 모든 경우이다.

한때 당뇨도 항생제 투여 대상이던 적이 있었으나, 이제는 아니다. 그래도 우리 착한 내분비 선생님들은 여전히 주시는 분들이 없지 않다. 그만큼 환자를 아끼시기 때문인데(내가 당뇨 환자 주치의라 해도 그렇게 할 것 같다. 사람 마음이 다 똑같지),

우리 레이더망에 걸리면 열심히 만류한다.

도뇨관 감염 관리

앞서 혈관 카테터 감염은 겉보다는 속에 더 잘 생긴다고 언급한 바 있다. 그럼 요관 카테터(도뇨관) 감염은 겉과 속 중에 어느 쪽이 더 잘 생길까?

감염이 성립하려면 어찌 되었건 카테터를 경로 삼아 방광에 도달해야 한다. 세균의 입장에서 방광까지의 체감 거리는 3만리이다. 그런데 도뇨관을 삽입하면 이 물리적인 장애를 보다 용이하게 극복할 수 있다. 그리고 세균은 도뇨관에 달라 붙어 biofilm을 만든다.

이를 매개로 온갖 균들이 달라 붙고, 철벽 방어진 구축까지 한다. 그 결과, biofilm의 비호 아래 집락을 이룬 균들은 등산 또 등산, 천천히 그리고 꾸준하게 거북이 걸음을 계속하여, 결국 방광에 도달한다. 이렇게 방광까지 통상 3일 정도 걸린다.

그렇다면 어떤 균종이 이런 짓을 할까? 적은 항상 내 곁에, 가까이에 있는 법. 통상적으로 회음부 주변이나 장에 살고 있는 균들이 확률이 높다.

반면에 의료진의 손에 의해 매개되는 균이 감염을 일으키는 경우는 이보다 확률이 떨어진다. 혈관 카테터 감염과는 대조적으로, 외부에서 묻어서 생기는 도뇨관 내부 감염보다는 점막에서 기인하는 균들이 침입하여 도뇨관 표면에 또아리를 트는 감염이 약 2:1 정도로 더 많으며 그람 음성균이 주류이다.

아주 드물게 혈류를 타고 와서 생기는 도뇨관 감염도 있는데, 보통 포도알균이 주류이다.

감염 성립에 기여하는 또 다른 중요한 인자는 시간이다. 앞서 언급했듯이 균들이 토끼와 경주하는 거북이처럼 천천히 그러나 꾸준히 등산을 하면서 목적을 달성하는 것이 주된 병리 기전이기 때문이다. 그러므로, 도뇨관이 오래 삽입되어 있을수록 감염의 위험성은 커진다.

오랫동안, 즉 장기간 삽입의 정의는 보통 1달로 기준을 잡는다. 도뇨관 감염에 취약한 요인들은 다음과 같다: 아무래도 해부학적으로 요도의 길이 차이 때문에 남성보다는 여성이 더 불리하다. 그리고 기저 질환의 중증도가 심할수록 불리하며, 나이가 많을수록(50세 이상), 당뇨, 그리고 신기능 저하(serum creatinine > 2 mg/dL) 등이 있다.

지금까지 나열한 요인들은 인위적으로 어쩔 수 없어서, 감염 관리로 막기가 어려운 대상들이다. 하지만 다른 위험 인자들은 인위적으로 방지가 가능하다. 즉 감염 관리의 대상이며, 조금만 더 신경을 기울이면 충분히 예방할 수 있다. 예컨대 우리가 조절할 수 있는 가장 큰 변수는 '시간'과 '위생'이다.

도뇨관이 꽂혀 있는 시간을 최소화 할 수 있다면 그만큼 감염의 확률은 줄어든다. 따라서 도뇨관은 언제라도 가능한 개선 요인이 보인다면 당장 뺄 궁리를 항상 하고 있도록 한다. 도뇨관 시술 및 유지에 관여하는 의료진의 철저한 위생 지침 준수도 상당 부분 예방에 기여한다. 결국 도뇨관 위생 관리에 대한 교육과 숙지가 중요한 핵심인 셈이다. 감염 관리에서 교육이란 게 이렇게 중요한 것이다.

도뇨관의 감염 관리는 손 위생과 무균술을 철저히 준수하는 것이 가장 기본이다. 도뇨관을 꽂을 때나, 꽂은 이후의 관리 모두 이 기본 준수가 가장 중요하다. 도뇨관은 닫힌 체계(continuously closed drainage system)로 유지되어야 한다.

다시 말해서, 이 닫힌 체계의 어느 한 부분이라도 균열이 있으면 무조건 도뇨관과 소변 주머니를 새 것으로 교체해야 한다. 도뇨관 감염 관리를 제대로 하기 위해서는 기반이 되는 여건이 잘 구비되어야 한다.

즉, 삽입, 사용, 유지, 그리고 제거에 대하여 문서화된 지침을 마련해 놓고 있어야 한다. 이를 수행하는 모든 의료진들은 철저히 잘 교육되어 있어야 하며, 항시 세세하게 모니터하는 체계도 갖추어야 한다.

무엇보다 중요한 것은, 가급적이면 도뇨관 삽입을 최대한 피하는 것이며,

삽입할 경우, 정말로 꼭 해야 하는지 여부를 다시 한 번 따져보는 것이 필요하다. 환자가 소변을 자기 힘으로 못 누고 빵빵하게 요 정체가 있거나, 자꾸 실금을 하거나, 3단계 이상의 깊고 심한 욕창이 있거나, 소변 양을 꼭 측정해야 하거나, 혈전을 형성할 위험이 있는 혈뇨가 있는 경우, 등이 아니라면 도뇨관 삽입에 대해 다시 한 번 검토를 해 보도록 한다.

아니면 요도에 삽입하지 않더라도 소변을 받아낼 수 있는 대안도 모색해 보는 것이 바람직하다. 그리고 도뇨관 삽입 이후라 하더라도, 삽입이 불가피하게 했던 요인이 해결되면 언제라도 도뇨관을 뺄 준비가 되어 있어야 한다.

도뇨관 감염 관리에 대해서는 다음 CDC 링크를 참조해서 잘 준수하면 된다(참고: http://asq.kr/mNXB9ELwlEfcQ).

VAP - 인공 호흡기와
엮인 폐렴

자발적으로 숨을 쉴 수 없는 환자에게 달게 되는 기계를 mechanical venti-lator라고 부르며 이를 사용하여 인위적으로 호흡할 수 있게 해 주는 시술을 mechanical ventilation이라 한다. 이에 대한 한글 의학 용어는 그대로 직역해서 기계 환기기 내지 기계 환기라고 하는데, 솔직히 와 닿지는 않는다.

또 다른 용어로는 기계적 인공 호흡 및 기계적 인공 호흡기라고도 하는데, 이게 좀 더 와 닿는다. 그래서, 앞으로 ventilator를 인공 호흡기라 부르기로 하겠다. 인공 호흡기는 기관지내 삽관 튜브(endotracheal tube)가 꽂혀 있는 상태에서 달게 된다. 꽂힌 튜브가 기관 내에서 잘 고정될 수 있도록 풍선 구조의 cuff가 원위부에 있으며, 잘 아시다시피 삽관 직후 valve 에 공기를 넣어 부풀린다. 이 풍선이 적절히 부풀려져서 기관지에 고정되면 안정성을 얻게 됨과 동시에, 분비물 같은 것이 들어가거나 역류하는 것도 방지할 수 있다...고는

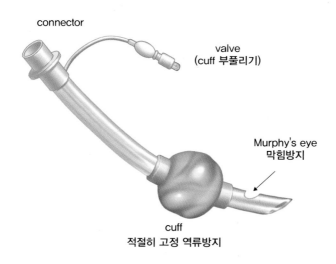

하는데, 현실에서는 그렇지만도 않으며, 오히려 폐렴이 생기는 시작점이 될 수도 있다. 이는 곧 이어지는 내용에서 언급하겠다.

튜브 끝을 보면 살짝 구멍이 하나 나 있다. 이게 있고 없고가 큰 차이를 보이는데, 이 구멍은 그야말로 숨통이 트이게 하는 장치이며, 막힘을 방지하는 역할을 한다. 이를 머피의 눈(Murphy's eye)이라 칭하는데, 이를 창시한 마취과 의사 프랜시스 머피에서 그 명칭이 유래하였다. 머피는 종전까지 똑바른 모양이었던 기관지 튜브를 기관지 구조에 맞도록 커브형으로 개조함과 동시에 말단에 구멍을 하나 내는 아이디어를 내어 기관지내 튜브의 개선에 큰 공헌을 하였다.

기관지내 튜브는 초창기에는 고무로 만들어졌지만 오늘날엔 1회용 플라스틱으로 다 대체되어 있다. 고무로 된 튜브 본 적 없지? 난 1980년대 전공의 시절에 흔하게 사용해 봤다. 짙은 주황색 고무로 만들어진 제품으로, 다 쓰고 나면 멸균 소독해서 재활용하곤 했었다. 참으로 격세지감이다. 그러다 전문의 시험 볼 때쯤해서 어느 틈에 순식간에 다 플라스틱으로 대체되었는데, 아마도 내가 고무 제품을 접했던 마지막 세대였던 것 같다.

인공 호흡기를 달고 있는 환자에서, 이로 인하여 생기는 폐렴을 기계 환기기 관련 폐렴(혹은 인공 호흡기 관련 폐렴, ventilator-associated pneumonia, VAP)이라 한다.

VAP는 어떤 연유로 합병이 되는 것일까? 앞서 다루었던 혈관 카테터나 도뇨관과 마찬가지로 Endotracheal tube 또한 환자의 입장에서는 이물질임과 동시에, 기본적인 감염 방어벽을 그대로 지나치는 기구이다.

이것이 꽂혀 있지 않았던 평소라면 제대로 작동해서 분비물뿐 아니라 해가 될 수 있는 각종 이물질을 쫓아 낼 수 있었던 기관 내 섬모 운동이 저해된다. 그 결과 각종 분비물이 쌓이겠지. 어디에 쌓이느냐 하면 endotracheal tube를 고정시키기 위한 장치인 풍선 cuff 주위에 집중적으로 축적될 것이다. 찰랑찰랑… 그리고, 빠르면 첫날부터 tube 내외에 biofilm 구축이 시작된다. 이 덩어리들이 점차 자라나면서 기관 내에서 장차 맹활약할 세균들의 본거지가 되며 종종 똑 떨어져 나올 것이다.

이상의 여건이 조성된 상태에서 누워있는 환자는 이 분비물이나 세균 떨거지들을 흡인하게 된다. 이 흡인물들이 결국 하부 호흡기까지 도달하여 폐렴을 만들게 되는 것이다. 그리고 세균 집락을 구성하는 주민들의 양상도 변한다.

보통 호흡기계에는 그람 양성균들이 주류를 이루고 있으나, 병원에 입원하여 주로 누워있게 되면 어느새 그람 음성균들이 득세한다.

호흡기 상주균들이 아니라 다름 아닌 소화기계, 즉 창자 상주균들이 주로 자리를 차지한다. 왜 그럴까? 사실은 아직 이유를 정확하게는 모른다. 그런데, 상식 선으로 생각해 보면 어느 정도는 추정할 수도 있다.

앓기 전에야 직립해서 생활할 것이고, 만유인력은 어디나 있으니까 호흡기 상주균은 호흡기에, 장 상주균은 장에 자기 자리들 잘 지키면서 지낸다.

그런데 오랜 시일 누워있어 보면? 상하관계가 어느새 수평관계가 되어, 장에 있던 균들이 자연스럽게 흐르면서 호흡기를 향해 전진하는 게 아닐까?

봉준호 감독의 영화 '설국열차'처럼 말이다. 이건 어디까지나 나의 자유분방한 상상이니 너무 심각하게 받아들이진 말지어다. 그래도 꽤 그럴듯 하지?

VAP 감염 관리 –
가능한 빨리 빼는 게 최선

VAP를 예방하기 위한 감염 관리 방안들 또한 다양하고, 깜빡하면 까먹기 십상이라 한 뭉치로 모아서 수행하도록 한다. 다시 말해서 이 방면의 관련 감염 관리 방안 종합 세트 역시 bundle로 마련한다. 가지 수는 많다. 그러나 불행하게도 환자의 이득이 확실히 증명된 것이 별로 없다는 것이 문제.

하나하나 짚어 보자.

크게 대별해서 보면: 가급적 기관지 내로 삽관하는 상황은 최대한 피하자는 것이 가장 기본적인 자세다. 삽관 안 하면 VAP 가능성은 원천 봉쇄되니까. 삽관 하더라도 기회만 되면 언제든지 제거할 준비 자세를 갖추고 있도록 한다. 이는 혈관 카테터나 도뇨관에 임하는 자세와 동일하다.

다음으로, 호흡기와 소화기에 장차 병원체가 될 미생물들의 씨를 말리자는 방침이다.

우범자들을 최소한으로 줄이자는 것이니 의도는 매우 좋다.

대표적으로 chlorhexidine으로 매일 입 안을 청소해 주는 것이 있다. 실제로 중환자실에서 이를 매일 시행하는 병원도 꽤 된다.

나 또한 얼마 전까지만 해도 이 구강 위생 관리가 매우 유용하다고 생각했었다. 그러나, 현실은 정말 뜻밖에도 가혹하다.

이에 초점을 맞춘 연구 결과에 의하면, 이렇게 구강 위생을 한 군에서 사망률이 더 높더라는 성적이 나왔다. 오히려 말려야 하는 선의의 행위이다.

같은 맥락에서, 매일 양치 시켜 주는 것도 별 도움이 못 된다. 경구 항생제를 줘서 소화기계 균들의 씨를 말리는 것 또한 도움 안 된다.

그렇다면 이번엔 과녁을 좀 바꾸어서 기관지 삽관 튜브 쪽에 균들이 달라붙지 못하게 하는 건 어떨까?

다시 말해서 튜브의 재료를 조정하는 것이다. 비근한 예로, 항균 작용을 보이는 은을 튜브에 코팅하는 것이 있다. 이론적으로는 유용하지만, 실제로는 VAP의 예후에 별 영향을 미치지는 못 했다고 한다.

결국, 균을 직접 공격해서 미리 줄여 놓는 것이 생각보다 효과적이지는 않다는 결론이 나온다.

마지막으로, 기관지 삽관 중에 생긴 분비물들을 최대한 걷어내거나 흡인 가능성을 최소화하는 것이 있다.

특히 앞서 언급했던 cuff 부분에 주로 모이는 분비물을 걷어내는 것이 어느 정도 도움이 될 것으로 예상되긴 하였다. cuff가 위치하는 곳은 성대 바로 아래, 즉 성대문밑 부위(subglottic area)다.

바로 이 부위를 집중적으로 흡인하는 것이 subglottic secretion suctioning (SSS)이다.

이 SSS는 현재까지 메타 분석한 자료에 의하면 조기 VAP (early-onset VAP; 삽관 후 30일 이내)를 유의하게 줄이는 데는 성공적이었다. 그러나, 만기 VAP (late-onset VAP)에는 별 영향이 없었다. 결국은 플러스 마이너스 해서 VAP로 인한 사망률 등의 예후에는 별 영향을 끼치지 못 했다.

흡인 기회를 줄이기 위해 누운 환자의 머리를 30도 정도 살짝 올리는 것 또한 웬만한 병원 중환자실에서는 통상적으로 취하는 행위이다. 글쎄, 중력을 역행할 리는 없으니 흡인이 잘 안 일어날 것 같지만, 현실은 꼭 그렇지는 않다는 게 문제다. 그래도 해볼만은 하다고 생각한다.

이것저것 다 따져보면 결국 가장 적절한 감염 관리 원칙은 기관지 삽관 및 인공 호흡기를 다는 것은 가능하면 그 기간을 최소화하고, 여건이 되면 가능한 빨리 제거하는 것을 가장 기본적인 뼈대로 하고, 비록 효과가 완전히 검증되지는 않았지만, 지금까지 기술한 bundle 항목들을 실행하는 것이 현재로서는 최선이라 할 수 있다.

다시 원점으로 돌아와서 따져볼 것이 있다.

VAP이라고 판정하는 것은 사실 쉽지 않다.

진정한 폐렴인지부터 확실하게 선을 긋기가 어렵기 때문이다.

일단 임상적으로 판단하는 수 밖에 없는데, 열이 나고, 백혈구 수치 증가, 누렇게 고름이 포함된 가래를 잔뜩 배출할 때 '폐렴?'하고 긴장하게 된다. 그러나 그것만으로는 충분치 못하여, 산소 분압을 재보니 유의하게 떨어지고,

갈수록 나빠져 가며, 당연히 폐에는 뭔가가 침윤된 소견을 보이고, 병원체가 배양되어 나오면 거의 확신을 가진다. 하지만, 이상의 모든 인자가 다 있다고 하더라도 주관적인 색채가 짙고, 정확하게 정량화 된 지표들도 아니기 때문에 진단적 가치로써 보면 민감도 특이도가 썩 좋은 편이 아니다. 그래서 치료 뿐 아니라 감염 관리의 면에서 VAP의 개념은 문제점이 많다.

이에 따라 특히 감염 관리에 있어서 VAP 보다는 대상의 조정 내지 개선이 필요하기 때문에 보다 광의의 개념인 ventilator-associated event (VAE)가 새로 정의되어 쓰이게 되었다.

이제 이에 대하여 논해보자.

VAE - 인공 호흡기와
엮인 사건들

VAE (ventilator-associated events).

VAP와 다른 점은 P (pneumonia, 폐렴)이 아니고 E (event)라는 것. 이 events 를 어떻게 해석해야 할까? 사전적으로는 편의상 '사건들'이라고 하자.

한마디로, 폐렴 진단에 대한 집착을 버리는 것이 핵심이다. 폐렴에만 에너 지를 쏟지 말고, 인공 호흡기와 엮여서 생길 수 있는 폐렴 이외의 문제들까지 시야를 넓혀서 받아들이라는 의도가 깔려 있다.

다시 VAP에 온 관심을 쏟던 종전의 문제점들을 짚어보자. 발열, 새로운 폐 침윤 등의 모호한 VAP 기준이 이에 대한 대처를 하는 데 있어서 발목을 잡아 왔다. 그리고 막연하기까지 한 VAP 기준을 적용하다 보면 확진된 폐렴과의 일 치성이 별로 좋지 않았다.

막연하니까 이를 판단하는 의료진들마다 판정 결과가 제각기 달랐다.

누구는 폐렴이라 판단하고, 누구는 아니라고 하고.. 주관적인 면이 많이 들어가 있으니 어쩔 수 없는 현상. 따라서 VAP는 예후 예측이 어렵다. 구체적이거나 정량적이지 않으니까. 그러니 예후 개선에도 별 도움이 안 되었다.

예컨데, 순수하게 VAP에 의한 사망 기여도가 10% 정도 밖에 안 된다. 이게 결정적이다. 그래서, 나쁜 예후에 연관되는 인자들에 다시 초점을 맞추어 개념을 재정비하다 보니 나온 것이 VAE 이다.

폐렴 뿐 아니라 다른 비 감염성 합병증, 예를 들어 무기폐, ARDS, 폐혈전증, 폐부종까지 범위를 넓힌 것이다.

진단 기준 정의를 수치로 표현하여 정량적인 면을 강화하였다. 그러니 더 구체적이고 예측력이 좋아진다. 따라서 민감도도 좋아진다. 물론 특이도 면에서 손해를 감수해야 하지만.

CDC에서 정해준 VAE 정의는 하나 둘이 아니고 여러 가지로 복잡하게 이루어져 있어서 골치 아프게 한다. 하나하나 따져보는게 무슨 법조문 해석하는 것 같다.

VAE는 크게 VAC (ventilator-associated condition), IVAC (infection-related ventilator-associated complication), 그리고 PVAP (possible VAP)의 순서로 나뉜다.

VAC란, 바로 직전까지 적어도 이틀 이상 인공 호흡기 상태를 나름 행복하게 잘 유지되던 환자였는데, 산소 공급 상황이 나빠지는 상태를 말한다. 이 '나빠진다'는 것은 막연한 표현이 아니고, 구체적인 수치로 나타낸다.

하루에 필요한 FiO_2가 전날보다 0.20 이상 더 필요하거나 하루에 필요한

PEEP이 전날보다 3 cm H_2O 이상 필요하게 되면서 이런 안 좋은 상황이 적어도 이틀 이상 지속되면 VAC로 판정한다.

그리고 이 VAC에 빠진 날로부터 이틀 전 이내에 혹은 VAC 생긴 직후 임상적으로 감염이 의심되는 징후를 보이고(체온 38도 이상이거나 36도 미만, 혹은 백혈구 수치가 12000/uL 이상이거나 4,000/uL 이하) 항생제를 시작하여 4일 이상 주게 된다는 조건까지 모두 다 맞으면 IVAC로 판정한다.

IVAC로 들어가고 나서 이틀 이내에 다음 조건들 중 하나라도 맞으면 비로소 PVAP로 판정한다. 즉, 이 단계부터 VAP로 인정 받는다는 것.

- 기관지 내에서 뽑은 분비물이나 기관지 내시경을 통해 기관지-폐포 세척액, 폐 조직, 혹은 기관지 내시경으로 잘 긁어낸 검체에서 나간 정량 혹은 반정량 배양이 기준치를 충족하는 양으로서 양성으로 나올 경우.
- 감염을 시사하는 고름성 객담 내지 분비물과 더불어 배양이 양성으로 나올 경우(정량적으로 기준치를 달성하지 않아도 됨).
- 흉막액이나 폐 조직에서 미생물이 증명되는 경우나, Legionella 진단 검사에서 양성이 나오거나, 호흡기 검체에서 바이러스가 증명될 경우.

이미 언급했듯이 VAP에 비하여 좀더 까다롭고 복잡한 만큼이나 예후 예측이나 감염 관리에 있어서 더 유용한 것은 사실이다. 그러나 VAE도 비판받을 점은 많다.

일단 이는 감염 감시용이며, 임상가가 쓰기엔 진짜 별로다. 마치 CRBSI 보다 CLABSI가 임상가 입장에선 못 마땅한 것과 일맥상통한다. 그리고 VAE와

VAP는 서로 아귀가 잘 맞지 않는다.

사실 이 VAE는 의료질 향상을 목적으로 하는 수단일 뿐이지, 임상적으로 예방하는 용도로는 좀 미흡하다. 그리고 특히 초기 단계인 VAC의 경우는 조정(사실상 조작)이 가능하다. 숫자 놀음이니까 인공 호흡기 셋팅을 조정하면 1단계 기준은 다 피할 수 있잖은가?

이래 저래 VAE는 아직도 논란이 많고 임상적인 유용성 면에서 많은 도전을 받는 지표라 할 수 있다. 감염 관리라는 것이 쉽지 않은 업무인 만큼, 이의 질 관리를 위한 기준과 지침 마련이란 이렇게 어려운 것이며 영원한 숙제이다.

PART 08

항생제

Stewardship

항생제
stewardship

너무나 당연한 얘기지만, 자극이 있으면 반응이 있고 도전이 있으면 응전이 있는 법이다. 고로 어떤 반응이 있었다면 어떤 자극을 받았을 것이고, 어떤 응전을 한다면 그 전에 어떤 도전이 있었을 것은 자명하다.

내성균의 발흥도 마찬가지다. 어느 특정 균 군집에서 어느 특정 항생제에 유달리 저항하는 균들만 살아남아 새로운 주류를 이루고 있는 현상을 본다면, 그 전에 그 특정 항생제가 그 집단에게 융단 폭격을 퍼부었을 것이라고 추정할 수 있다.

뒤집어 말하면, 그 특정 항생제를 도가 넘치게 사용하지 않았다면 그 특정 내성균도 주류가 될 일이 없었을 것이다. 그래서 항생제들을 가려서 쓰면 내성균 문제라는 부담도 그만큼 줄어들 것이라는 생각이 자연스럽게 나오게 되었고, 그 결과 항생제 사용을 관리하는 체계가 수립된다.

이를 제한 항생제 조절 체제 혹은 antimicrobial stewardship이라 한다.

Stewardship은 steward에서 나온 용어다. 이 단어는 라틴어나 희랍어가 아니고 고대 영어인 stiward 혹은 stigweard에서 유래되었다.

Stigweard에서 stig은 집이나 저택을 의미하고 weard는 돌본다는 것을 뜻한다. 그래서 '저택 돌보미'라는 의미로 쓰였다. 이 단어로 연상되는 가장 전형적인 캐릭터가 바로 배트맨의 집사 알프레도다. 그 넓은 저택을 꼼꼼히 관리, 유지, 보수하는, 어쩌면 배트맨보다 더 능력자인 것처럼 보이는 알프레도.

Steward는 돌보는 수준 정도가 아니라 감독 내지 지휘 수준까지 포괄하는이다. 비행기 승무원도 같은 맥락에서 steward라고 부르며 여성 승무원은 stewardess다. 고로 비행기 탔을 때 이들을 부르는 경우 '스튜디어스'라고 잘못 부르지 마실 것(사실은 나도 종종 이렇게 잘못 발음하곤 한다).

Antimicrobial stewardship은 합리적이고 적절한 항생제 사용을 위하여 승인 체계를 통해 조절하고 관리하는 것이다. 취지는 당연히 좋다.

항생제 사용 대상 환자들의 예후가 최선이 되도록 해드린다는 목적을 기본으로 하여 비용 대비 효과를 최대화하고, 항생제로 인한 부작용을 최소화 하며, 특히 좀 더 거시적으로 봐서 항생제 내성 출현을 최소화 하는 데에 궁극적인 목표를 둔다. 그런데 항생제의 관리라는 것은 감염 내과의사 같은 감염 관리 전담 의료인 혼자서 할 수 있는 일이 아니다.

임상 어느 과나 사용할 수 있는 약제이고 약제팀이 구입, 불출, 관리 등을 담당하며 대개 간호 인력이 항생제와 직접 접촉할 것이고 보직자는 보직자대로 항생제와 연관된 수입을 신경 안 쓸 리가 없다. 그리고 병원 규모가 클수록 처리해야 할 업무량도 거대해지기 때문에 전산의 도움이 절대적으로 필요하다. 그래서 원내 여러 분과와 팀들이 모여서 서로의 업무 분장을 조율하고 잘 설정해야 한다. 또한 현실적으로 병원 인증 평가에 있어서 항생제 관리 항목이 차지하는 평가 점수 비중이 꽤 크다는 것에서도 동기가 부여된다.

이에, 감염 관리자의 발의에 의해 시작될 수도 있지만 보직자와 약제팀이 먼저 움직여서 제한 항생제 관리 체제를 수립하는 일도 많다.

내 경우도 후자였다. 당연히 '불감청이언정 고소원'이었지. 먼저 다학제로 발족 회의를 시작한다. 보직자와 감염 담당 의사, 감염 관리실을 필두로 약제팀의 임상 정보 약사나 그에 준하는 약사, 진검 미생물부, 진료부, 간호부, 그리고 전산 정보팀 정도면 어느 정도 구색은 잘 갖춰진다. 역학 담당자까지 있으면 금상첨화인데 사정이 되는 병원은 그리 많지 않을 것이다.

이를 통해 어떤 항생제를 제한 및 조절 대상으로 넣을지 리스트를 마련하고 어떤 체계로 승인/비승인 등의 업무를 수행하도록 할지 등등 세부 항목을 각 분과의 의견을 취합하여 조정하고 결정한다.

관리 대상 항생제의 선정은 임상적으로 유의한 내성을 유발할 수 있는지, 또한 최후의 카드로 쓰는 항생제인지 등을 기준으로 한다.

대개 Glycopeptide, Carbapenems, 3세대 이상의 cephalosporins, 3세대 이상의 fluoroquinolones(정맥 주사용), 드물게 쓰면서도 사용에 주의를 기울여야 하는 항생제(예: colistimethate), aminoglycoside 일부, caspofungin, voriconazole 등의 항진균제들이 대상으로 선정될 것이다.

이런 과정을 거쳐서 항생제 조절 체계가 시작되면 원활한 유지를 위해 감염 내과 혹은 감염 전담 의사는 주도적으로 잘 이끌어 나가야 한다.

신청된 항생제의 승인 혹은 비승인 업무 뿐 아니라 모니터, 약제 재조정 등의 사후 관리 또한 중요하다. 이는 협진과 어우러져서 수행하게 된다. 또한 정기적으로 의료진을 대상으로 한 항생제 교육도 중요하다.

이 협진과 교육이 참으로 중요하다. 완장 하나 찼다고 신이 나서, 항생제를 무조건 규제만 하려고 해서는 아니 되며, 제한을 해야 하는 상황에서는 해당 과에게 왜 그래야 하는지 근거를 확실히 주지시켜주고 필요하면 합리적인 대안까지 제시해 주어야 한다. 예를 들어 CRE가 점점 늘어나고 있는 상황에서 carbapenem을 쓰겠다는 신청이 들어왔다고 하자.

좀 더 자세히 검토해 보면 aminoglycoside나 fluoroquinolone으로도 충분히 듣는 경우들이 꽤 있기에, 이를 합리적 대안으로 제시해 줌으로써 우리는 car-bapenem 아끼기 방침(carbapenem—sparing policy)을 실천할 수 있고 신청과는 훌륭한 대안으로 치료에 성공할 수 있어서 누이 좋고 매부 좋게 된다.

90년대 후반까지만 해도 이 업무는 아날로그 식이어서 모두가 불편하였다. 제한 항생제를 사용하려는 과에서는 소위 투약 신청서라는 서식에 기입하여 감염 내과의에게 직접 승인 서명을 받아야 했다.

21세기 들어 병원 전산화가 되면서 CDSS (Clinical Decision Supporting System)을 통해 이제는 전산으로 효율적 처리하게 되었으니 참으로 금석지감이 든다.

그런데 말입니다. 항생제 stewardship은 이게 참, 말이 쉽지 여러 가지 문제점, 특히 갈등의 소지들을 담고 있다.

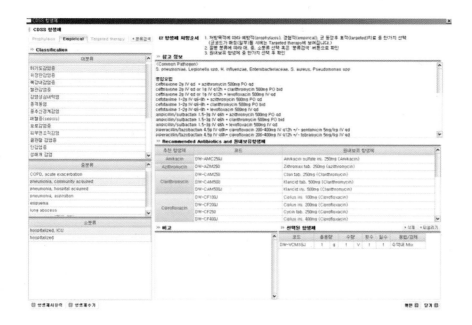

의사들이 가장 싫어하는 게 무엇일까? 아마도 처방권에 대한 간섭일 것이다. 의사들이란 얼마나 자존심이 강한 집단인가?

항생제 제한이나 조절, 심지어는 조언조차도 의사들 각자의 자존감에 상처로 다가온다. 그래서 항생제 stewardship 시행 초반에는 상당한 거부감과 저항에 부딪히며, 심지어는 현재까지 지속되는 병원도 있을 것이다. 타과 선생들이 감염내과 의사를 비하하는 표현 중 하나가 "너희는 입만 살아서 항생제 셔틀이나 하는 게.."이다. 이 표현은 토씨 하나 안 틀리고 의사들 community 내 익명 게시판에서 내가 직접 본 것이다. 뭐, 어쩌겠는가?

그들이 감염내과 의사를 '셔틀'로 보는 건 그들 생각의 자유일 뿐이지, 실제로 우리가 셔틀이 되는 것도 아니고 그래도 지구는 돌고 있으니 그리 속상해 할 필요까지는 없다(사실은 속상하다...아하하).

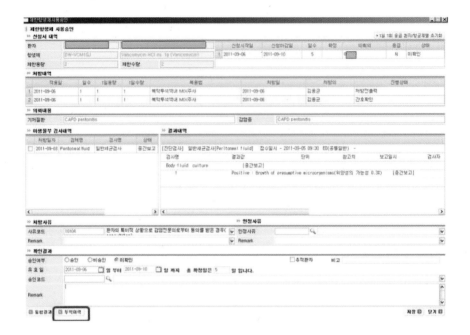

속마음까지는 어떨지는 몰라도 그나마 체계가 잘 돌아가기 위해서는 성실하게 협진해주고, 모니터 철저히 하고, 수시로 교육하면서 묵묵히 수행하는 게 최선일 뿐이다.

항생제 제한 및 조절 업무가 무슨 권력이라도 되는 양 오만해지지 않도록 항상 자신을 다잡고 있어야 할 것이다.

PART 09

에필로그

의료관련 감염 관리의 미래

의료관련
감염 관리의 미래

감염 관리의 미래는 어떻게 될까? 미래의 예측은 비관적인 것과 낙관적인 것이 있는데, 기왕이면 낙관적인 쪽으로 하겠다.

낙관적인 전망을 하는 것은 무작정 즐거운 행복 회로를 돌려보고자 하는 것만은 아니다. 그것은 감염 관리의 본질에 기반을 두고 있다.

본질은 무엇일까? 감염 관리의 본질은 과학이다. 아무 기반도 없던 초창기에는 Expert opinion으로 운영할 수 밖에 없었지만, 세월이 흐르면서 현실이 정확히 반영된 자료들이 장기간에 걸쳐 축적되고 있었기 때문에 감염 관리는 Evidence based로 결정하고 실행하게 되었으며 이는 더욱 더 정교해질 것이다.

자료가 축적되면 점차 규모가 거대해진다. 규모가 거대해질수록 신뢰도는 올라가기 마련이다. 먼 미래에 우리 모두는 백골이 진토되어 넋이라도 있고 없고가 되겠지만 데이터와 정보는 영원할 것이며, 지금 같으면 상상도 못할

어마어마한 규모를 과시할 것이다.

모든 자료들이 갖고 있는 숙명이자 속성이지만, 자료란 본질적으로 정적이다. 이들을 어떻게 쓰느냐에 따라 생명력을 얻기도 하고 그 반대로 쓰레기가 될 수도 있다.

생명력을 얻는 순간, 자료는 정보가 된다. 정보의 존재 의미는 쓰일 수 있다는 데에 있다. 결국 계속 축적되고 있는 자료는 '장차 어떻게 쓸 수 있는 정보로 활용할 것인가'가 바로 감염 관리의 미래인 것이다.

미래에는 다음과 같은 지상 과제들을 해결해야 할 것이다. 전국 각 병원의 CLABSI와 CAUTI, VAP (VAE)와 같은 침습 장비와 연관된 감염 합병증의 발생을 현재보다 비교도 안되게 낮추어야 하고, 또 그렇게 할 수 있을 것이다. 또한 CRE, MRAB, MRPA 등의 다제 내성균 발생 빈도와 전파율 대폭 감소에도 기여를 할 것이다. 수술 부위 감염률을 낮추는 것도 물론이다.

이 모든 것들이 허황된 꿈으로만 보이시는가?

우리는 점차 거대해지고 견고해질 데이터들을 가지고, 유용하게 쓸 수 있는 정보로 변환하는 것을 장차 다가올 미래의 핵심으로 생각하고 있어야 한다는 것이다. 데이터가 정보가 된다는 것은 이를 가지고 무엇인가 '행동'을 한다는 것을 뜻한다. 그것이 무엇인지는 미지수이지만, 성공적인 활용 여부는 현재 열심히 임하고 있는 감염 관리 담당자들의 생각에 달려 있다.

아마도 전국 의료관련 감염들의 추세 파악과 이에 따른 일관된 관리 지침들의 수립과 배포, 교육 등이 주류를 이루지 않을까 전망한다.

지속적으로 변화하는 자료들이기 때문에, 이들 지침들은 일회성으로 배포하고 마는 것이 아니라 꾸준히 갱신하고 또 갱신하는 살아있는 지침들이 될 것이다. 그리고 또 하나 감안할 것이 있다.

자료라는 것이 쌓이다 보면 인간의 능력으로 감당하지 못할 임계점에 언젠가는 다다를 것이다. 이러한 시기에 대응하여 결국은 인공 지능까지 동원될 가능성이 매우 높다.

의료 계통에서의 인공 지능은 다음과 같이 세 가지 정도로 정리된다.

1) 영상 등의 자료를 해석하고 판독하는 지능.

2) 거대하고 복잡한 자료에서 여러 핵심들을 뽑아내는 지능.

3) 시간의 추이에 따른 연속적인 자료들을 모니터 하면서 해석과 특히 예측을 해주는 지능.

감염 관리의 입장에서는 두 번째와 세 번째 종류의 인공 지능이 가담하게 될 것이고 아마도 유례 없이 매우 뛰어난 성능을 발휘할 것으로 확신한다.

의료관련 감염 관리란 내성과의 싸움이자, 이의 전파를 최선을 다해 막는 것으로 요약될 수 있다. 이를 위해 의료관련 감염의 전파 경로와 이에 따른 적절한 대처, 내성에 대한 개념 지식, 발생률을 비롯한 각종 감염 지표, 그리고 환경 위생에 대한 거시적인 안목도 갖추어야 한다.

앞으로 의료관련 감염 관리는 병원에만 국한되지 않고 민관합동의 틀로써 운영되는 추세로 갈 것임을 주지하고, 이에 대한 대비와 적응에도 만전을 기해야 할 것이다.

거듭 강조하지만, 감염 관리는 과학이며, 과학은 거짓말을 하지 않는다. 그리고 장미빛 미래는 우리 자신에게 달려 있다. 미래는 멀리 있는 것이 아니며, 이미 우리 곁에 와 있다.

(大尾)

PART 10

참고문헌

Reference

Reference

의료관련 감염관리/내성의 개념

- Finley RL, et al. The Scourge of Antibiotic Resistance: The Important Role of the Environment. Clin Infect Dis 2013;57:704−10.

- Stokes HW, Gillings MR. Gene flow, mobile genetic elements and the recruitment of antibiotic resistance genes into Gram−negative pathogens. FEMS Microbiol Rev 2011;35:790−819.

- https://blogs.scientificamerican.com/guest−blog/riots−rage−and−resistance−a−brief−history−of−how−antibiotics−arrived−on−the−farm/

- Liu YY, et al. Emergence of plasmid−mediated colistin resistance mechanism MCR−1 in animals and human beings in China: a microbiological and molecular biological study. Lancet Infect Dis 2016;16:161−8.

- Siegel JD. 2007 guideline for isolation precautions: preventing transmission of infectious agents in health care settings. Am J Infect Control 2007;35:65−164.

- Yoo JH. Healthcare−associated Infection Control on the Edge of a 'Carrot−and−Stick' and a 'Crime−and−Punishment' Frame. J Korean Med Sci 2018;33:e83.

- Morawska L. Droplet fate in indoor environments, or can we prevent the spread of infec−

tion?. Indoor Air 2006;16:335-47.

- Xie X, et al. How far droplets can move in indoor environments --revisiting the Wells evaporation-falling curve. Indoor Air 2007;17:211-25.

- Wei J & Li Y. Airborne spread of infectious agents in the indoor environment. Am J Infect Control 2016;44:S102-8.

- Roy CJ & Milton DK. Airborne Transmission of Communicable Infection--The Elusive Pathway. N Engl J Med 2004;350:1710-2.

세균과의 싸움

- Rice LB. Federal Funding for the Study of Antimicrobial Resistance in Nosocomial Pathogens: No ESKAPE. J Infect Dies 2008;197:1079-81.

- Boucher HW, et al. Bad Bugs, No Drugs: No ESKAPE! An Update from the Infectious Diseases Society of America. Clin Infect Dis 2009;48:1-12.

- Eze EC, et al. Acinetobacter baumannii biofilms: effects of physicochemical factors, virulence, antibiotic resistance determinants, gene regulation, and future antimicrobial treatments. Infect Drug Resist 2018;11:2277-99.

- Peleg AY, et al. Acinetobacter baumannii: Emergence of a Successful Pathogen. Clin Microbiol Rev 2008;21:538-82.

- Acinetobacter baumannii Infections Among Patients at Military Medical Facilities Treating Injured U.S. Service Members 2002-2004. MMWR 2004;53:1063-6.

- Isenman H, et al. Advances in prevention and treatment of vancomycin-resistant Enterococus infection. Curr Opin Infect Dis 2016;29:577-82.

- Lister PD, et al. Antibacterial-Resistant Pseudomonas aeruginosa: Clinical Impact and Complex Regulation of Chromosomally Encoded Resistance Mechanisms. Clin Microbiol Rev 2009;22:582-610.

- Horcajada JP, et al. Epidemiology and Treatment of Multidrug-Resistant and Extensively Drug-Resistant Pseudomonas aeruginosa Infections. Clin Microbiol Rev 2019;32:e00031-19.

- Beceiro A, et al. Antimicrobial Resistance and Virulence: a Successful or Deleterious Association in the Bacterial World? Clin Microbiol Rev 2013;26:185-230.

10
참고문헌

- Jacobsen SM, et al. Complicated Catheter—Associated Urinary Tract Infections Due to Escherichia coli and Proteus mirabilis. Clin Microbiol Rev 2008;21:26—59.

- Gomes DM, et al. Clinical Implications of Vancomycin Heteroresistant and Intermediately Susceptible Staphylococcus aureus. Pharmacotherapy 2015;35:424—32.

- Pendleton JM, et al. Clinical relevance of the ESKAPE pathogens. Expert Rev Anti Infect Ther 2013;11:297—308.

- Septimus EJ, et al. Decolonization in Prevention of Health Care—Associated Infections. Clin Microbiol Rev 2016;29:201—21.

- Davin—Regli A, et al. Enterobacter spp.: Update on Taxonomy, Clinical Aspects, and Emerging Antimicrobial Resistance. Clin Microbiol Rev 2019;32:1—31.

- Sanders WE Jr, et al. Enterobacter spp.: Pathogens Poised To Flourish at the Turn of the Century. Clin Microbiol Rev 1997;10:e00002—19.

- Garcia—Solache M, et al. The Enterococcus: a Model of Adaptability to Its Environment. Clin Microbiol Rev 2019;32:e00058—18.

- Podschun R, et al. Klebsiella spp. as Nosocomial Pathogens: Epidemiology, Taxonomy,Typing Methods, and Pathogenicity Factors. Clin Microbiol Rev 1998;11:589—603.

- Partridge SR, et al. Mobile Genetic Elements Associated with Antimicrobial Resistance. Clin Microbiol Rev 2018;31:e00088—17.

- Turner NA, et al. Methicillin— resistant Staphylococcus aureus: an overview of basic and clinical research. Nature Rev Microbiol 2019;17:203—218.

- Lucey BP, et al. Did Sir William Osler Perform an Autopsy at The Johns Hopkins Hospital? Arch Pathol Lab Med 2008;132:261—4.

- Hayakawa K, et al. Comparison of the Clinical Characteristics and Outcomes Associated with Vancomycin—Resistant Enterococcus faecalis and Vancomycin—Resistant E. faecium Bacteremia. Antimicrob Agents Chemother 2012;56:2452—8.

- Krasowska A, et al. How microorganisms use hydrophobicity and what does this mean for human needs? Cell Infect Microbiol 2014;4:1—7.

- Crobach MJT, et al. Understanding Clostridium difficile Colonization. Clin Microbiol Rev 2018;31:e00021—17.

- McGuinness WA, et al. Vancomycin Resistance in Staphylococcus aureus. YALE JOURNAL OF BIOLOGY AND MEDICINE 2017;90:269—81.

- Howden BP, et al. Reduced Vancomycin Susceptibility in Staphylococcus aureus, Including Vancomycin−Intermediate and Heterogeneous Vancomycin−Intermediate Strains: Resistance Mechanisms, Laboratory Detection, and Clinical Implications. Clin Microbiol Rev 2010;23:99−139.
- Gould IM. VRSA−doomsday superbug or damp squib? Lancet 2010; 10: 816−8.
- Walters MS, et al. Vancomycin−Resistant Staphylococcus aureus − Delaware, 2015. MMWR 2015;64:1056.

벌레와의 싸움

- https://www.pharmaceutical−journal.com/opinion/blogs/seven−year−itchiness/11095853. blog?firstPass=false
- Dressler C, et al. The Treatment of Scabies. Dtsch Arztebl Int 2016;113:757−62.
- Romani L, et al. Mass Drug Administration for Scabies Control in a Population with Endemic Disease. N Engl J Med 2015;24:2305−13.

바이러스와의 싸움

- Baseler L, et al. The Pathogenesis of Ebola Virus Disease. Annu Rev Pathol Mech Dis 2017;12:387−418
- McElroy A, et al. Understanding Bleeding in Ebola Virus Disease. Clin Adv Hematol Oncol 2015;13:29−31.
- Oh MD, et al. Middle East respiratory syndrome: what we learned from the 2015 outbreak in the Republic of Korea. Kor J Intern Med 2018;33:233−46.
- Zhao Z, et al. Description and clinical treatment of an early outbreak of severe acute respiratory syndrome (SARS) in Guangzhou, PR China. J Med Microbiol 2003;52:715−20.
- Shi Z, et al. A review of studies on animal reservoirs of the SARS coronavirus. Virus Res 2008;133:74−87.
- Centers for Disease Control and Prevention. Lassa Fever Fact Sheet; 2012. http://www.cdc.gov/ncidod/dvrd/spb/mnpages/dispages/Fact_Sheets/Lassa_Fever_Fact_Sheet.pdf
- Whitehouse CA. Crimean−Congo hemorrhagic fever. Antiviral Res 2004;64:145−60.

- Leblebicioglu H, et al. Crimean-Congo hemorrhagic fever: a neglected infectious disease with potential nosocomial infection threat. Am J Infect Control 2017;45:815-6.

- http://www.donga.com/news/article/all/20200312/100122001/1

- Chinazzi M, Davis JT, Ajelli M, et al. The effect of travel restrictions on the spread of the 2019 novel coronavirus (COVID-19) outbreak. Science 2020 Mar 6. pii: eaba9757. doi: 10.1126/science.aba9757.

- Wells CR, Sah P, Moghadas SM, et al. Impact of international travel and border control measures on the global spread of the novel 2019 coronavirus outbreak. Proc Natl Acad Sci USA 2020;117:7504-9. doi: 10.1073/pnas.2002616117. Epub 2020 Mar 13.

- Li R, Pei S, Chen B, et al. Substantial undocumented infection facilitates the rapid dissemination of novel coronavirus (SARS-CoV2). Science 2020 Mar 16. pii: eabb3221. doi: 10.1126/science.abb3221.

- 질병관리본부 2018 메르스 대응지침 (2018년 07월 02일자)

- https://www.cdc.gov/vhf/ebola/healthcare-us/ppe/guidance.html

- https://www.natlenvtrainers.com/blog/article/hazmat-protection-levels

- https://www.cdc.gov/coronavirus/2019-ncov/hcp/using-ppe.html

- https://news.v.daum.net/v/20200410170522859

- https://news.v.daum.net/v/20200305014652621

- Pan Y, et al. Viral load of SARS-CoV-2 in clinical samples. Lancet Infect Dis 2020;20:411-2.

- Arons MM, Hatfield KM, Reddy SC, Kimball A, James A, Jacobs JR, et al. Presymptomatic SARS-CoV-2 Infections and Transmission in a Skilled Nursing Facility. N Engl J Med 2020 Apr 24. doi: 10.1056/NEJMoa2008457.

- He X, Lau EHY, Wu P, et al. Temporal dynamics in viral shedding and transmissibility of COVID-19. Nature Med 2020;26:672-5.

- Immunol Res 2014;59:118-28.

- Weingart H, et al. Immunization with Modified Vaccinia Virus Ankara-Based Recombinant Vaccine against Severe Acute Respiratory Syndrome Is Associated with Enhanced Hepatitis in Ferrets. JOURNAL OF VIROLOGY 2004;12672-6.

- Vennema H, et al. Early Death after Feline Infectious Peritonitis Virus Challenge due to Recombinant Vaccinia Virus Immunization. JOURNAL OF VIROLOGY 1990;1407—9.

- Wan Y, Shang J, Sun S, Tai W, Chen J, Geng Q, et al. Molecular Mechanism for Antibody—Dependent Enhancement of Coronavirus Entry. J Virol 2020 Feb 14;94(5). pii: e02015—19. doi: 10.1128/JVI.02015—19

- Jaume M, Yip MS, Cheung CY, et al. Anti—severe acute respiratory syndrome coronavirus spike antibodies trigger infection of human immune cells via a pH— and cysteine protease— independent FcγR pathway. J Virol 2011;85:10582—597.

- Wang SF, Tseng SP, Yen CH, et al. Antibody—dependent SARS coronavirus infection is mediated by antibodies against spike proteins. Biochem Biophys Res Commun 2014;451:208—14.

- Wang X, Xu W, Hu G, Xia S, Sun Z, Liu Z, et al. SARS—CoV—2 infects T lymphocytes through its spike protein—mediated membrane fusion. Cell Mol Immunol 2020 Apr 7. doi: 10.1038/s41423—020—0424—9.

- Moore BJB, June CH. Cytokine release syndrome in severe COVID—19. Science 2020 Apr 17. pii: eabb8925. doi: 10.1126/science.abb8925.

- Uciechowski P, Dempke WCM. Interleukin—6: A Masterplayer in the Cytokine Network. Oncology 2020;98:131—137. doi: 10.1159/000505099. Epub 2020 Jan 20.

- Hirano T, Murakami M. COVID—19: A New Virus, but a Familiar Receptor and Cytokine Release Syndrome. Immunity 2020 Apr 19. pii: S1074—7613(20)30161—8. doi: 10.1016/j.immuni.2020.04.003.

- Liu B, Li M, Zhou Z, Guan X, Xiang Y. Can we use interleukin—6 (IL—6) blockade for coronavirus disease 2019 (COVID—19)—induced cytokine release syndrome (CRS)? J Autoimmun 2020 Apr 10:102452. doi: 10.1016/j.jaut.2020.102452.

- Giesecke J. The invisible pandemic. Lancet 2020;395:e98.

- Paterlini M. 'Closing borders is ridiculous': the epidemiologist behind Sweden's controversial coronavirus strategy. Nature 2020;580(7805):574. doi:10.1038/d41586—020—01098—x

- Kim S, Kim YJ, Peck KR, et al. School Opening Delay Effect on Transmission Dynamics of Coronavirus Disease 2019 in Korea: Based on Mathematical Modeling and Simulation Study. J Korean Med Sci 2020;35:e143.

- Chin TD, Foley JF, Doto IL, et al. Morbidity and mortality characteristics of Asian strain influenza. Public Health Rep 1960;75:149—58.

- Cauchemez S, Ferguson NM, Wachtel C, et al. Closure of schools during an influenza pandemic. Lancet Infect Dis 2009;9:473–81. doi:10.1016/S1473–3099(09)70176–8.

- Ryu S, Ali ST, Jang C, et al. Effect of Nonpharmaceutical Interventions on Transmission of Severe Acute Respiratory Syndrome Coronavirus 2, South Korea, 2020 [published online ahead of print, 2020 Jun 2]. Emerg Infect Dis 2020;26:10.3201/eid2610.201886. doi:10.3201/eid2610.201886

- Fong MW, Gao H, Wong JY, et al. Nonpharmaceutical Measures for Pandemic Influenza in Nonhealthcare Settings—Social Distancing Measures. Emerg Infect Dis 2020;26:976–84. doi:10.3201/eid2605.190995

- Ryu S, Gao H, Wong JY, et al. Nonpharmaceutical Measures for Pandemic Influenza in Nonhealthcare Settings—International Travel—Related Measures. Emerg Infect Dis 2020;26:961–6. doi:10.3201/eid2605.190993

- Ryu S, Ali ST, Cowling BJ, et al. Effects of school holidays on seasonal influenza in South Korea, 2014–2016 [published online ahead of print, 2020 Apr 11]. J Infect Dis 2020;jiaa179. doi:10.1093/infdis/jiaa179

- Yoo JH. The Fight against the 2019–nCoV Outbreak: an Arduous March Has Just Begun. J Korean Med Sci 2020;35:e56. https://doi.org/10.3346/jkms.2020.35.e56

- Yoo JH. Convalescent Plasma Therapy for Corona Virus Disease 2019: a Long Way to Go but Worth Trying. J Korean Med Sci 2020;35:e150. https://doi.org/10.3346/jkms.2020.35.e150

- Yoo JH. Social Distancing and Lessons from Sweden's Lenient Strategy against Corona Virus Disease 2019. J Korean Med Sci 2020;35:e250. https://doi.org/10.3346/jkms.2020.35.e250

- Lee WS, Wheatley AK, Kent SJ, et al. Antibody—dependent enhancement and SARS—CoV—2 vaccines and therapies [published online ahead of print, 2020 Sep 9]. Nat Microbiol. 2020;10.1038/s41564–020–00789–5. doi:10.1038/s41564–020–00789–5

- Edridge AWD, Kaczorowska J, Hoste ACR, et al. Seasonal coronavirus protective immunity is short—lasting [published online ahead of print, 2020 Sep 14]. Nat Med. 2020;10.1038/s41591–020–1083–1. doi:10.1038/s41591–020–1083–1

곰팡이와의 싸움

- Satoh K, et al. Candida auris sp. nov., a novel ascomycetous yeast isolated from the external ear canal of an inpatient in a Japanese hospital. Microbiol Immunol 2009;53:41−4.
- Lee W, et al. First three reported cases of nosocomial fungemia caused by Candida auris. J Clin Microbiol 2011;49:3139−42.
- https://www.cdc.gov/fungal/candida−auris/candida−auris−qanda.html

오염과의 싸움 - 소독과 멸균

- Spaulding EH. Chemical disinfection of medical and surgical materials. In: Lawrence C, Block SS, editors. Disinfection, sterilization, and preservation. Philadelphia (PA): Lea & Febiger; 1968:517−31.
- Russell AD. Bacterial Spores and Chemical Sporicidal Agents. Clin Microbiol Rev 1990;3:99−119.
- McDonnell G & Russell AD. Antiseptics and disinfectants: activity, action, and resistance. Clin Microbiol Rev 1999;12:147−79.
- Rutala WA & Weber DJ. Disinfection and Sterilization in Health Care Facilities: An Overview and Current Issues. Infect Dis Clin North Am 2016;30:609−37.
- Wallace CA. New developments in disinfection and sterilization. Am J Infect Control 2016;44:e23−7.
- Cadenas E. Biochemistry of Oxygen Toxicity. Annu. Rev. Biochem. 58, 1989: 79−110.
- Cotter JL, et al. Chemical Parameters, Antimicrobial Activities, and Tissue Toxicity of 0.1 and 0.5% Sodium Hypochlorite Solutions. Antimicrob. Agents Chemother 1985; 28:118−22.
- Rutala WA & Weber DJ. Uses of inorganic hypochlorite (bleach) in health−care facilities. Clin Microbiol Rev 1997;10:597−610.
- Sampson MN & Muir AVG. Not all super−oxidized waters are the same. J Hosp Infect 2002;52:227−8.
- Strand CL, Wajsbort RR, Sturmann K. Effect of Iodophor vs. Iodine Tincture Skin Preparation on Blood Culture Contamination Rate. JAMA 1993;269:1004−6.

- Berkelman RL, Holland BW, Anderson RL. Increased bactericidal activity of dilute preparations of povidone—iodine solutions. J Clin Microbiol 1982;15:635—9.

- Mannion PT. The use of peracetic acid for the reprocessing of flexible endoscopes and rigid cystoscopes and laparoscopes. J Hosp Infect 1995;29:313—5.

- Cheung RJ, Ortiz D, DiMarino AJ Jr. GI endoscopic reprocessing practices in the United States. Gastrointest Endosc 1999;50:362—8.

- Walsh SE, Maillard JY, Russell AD. Ortho—phthalaldehyde: a possible alternative to glutaraldehyde for high level disinfection. J Appl Microbiol 1999;86:1039—46.

- Rutala WA, Gergen MF, Weber DJ. Comparative evaluation of the sporicidal activity of new low—temperature sterilization technologies: ethylene oxide, 2 plasma sterilization systems, and liquid peracetic acid. Am J Infect Control 1998;26:393—8.

- Kyi MS, Holton J, Ridgway GL. Assessment of the efficacy of a low temperature hydrogen peroxide gas plasma sterilization system. J Hosp Infect 1995;31:275—84.

기구와의 싸움

- Pascual A. Pathogenesis of catheter—related infections: lessons for new designs. Clin Microbiol Infect 2002;8:256—64.

- https://www.cdc.gov/nhsn/pdfs/pscmanual/17pscnosinfdef_current.pdf

- https://www.cdc.gov/nhsn/PDFs/pscManual/2PSC_IdentifyingHAIs_NHSNcurrent.pdf

- Ball C. The Early Development of Intravenous Apparatus. Anaesthesia Intensive Care 2006; 34): 22—6.

- MacGillivray N. Dr Thomas Latta: the father of intravenous infusion therapy. J Infect Prevent 2009;10:s3—s6.

- Patel A R, Patel A R, Singh S, et al. Central Line Catheters and Associated Complications: A Review. Cureus 2019;11: e4717.

- Bhutta ST, et al. Evaluation and Management of Central Venous Access Complications. Tech Vasc Interventional Rad 2011;14:217—24.

- Meek ME, et al. Diagnosis and Treatment of Central Venous Access—Associated Infections. Tech Vasc Interventional Rad 2011;14:212—6.

- Hirschmann JV. Benjamin Franklin and Medicine. Ann Intern Med 2005;143:830-4.

- Mattelaer JJ, et al. Catheters and sounds: the history of bladder catheterisation. Paraplegia 1995;33:429-33.

- https://www.cdc.gov/nhsn/PDFs/pscManual/7pscCAUTIcurrent.pdf

- https://www.cdc.gov/infectioncontrol/guidelines/cauti/

- Mao Z, et al. Subglottic secretion suction for preventing ventilator-associated pneumonia: an updated meta-analysis and trial sequential analysis. Critical Care 2016;20:353-66.

- Bassi GL, et al. Prevention of ventilator-associated pneumonia. Curr Opin Infect Dis 2017,30:DOI:10.1097/QCO.0000000000000358

- Cocoros NM, et al. Ventilator-Associated Events and Their Prevention. Infect Dis Clin NAm 2016;30:887-908.

항생제 관리

- Cole KA, et al. Antimicrobial Stewardship Interventions to Combat Antibiotic Resistance:an Update on Targeted Strategies. Current Infectious Disease Reports 2019; 21: https://doi.org/10.1007/s11908-019-0689-2

- Pickens CI, et al. Principles and Practice of Antibiotic Stewardship in the ICU. CHEST 2019;156:163-71.

- Anderson DJ, et al. The Role of Stewardship in Addressing Antibacterial Resistance: Stewardship and Infection Control Committee of the Antibacterial Resistance Leadership Group. Clinical Infectious Diseases 2017;64:S36-40.

색인

Index

Index

국문 찾아보기

영문 찾아보기